U0318497

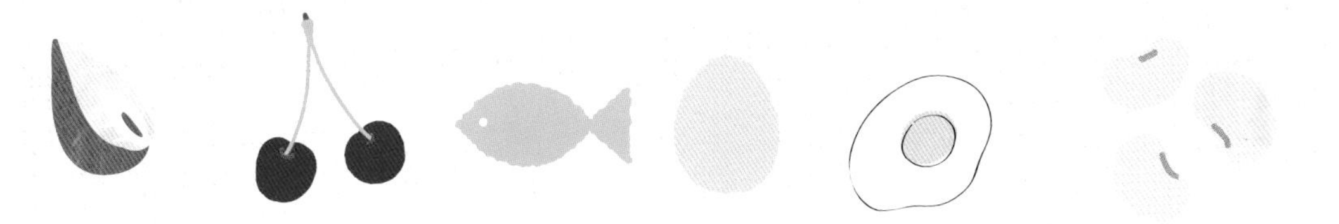

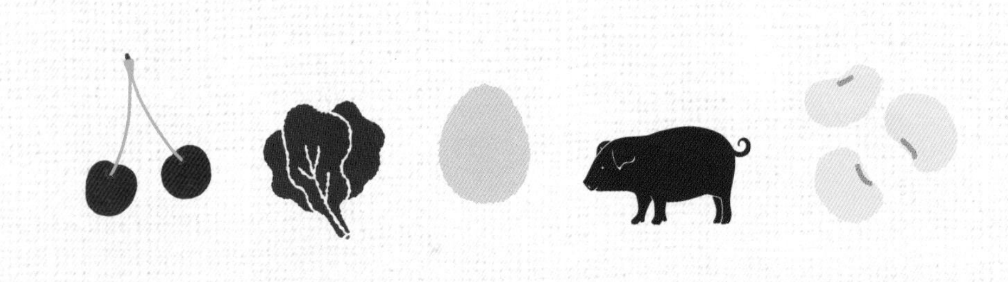

做自己的营养师

男人必备营养学

主编 / 孙晶丹
审订 / 李馥、曹丽燕

新疆人民出版社
新疆人民卫生出版社

推荐序

Author's Preface

新时代的男女，愈来愈有保健意识，对食物已经不是停留在温饱或是可口的阶段，如何吃得营养又丰富已经让现代人愈来愈重视。无论是男是女，每天都需要均衡地摄取6大营养素，而男人几乎所有主要营养素的需要量都比女人多，那是因为男人的肌肉比女人多，热量的消耗也比较多。

过去，传统的观念赋予女人脆弱、需要男人保护的形象，但现代女性已经愈来愈懂得宠爱自己，许多数据都显示出，女人比男人长寿。而反观现代男性，因为要表现出强壮、有竞争力的形象，又爱冒险、争强好胜的个性，反而容易忽略健康，再加上许多男性因为工作或性格因素，常常吸烟、喝酒、暴饮暴食，还有其他的不良饮食习惯，久而久之，产生营养摄取不均衡，身体自然也就容易生病了。

当然，我周遭也不乏有许多男人重视身体的健康，他们舍得花大钱去买昂贵的保健食品，甚至会上健身房运动。可惜的是，大多数的男人仍有偏食的习惯，他们可能喜欢奉行东坡“食无肉，令人瘦”的原则，一餐无肉就感觉没有吃饱。男人的确需要从肉类当中补充蛋白质与维生素B群、铁质等，不过，许多男人常常因为吃进过多的红肉或脂肪而造成胆固醇过高。

现在的男人因工作关系几乎都外食，一天可能有二餐甚至是三餐都外食。许多的餐馆为了满足客人的感官需要，会用一些不利健康的烹调方法，像是糖醋、红烧、熏烤、油炸或是加入过多的调味料。油炸或烧烤容易破坏食物本身的营养素，甚至会产生自由基，提高致癌的几率；而过多的油脂和调味料，则会加重肠胃的负担。如果必须外食，就要懂得挑对食物，并且具备食物的营养知识，那么，就可以免于被不对的食物损害健康。

我遇过许多成功、有能力、有地位，却不懂得营养学的男人，这些男人穷极一生追求权力与金钱，他可能具备了专业能力，或是良好的语言能力，也可能外表或是谈吐上融合了一身的魅力，但是，他却刚愎自用，听不进去医师和营养师的专业谏言，会主观地去论断，甚至反驳一些科学或营养学的研究。我想，或许权力与金钱可以让一个男人充满自信与骄傲，可是他如果不懂营养学，就像植物缺乏阳光一样，再怎么美丽，都将凋萎。

早期，因为医学不发达，营养学的研究不够先进；而现代，营养学已经普遍获得重视。所以，现代的你不会使用智能型手机，顶多被笑落伍，可是你如果不懂营养学，就不会有健康的身体。假如，你是一个被病魔缠身的男人，任凭你有再多的财富、再大的权力、再帅的外表，你的人生都将是一个缺憾。

有鉴于营养学时代的来临，我和丽燕营养师继专属女人的营养学之后，又出版了这一本专属男人的营养学。本书共分为 7 章，每章力图在与女人营养学的共通性中再找出属于男人的特殊性，例如：男人要预防前列腺疾病、男人比女人更需要补充锌……希望本书除了能传递正确的营养学知识外，也能让所有男人的健康更上一层楼。

健康畅销作家

李馥

前言

Author's Preface

男人从小被赋予着阳刚、强壮，能力要比女人强的形象，更肩负着长大成人要养家糊口的责任。虽然，现代社会两权已趋向平等，男女的角色稍微有了变化，但是男人所面临的社会压力依然不能避免，一个男人必须在事业上有所成就，才能活得有尊严、有信心，同时还要扛起照顾家庭的责任。

也因此，许多责任感强的男人，常常因为过于注重事业和家庭，以致于忽略了健康，却不知道如果失去了健康，这两者同样不能圆满。根据统计数字显示，女人的平均寿命比男人多出 7 岁左右。许多男人除了担负社会压力、自我要求高，生活习惯和饮食习惯也是影响男人健康的一大重点。以下我归纳出几个男人要注意，并且必须要改变的不良习惯。

酗酒：如果是为了应酬不得已要喝酒，也应浅尝即止。如果是因为压力或习惯养成了酗酒，一定要想办法戒掉。

抽烟：抽烟百害而无一利，而且抽烟几乎和所有重大疾病脱离不了关系，像是癌症、三高，都是侵蚀男人健康的极大杀手。

无肉不欢：男人可以从吃肉当中获得蛋白质和维生素 B 群，但是过多的肉类可能会吃进过多脂肪与胆固醇，加上许多爱吃肉的男人不爱吃蔬菜、水果，就可能有肥胖或便秘问题。

压力：现代社会像是个压力锅，事业、人际关系、感情、婚姻、儿女……男人可能常常都要面临不同的压力，一旦超过负荷，健康也亮起红灯。

睡眠不足：现代社会竞争激烈，许多男人下了班，脑子却还未休息，常常把公事带回家中，可能还要熬夜，第二天又要早起上班，长期下来，睡眠不充足，精神和体力也大打折扣。

营养摄取不均衡：现代男人外食比例偏高，许多男人点餐都只爱吃肉不吃菜，或只偏爱吃某些食物，还有些男人因为宗教及某些偏质的观念只吃素食，长期下来，营养摄取不均衡，当然大大影响了健康。

当然，现代养生意识高涨，注重身体健康的男人比比皆是，也有愈来愈多的男人懂得多吃天然的食物，只不过，从事营养师多年，看到很多男人可能很关注养生之道，但却对一些营养学的知识还是普遍存在着一种迷思，其实这是很可惜的。有鉴于此，我们规划了这本属于男人的营养学，除了希望造福更多男人，也让许多未婚、已婚的女性，能更懂得守护另一半的健康。

本书的撰写，除了要传递给大家正确的饮食观念、基础的营养学知识，更希望男人能对文明病有更深一层的了解，记得营养学之父莫兹曾说："疾病是因为缺乏营养素，而不是缺乏药物。"这句话我深深认同，希望每个男人都能在未生病前就知道要摄取均衡的营养，那么生了病，也不必只依靠药物治疗。

希望本书的出版，可以使更多男人的人生更加健康幸福!

P12

Chapter 1

作者序

健康男人必备的营养学知识

P30

Chapter 2

把握 10 种最正确、最健康的饮食观念

Chapter 3

男人最关心的问题及常见的病症，应该如何吃？

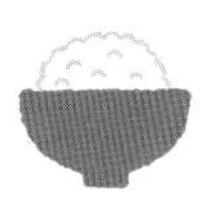
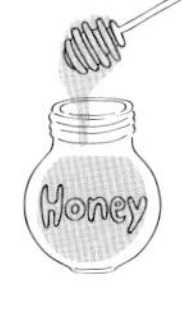

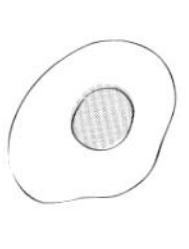
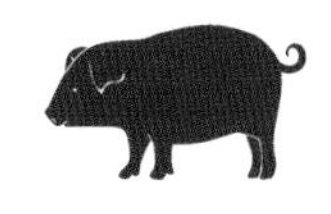

P78

Chapter 4 食材的营养力！对男人身体产生惊奇的效果

3 帮助男人抗癌的超级食物 / 102

4 提升排便力！天天顺畅的高纤食物 / 112

5 使男人“性”福美满的超级食物 / 124

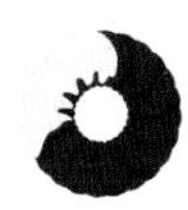
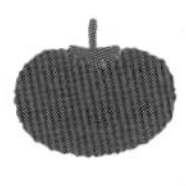
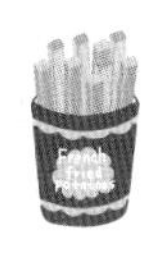
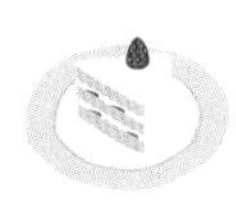

P170

Chapter 6

男人不同时期所需补充的营养

P186

Chapter 7

吃对男人必备的保健食品！达到加倍功效

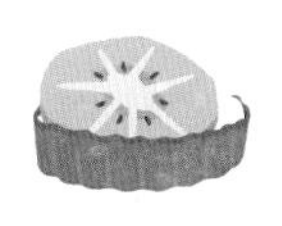
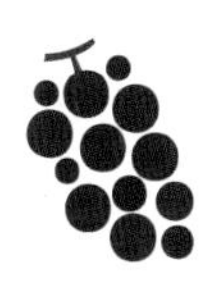
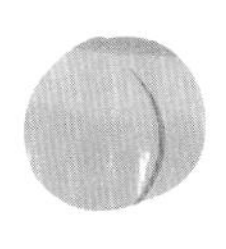
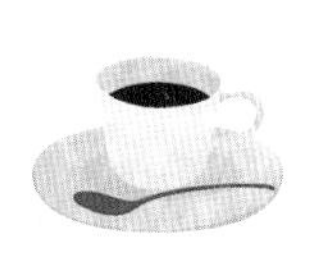
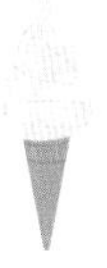

Chapter 1

健康男人必备的营养学知识

认识 6 大类营养素，是男人健康幸福之本

男人在社会上通常被赋予强壮、有能力、能承受压力的形象，如果一个男人没有健康的身体，就无法在事业上表现出色，更遑论保护家人。想要当一个健康的男人，必须在饮食上懂得营养均衡，才有健康幸福的可能。

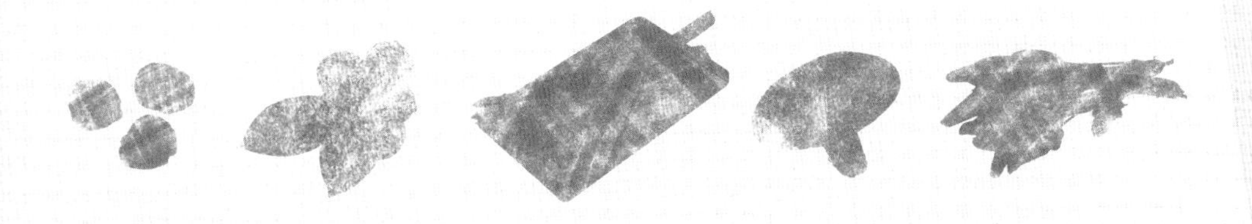

Basic 01

认识热能和机能营养素

营养素一般可以分成6大类，这6大类分别是糖类、蛋白质、脂质、矿物质、维生素及水。而我们又可以将前3种称为热能营养素，后3种称为机能营养素。

要当健康幸福的男人，先认识热能和机能营养素

营养素可分为热能营养素和机能营养素。热能营养素可以产生热量，像是糖类、蛋白质、脂质；而机能营养素不会产生热量，像是矿物质、维生素、水。

专家建议每日之3大热能营养素的分配理想比例，糖类56%至63%、蛋白质12%至14%、脂肪25%至30%，机能营养素虽不能供给热量，但却是维持生命、促进生长不可或缺的。

1. 热能营养素——糖类、蛋白质、脂质

	种类	食物来源
糖类（碳水化合物）	单糖：葡萄糖、果糖、半乳糖。 双糖：蔗糖、乳糖、麦芽糖。 寡糖：果寡糖、乳寡糖、麦芽寡糖。 多糖：纤维、淀粉、肝糖。	米饭、面包、面条、馒头、红薯、马铃薯、芋头、蜂蜜。
蛋白质	完全蛋白质：蛋、肉、奶类。 半完全蛋白质：五谷、豆类。 不完全蛋白质：猪脚、鱼翅。	奶类、蛋类、肉类、豆类、五谷杂粮类、鱼类、内脏类。
脂质	必需脂肪酸：亚麻油酸、次亚麻油酸、花生油酸。 饱和脂肪酸：动物性油脂，如奶油、猪油、牛油等。 不饱和脂肪酸：除了鱼油，其他植物性油脂如大豆油、葵花籽油、橄榄油等。	大豆油、橄榄油、花生油、葡萄籽油、鱼油、猪油、奶油、芝麻、核桃等。

2. 机能营养素——维生素、矿物质、水

	种类	食物来源
维生素	水溶性维生素：维生素B、C。 脂溶性维生素：维生素A、D、E、K。	维生素B群：内脏、蛋类、牛奶、蔬菜。 维生素C：蔬果类。 维生素A：胡萝卜、蛋黄、牛奶。 维生素D：蛋黄、牛奶、鱼肝油。 维生素E：油脂类、绿叶蔬菜、坚果。 维生素K：牛肝、蛋黄、奶酪。
矿物质	巨量矿物质：钙、镁、磷、钾、钠、氯等。 微量矿物质：铁、锌、铜、锰、铬等。	除油脂类食物外，一般食物皆含有矿物质，主要来源为五谷杂粮类、蔬果、奶类、肉类、海鲜类、蛋黄等。
水	超纯水、富氧水、矿泉水、酸碱离子水等。	饮用水、饮料类、蔬果类等。

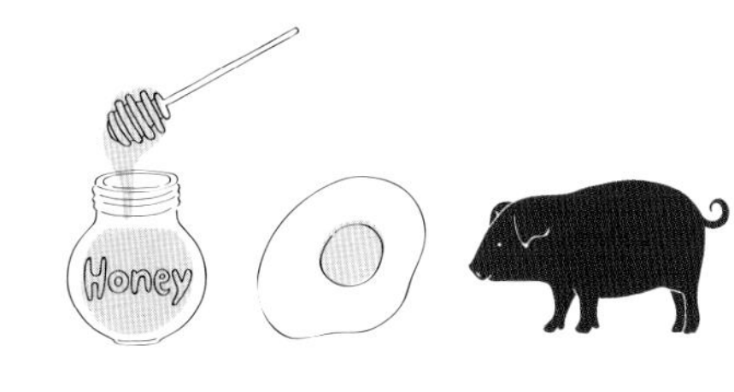

生理功能	缺乏的影响
❶ 提供身体所需要的能量，每克产生 4 千卡。 ❷ 可以节省蛋白质的消耗，协助蛋白质促进生长发育。 ❸ 参与脂质的完全氧化。 ❹ 促进发育。	饥饿、四肢无力、晕眩，严重者甚至会昏迷。
❶ 提供身体所需要的能量，每克产生 4 千卡。 ❷ 蛋白质可以修补新的组织，尤其对生长发育期，如婴幼儿期、青春期及怀孕期都非常的重要。 ❸ 帮助营养素运输、构成酵素，并协助酸碱平衡、水分平衡等。	头发无光泽、伤口不易愈合等。
❶ 提供身体所需要的能量，每克产生 9 千卡。 ❷ 节省蛋白质。 ❸ 帮助脂溶性维生素吸收。 ❹ 有维持体温、调节体内各项发育等功能。	水肿、表皮干燥、皮肤炎、胆结石等。

生理功能	缺乏的影响
❶ 在维持生命、促进生长发育上不可或缺。 ❷ 参与身体的代谢，并参与糖类和蛋白质、脂质的代谢。 ❸ 维持红血球、神经系统等正常运作。 ❹ 增强免疫力，预防疾病产生。	夜盲症、软骨症、皮肤粗糙、不孕、四肢无力等。
❶ 构成机体组织的重要成分，像是骨骼、牙齿。 ❷ 维持神经肌肉兴奋性和细胞膜的通透性。 ❸ 维持体内酸碱平衡。 ❹ 有调节心跳和肌肉收缩的功能。	失眠、忧郁、抽筋、贫血、水肿、血压上升等。
❶ 促进食物的消化与吸收。 ❹ 调节体温。 ❷ 维持正常循环及排泄作用。 ❺ 滋润组织。 ❸ 维持体内电解质平衡。	头痛、便秘、皮肤粗糙、口臭等。

Basic 02

男性需懂得聪明吃维生素，才能在事业上无往不利

男人如果懂得维生素的各项功效，就能奠定健康的基础。有健康的身体，才有能力照顾另一半和家人。

什么是脂溶性与水溶性维生素？

现代男人大多都知道健康是一切的根本，有了健康的身体，才能全心冲刺事业。许多男人都知道缺乏维生素会对健康造成威胁，但却不了解维生素过剩也会伤害健康。要摄取均衡而充足的维生素，除了从食物中获得，也可以从胶囊、锭剂中摄取。以下，我们就从最基本的水溶性维生素和脂溶性维生素来认识各种重要维生素的功效。

脂溶性 维生素功能表

维生素A

生理作用

1. 维持视力、皮肤、头发和骨骼健康。
2. 保护黏膜、表皮，让黏膜有抵抗力。
3. 增进免疫力，抵抗传染病。

容易缺乏的族群

青少年和儿童、电脑族和用眼过度者、夜猫族、糖尿病患者

食物来源

鱼肝油、南瓜、鸡肝、牛奶、蛋黄、乳酪、胡萝卜、木瓜、菠菜、金针菇、芒果

维生素D

生理作用

1. 协助合成钙和磷，强健骨骼与牙齿。
2. 神经、肌肉正常发育所必需的营养素。

容易缺乏的族群

患有骨科疾病者、日晒不足者、儿童或老年人

食物来源

干香菇、鲑鱼、鲔鱼、牛肝、乳酪、蛋黄、牛奶、动物肝脏

维生素E

生理作用

1. 神奇的抗氧化剂，有效预防老化、对抗癌症。
2. 能扩张血管，促进血液循环。
3. 能预防手脚冰冷，改善肩膀酸痛。

容易缺乏的族群

心血管疾病患者、老年人、皮肤粗糙者

食物来源

糙米、蛋黄、食用油、花生、杏仁、坚果、美乃滋

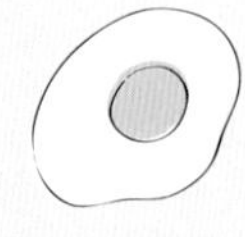

维生素K

生理作用

1. 凝固血液的重要因子。
2. 能促进骨骼发育，预防骨质疏松症。
3. 有抑制癌细胞的功效。

容易缺乏的族群

常流鼻血的人、经常瘀血者、手术后或重大外伤者

食物来源

鱼肝油、纳豆、包菜、西兰花、黄瓜、蛋黄、乳酪、绿茶

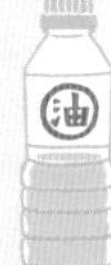

水溶性 维生素功能表

维生素B1

生理作用

1. 促进糖类和脂肪代谢。
2. 促进消化液的分泌，维持正常食欲。
3. 预防疲劳及脚气病。

容易缺乏的族群

消化不良、工作压力大、常喝酒的人

食物来源

瘦肉、黄豆、蛋黄、面、糙米、燕麦、豌豆、紫菜、绿色蔬菜、芝麻

维生素B2

生理作用

1. 是代谢糖类、蛋白质及分解脂质的必要物质。
2. 维持皮肤、头发、指甲健康的必要营养素。

容易缺乏的族群

素食者、不爱吃肉及乳制品者、中老年人、动脉硬化患者

食物来源

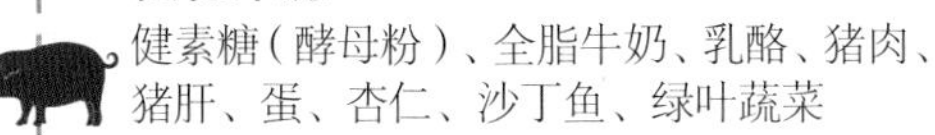

健素糖（酵母粉）、全脂牛奶、乳酪、猪肉、猪肝、蛋、杏仁、沙丁鱼、绿叶蔬菜

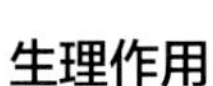

维生素B3（烟碱酸）

生理作用

1. 在人体多项代谢中，担任辅酶的角色。
2. 参与造血功能，使毛细血管扩张。

容易缺乏的族群

素食者、工作压力大或生活忙碌的人

食物来源

全麦制品、猪肝、鲔鱼、肉类、牛奶、酪梨、啤酒酵母

维生素B5（泛酸）

生理作用

1. 分解糖质与脂肪，转换成能量被利用。
2. 制造抗体，抵抗疾病。

容易缺乏的族群

经常抽烟、喝酒、肝功能不佳、容易疲倦、失眠的人

食物来源

绿色蔬菜、番薯、牛奶、鲑鱼、豌豆、花生、黄豆、玉米、蛋

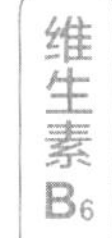

维生素B6

生理作用

1. 促进胰岛素合成，预防糖尿病。
2. 治疗因肺结核所引起的贫血。
3. 能提高人体的免疫能力。

容易缺乏的族群

糖尿病患者、常喝酒的人、有偏头痛或失眠症状的人

食物来源

瘦肉、动物肝脏、鲑鱼、紫菜、麦片、蜂蜜、葵瓜子、鲷鱼、红豆

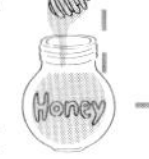

维生素B12

生理作用

1. 制造红血球的原料，和叶酸一起作用，可预防贫血。
2. 代谢糖类、脂肪、蛋白质的重要元素。
3. 维生素B_{12}能消除烦躁不安，增加记忆力。
4. 维持脑部、神经系统的健康。

容易缺乏的族群

素食者、失眠的人、牙龈出血者、严重贫血者、胃癌术后患者

食物来源

鲭鱼、蛋黄、羊肝、鸡肝、海苔、乌鱼子、鲔鱼、文蛤、牡蛎、瘦肉

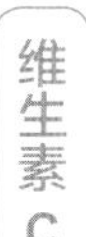

维生素C

生理作用

1. 提高免疫力，防治感冒。
2. 预防坏血病，防止牙龈流血。
3. 消灭自由基，抑制癌细胞生成。
4. 有维持血管弹性和促进胶原形成的作用。

容易缺乏的族群

经常感冒的人、牙龈流血的人、经常外食的人、偏食或减重者

食物来源

草莓、番石榴、橘子、橙子、柠檬、奇异果、苦瓜、草莓、包菜、甜椒、番茄

Basic 03

补充矿物质让健康存折指数提升！

男人必须多认识一些矿物质，可以让自己储存更多的健康，在工作上更有活力。

男人必备的 10 种矿物质

矿物质又称为无机盐，虽然它不能提供热量，但对人体的新陈代谢非常重要。一般来说，只要维持饮食均衡就可以摄取足够的矿物质，但钙、铁、碘这 3 样矿物质人体需要的量较大，所以建议要多补充。以下我们列举对男人而言较重要的 10 种矿物质，对这些矿物质了若指掌后，就可以每天存一点健康，相信持之以恒下，你的健康存折指数必定大幅提升。

认识男人所需的 10 种矿物质

钙

生理作用

1. 促进骨骼牙齿发育，协助铁的吸收。
2. 具降血压、保护心脏的作用。
3. 降低男性患前列腺癌的风险。

容易缺乏的族群

成长中的儿童或青少年、素食者、老年人、容易焦虑忧郁的人

食物来源

芝麻、牛奶、优酪乳、紫菜、豆腐、小鱼干、杏仁、绿色蔬菜、黄豆

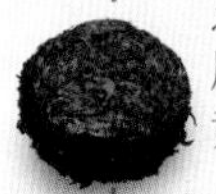

铁

生理作用

1. 组成血红素，提供氧气到全身，可预防贫血。
2. 提升免疫力，预防疾病。

容易缺乏的族群

婴幼儿、老年人、常喝茶或咖啡者、素食者

食物来源

猪肝、芝麻、牡蛎、深绿色蔬菜、黑木耳、葡萄干、大枣、啤酒酵母、牛肉

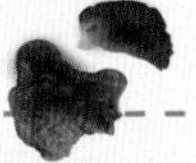

碘

生理作用

1. 能提高细胞抗氧化的作用。
2. 碘是甲状腺素的原料，过剩或不足都会引起甲状腺肿大。
3. 有助于新陈代谢，改善掉发。

容易缺乏的族群

甲状腺肿大、山区居民、发育期儿童、偏食者，特别是不爱吃海鲜或海带者

食物来源

海苔、海带、海鱼、龙虾、干贝、海参、海蜇、加碘食盐

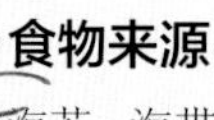

镁

生理作用

1. 参与 DNA 制造的必需矿物质。
2. 安定神经，缓解肌肉紧张和调节心律的功能。
3. 具有降低血压、提高心血管免疫力的作用。

容易缺乏的族群

心脏病患者、忧郁症患者、容易紧张和失眠者、老年人、经常喝酒应酬者

食物来源

香蕉、未精制的谷类、海带、菠菜、乌贼、腰果、花生、芝麻、杏仁、葵瓜子

钾

生理作用

❶ 调解酸碱平衡，可排出体内多余的钠，维持正常血压。
❷ 促进肌肉形成、细胞生长代谢所必需。

容易缺乏的族群

运动员、经常劳动者、时常外食者、心血管疾病患者

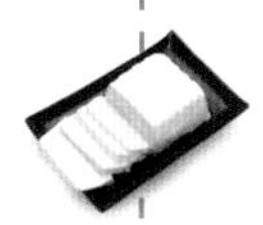

食物来源

芝麻、牛奶、优酪乳、紫菜、豆腐、小鱼干、杏仁、绿色蔬菜、黄豆

磷

生理作用

❶ 构成骨骼、牙齿组织的重要材料。
❷ 维持体内酸碱平衡，参与脂肪代谢。
❸ 磷是核糖核酸（RNA）与去氧核糖核酸（DNA）的基本单位。

容易缺乏的族群

经常喝酒的人、素食者、儿童与青少年、甲状腺机能亢进者

食物来源

杏仁、鱼类、蛋黄、面粉、乳制品、牛肉、花生、鸡肉、螃蟹

锌

生理作用

❶ 使生殖系统能正常发育和运作，维护男性前列腺功能和性能力。
❷ 可帮助蛋白质合成和制造胰岛素。
❸ 保持皮肤、头发光泽，维护指甲健康。

容易缺乏的族群

老年人、有生殖器官疾病患者、发育中的青少年、糖尿病患者

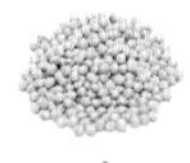

食物来源

牡蛎、牛肉、猪肉、鸡肉、谷类、南瓜子、蛋、茄子、大豆、花生

铜

生理作用

❶ 协助铁的吸收、储存，形成血红素。
❷ 防止骨质流失，预防骨质疏松症。
❸ 保护人体骨骼的健康。

容易缺乏的族群

素食者、心脏病患者、缺铁性贫血者、骨质脆弱者、老年人

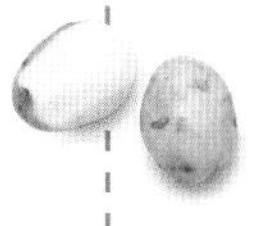

食物来源

香菇、猪肝、牡蛎、龙虾、麦片、鱼类、大蒜、番茄、马铃薯、绿色蔬菜

硒

生理作用

❶ 清除自由基的侵袭，有助于防癌抗癌。
❷ 可增加精子量和性能力。
❸ 减少头皮屑，预防皮肤病。

容易缺乏的族群

素食者、更年期男人、老年人、心血管疾病患者

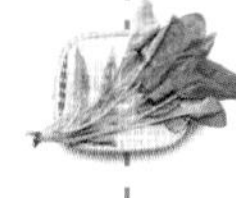

食物来源

动物肝脏、蔬菜、奶制品、全麦制品、红葡萄、蛋黄

铬

生理作用

❶ 可以调节血糖，提高细胞对胰岛素的敏感度，维持正常葡萄糖含量。
❷ 降低血液中总胆固醇含量，预防高血压。

容易缺乏的族群

糖尿病患者、高血压患者、动脉硬化、肥胖、体脂肪过高者

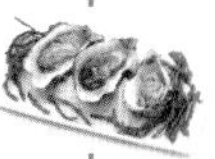

食物来源

牛肉、鸡肉、牡蛎、乳制品、马铃薯、全麦面包、海鲜、香蕉、啤酒酵母

Basic 04

彩虹蔬果饮食已经是一种健康的『食』尚标准

近年来，许多营养学专家与医师都在提倡一种彩虹蔬果饮食法，就是从7色蔬果（红、绿、橘、黄、白、蓝紫、黑色）中摄取植化素。植化素可以说是二十一世纪最流行的蔬果营养素，其功效可媲美各种维生素。健康美丽已经不是女人的专利，身为一个男人，你可以运用植化素让自己看起来更年轻、更有活力，充分展现出男人的魅力。

蔬果579，彩虹蔬果饮食的实践法

近几年来，媒体、医师、营养学家都在说“蔬果579”，显然“蔬果579”已经是一种健康饮食的标准。**所谓“蔬果579”是指男性应天天摄取9份新鲜蔬菜水果（蔬菜5份、水果4份）、女性7份（蔬菜4份、水果3份）、学龄前儿童5份（蔬菜3份、水果2份）的健康概念。**所谓1份蔬果，生蔬菜是1碗那么多，但如果以煮熟的蔬菜来说，约是半个碗那么多；所谓1份水果，是1个拳头那么大。

除了蔬果579，医师和营养学家都在提倡吃5色蔬果，而现今更进一步指出每天吃7色蔬果的重要性。吃7色蔬果，就可以摄取到植化素。

蔬果的第7营养素——植化素

植化素，是一种天然化合物质，属于天然食物的色素，人体本身无法制造，必须从食物中摄取获得。近年来，掀起一阵植化素热，植化素可说是除了6大营养素，即是糖类（碳水化合物）、脂质、蛋白质、矿物质、维生素及水之后最被重视的营养素，有专家学者誉为“第7营养素”，也有人称植化素为“二十一世纪的维生素”。

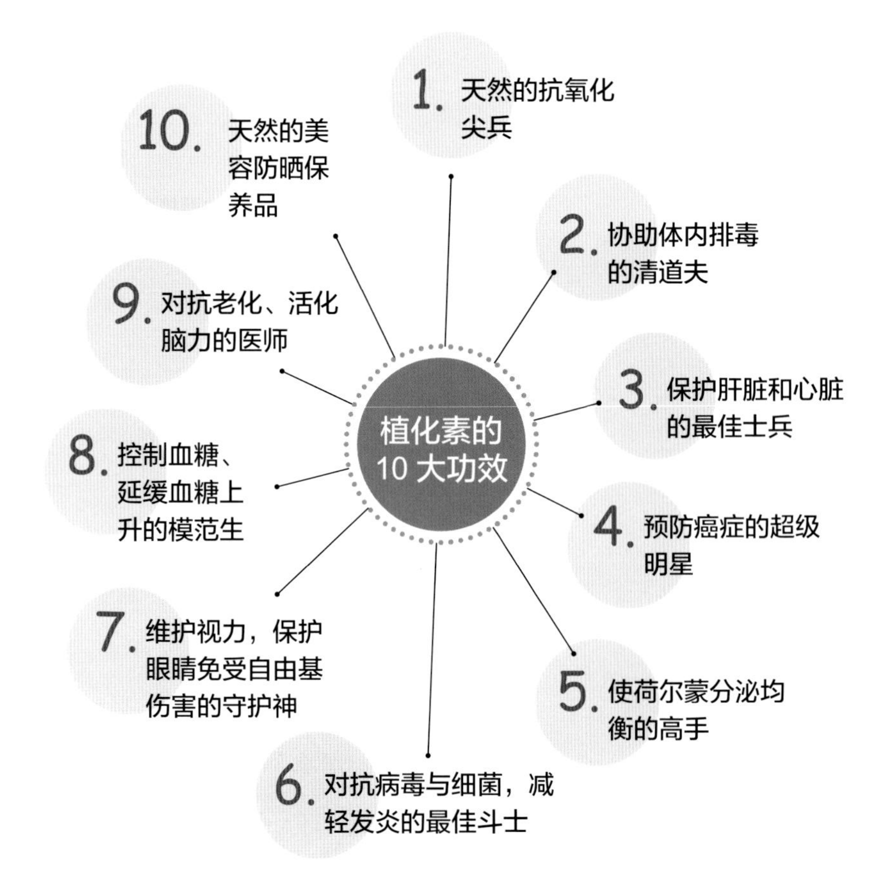

植化素是最天然的健康治病医师

愈来愈多的营养学专家及医学专家指出，部分植化素可以说是人体最佳的抗氧化剂，是达到防止老化、疾病的最佳天然色素，男性只要多吃植化素，就可以延年益寿，常保活力，不容易生病。

7色蔬果功效

红色

主要植化素
茄红素、花青素、β-胡萝卜素、鞣花酸、叶黄素

功效
防止紫外线对皮肤造成的伤害。
预防心血管疾病。
提升免疫力，预防癌症。
维护泌尿道系统的健康。

常见蔬果种类
苹果、西瓜、番茄、草莓、蔓越莓、红甜椒、枸杞

橘色

主要植化素
β-胡萝卜素、茄红素、叶黄素、柠檬黄素、玉米黄素

功效
防止紫外线对皮肤造成的伤害。
维护视力健康。
强化免疫系统，抑制癌细胞繁殖。

常见蔬果种类
木瓜、胡萝卜、南瓜、橘子、芒果、葡萄柚、哈密瓜

黄色

主要植化素
大豆异黄酮、姜黄素、叶黄素、玉米黄素、绿原酸

功效
预防视网膜黄斑部恶化。
预防心血管疾病。
保护胃黏膜免于受损。

常见蔬果种类
玉米、菠萝、红薯、黄豆

绿色

主要植化素
叶绿素、芹菜素、绿原酸、叶黄素、儿茶素、多酚类

功效
延缓衰老，预防黑色素沉淀和心血管疾病。
有效预防大肠癌，保护眼睛，维持视力。

常见蔬果种类
西兰花、青江菜、菠菜、红薯叶、青椒、番石榴、黄瓜、奇异果

白色

主要植化素
槲皮素、杨梅素、槲黄素、山柰酚、蒜素、木质素

功效
降低胆固醇，稳定血压。
抗发炎，提高免疫功能。
改善呼吸系统。

常见蔬果种类
白萝卜、梨子、苦瓜、竹笋、大蒜、山药、洋葱

蓝紫色

主要植化素
花青素、前花青素、鞣花酸

功效
抗氧化，有助于预防癌症。
维护心血管的健康。
增强记忆力，对抗老化。

常见蔬果种类
蓝莓、茄子、紫菜、紫葡萄、葡萄干

黑色

主要植化素
花青素、前花青素、槲皮素

功效
维护皮肤的健康。
增强免疫力，抑制癌细胞。
预防便秘、大肠癌。

常见蔬果种类
黑豆、黑枣、黑木耳、黑芝麻、黑莓、香菇、海带

Basic 05

健康幸福男人不可或缺的10大营养素

现代社会，除了要求一个男人要有成功的事业以外，如果还能兼顾家庭，才是最成功幸福的男人，当然，这一切必须要有健康的身体为基础。要当一个健康幸福的男人，不能缺乏以下10大营养素。

吃了这10大营养素，累积幸福健康的资本

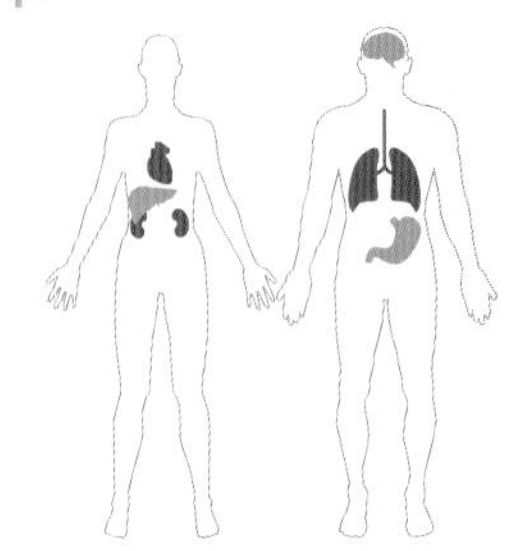

健康就是财富，这是历久弥新的名言，而累积健康更是一切幸福的资本。要累积健康财富就从摄取10大营养素开始。

除了均衡摄取各种营养素，这10大营养素可以说是维持男人健康不可或缺的基本营养素。

男人必备的10大营养素

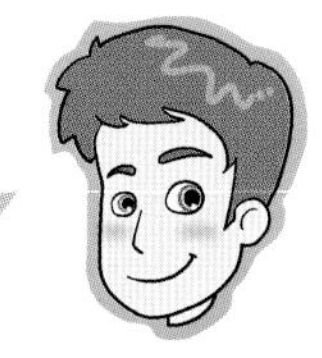

糖类

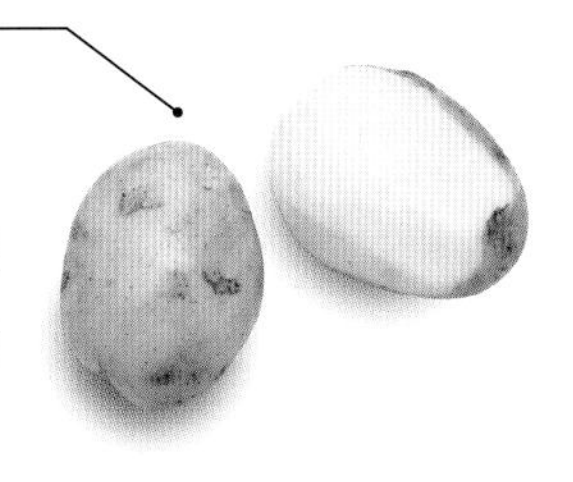

人体能量的储存库

糖类是人体直接提供能量的来源，1克的糖类能产生4千卡的热量。当糖类不够时，脂肪会氧化产生酸，造成酸中毒。

维生素A

保护眼睛，抗癌的守护神

众所皆知，吃维生素A能保护眼睛，而维生素A抗氧化的效力也可以让皮肤减少皱纹产生。且研究发现，维生素A具有提高免疫力和抗癌作用。

蛋白质

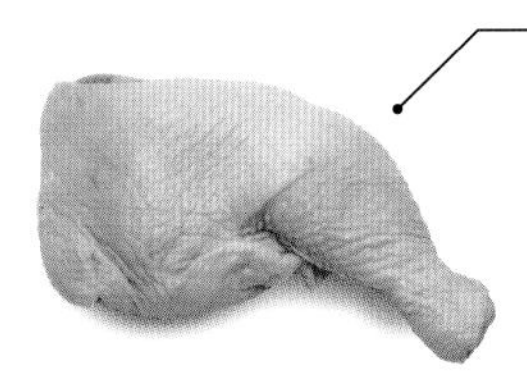

协助发育，构成细胞的原料

蛋白质是构成身体各个细胞的原料，像是神经、肌肉、牙齿、骨骼、皮肤、毛发、指甲……它能修补建造组织，促进生长发育。

茄红素

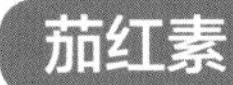

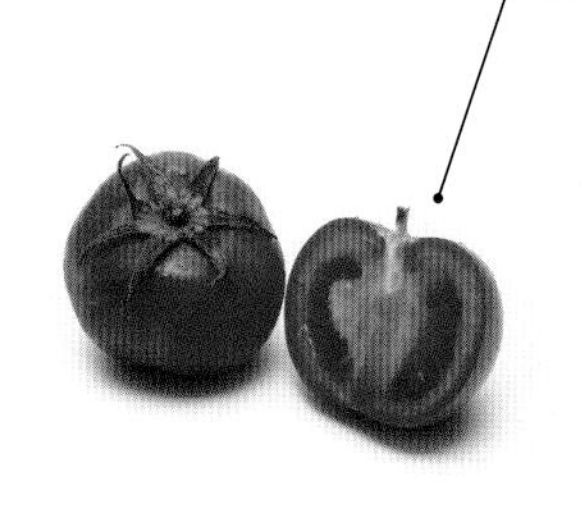

延缓老化，预防前列腺癌

茄红素具有很高的抗氧化能力，根据研究显示，茄红素对预防癌症有显著的效果，尤其是预防前列腺癌。茄红素的抗氧化功能比维生素C还强，食用茄红素可以使男人常保年轻有活力。

维生素 C

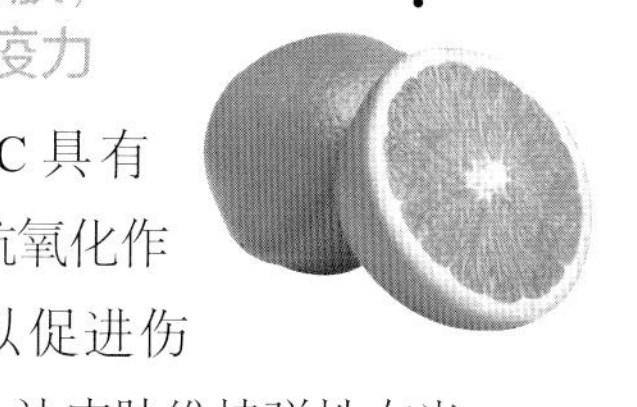

保护皮肤，增进免疫力

维生素 C 具有很好的抗氧化作用，可以促进伤口愈合，让皮肤维持弹性有光泽，有增进免疫力、预防癌症的作用。

维生素 B 群

增进活力，消除疲劳

维生素 B 群是一群有机的水溶性化合物，共分为 9 类。维生素 B 群可以让身体充满活力，消除疲劳，并能促进 DNA 的修复，维护免疫系统的健全，还能协助制造红血球，安定情绪。

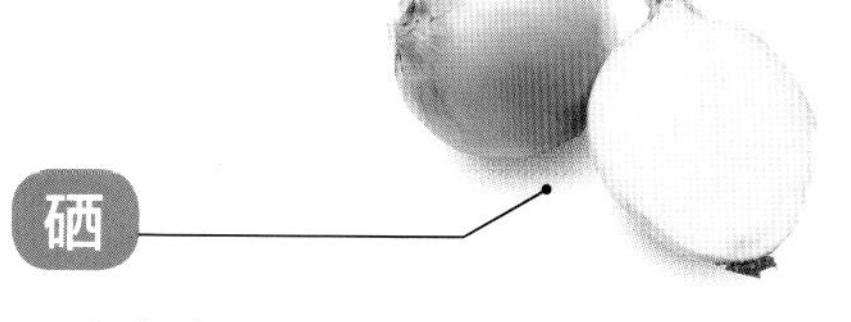

硒

预防高血压，抗癌之王

硒是人体必需的矿物质营养素，需要量只有数十微克。充足的硒可以预防高血压、糖尿病，并且被科学家誉为人体微量元素的抗癌之王。

维生素 E

对抗衰老，促进血液循环

维生素 E 具有很大的抗氧化作用，能去除自由基，而自由基则是使人体老化的主因。维生素 E 还可以促进血液循环，保持血液畅通。

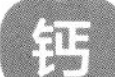

钙

保存骨本，让人挺拔

钙是男女老少都不可或缺的矿物质，缺少钙质，会破坏骨骼坚固，容易骨质疏松，尤其在青春期更应该注重钙的摄取，才会更挺拔高壮。

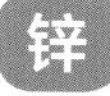

锌

增进男性生殖能力

锌是人体必需的矿物质营养素，能维护皮肤健康，增进免疫力，还可以协助男性的睾丸制造雄性激素。精子的制造也需要锌，摄取足够的锌，有助于增强男性的生殖能力。

Basic 06

认识营养密度高的食物

随着生活品质提升，人们对食物愈来愈讲究色、香、味俱全，但健康意识也高涨，大家都知道，吃对食物对身体健康有多么重要。所谓吃得好不如吃得巧，餐餐大鱼大肉，不如吃对营养的食物。现在，我们就来认识营养密度高的食物。

从营养密度判断食物营养价值

有些食物吃起来可口，有些食物外观诱人，有些食物色、香、味俱全，但这些食物可能是好看、好吃而已，本身却没有什么营养素，甚至对人体有害无益。那么，食物的营养价值该如何判断呢？营养密度是最好的标准。什么是营养密度呢？营养密度是指营养成分（克）与热量（卡路里）的比值，即在相同的热量下，所含各种营养素的种类与含量的多寡。我们可以将营养密度高的食物和营养密度低的食物分成 2 类。

15种 营养密度高的食物

木瓜

营养成分

维生素 A、维生素 B 群、维生素 C、维生素 E、维生素 K、钙、钾、β - 胡萝卜素、木瓜酵素。

对人体的功效

对抗癌症、预防心血管疾病、美肤、润肺止咳、减肥瘦身、抗老化、帮助消化。

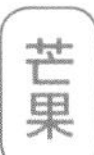

奇异果

营养成分

维生素 A、维生素 B 群、维生素 C、钾、钙、磷、镁、硫。

对人体的功效

美肤、提高免疫力、提升睡眠品质、预防高血压和心血管疾病、对抗癌症。

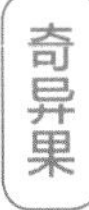

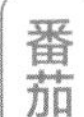

芒果

营养成分

维生素 A、维生素 B_1、维生素C、叶酸、钙、磷、铁、钾、镁。

对人体的功效

保护皮肤、维护视力、预防高血压和心血管疾病、防治便秘、止吐。

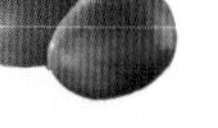

番茄

营养成分

茄红素、类胡萝卜素、铁、钾、镁、维生素 A、维生素 B 群、维生素 C 等。

对人体的功效

美肤、减肥、对抗癌症、降血压、预防便秘、预防白内障、延缓衰老、稳定血糖。

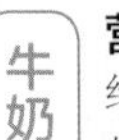

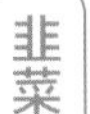

牛奶

营养成分

维生素 A、维生素 B 群、维生素 C、维生素 E、钙、磷、铁、镁、锌、铜、锰。

对人体的功效

强健牙齿与骨骼、预防夜盲症、滋润肌肤、美容养颜、预防口角炎、预防贫血、改善失眠、对抗癌症。

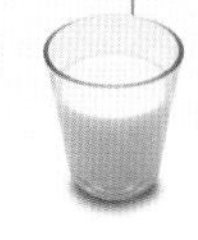

韭菜

营养成分

维生素 A、维生素 B 群、维生素 C、钙、磷、铁、钾、类胡萝卜素。

对人体的功效

防治便秘、对抗癌症、壮阳固精、预防心血管疾病、活血化瘀、消除腰痛。

营养密度高是指能提供丰富的营养素，热量却低的食物，例如深绿色蔬菜、牛奶、乳酪、甜椒、木瓜、奇异果、紫菜、豆芽菜、糙米、黑木耳等；营养密度低是指提供微量的营养素，却有较高热量的食物，例如油条、甜甜圈、盐酥鸡、蛋糕、糖果、酒类、洋芋片、泡面等。

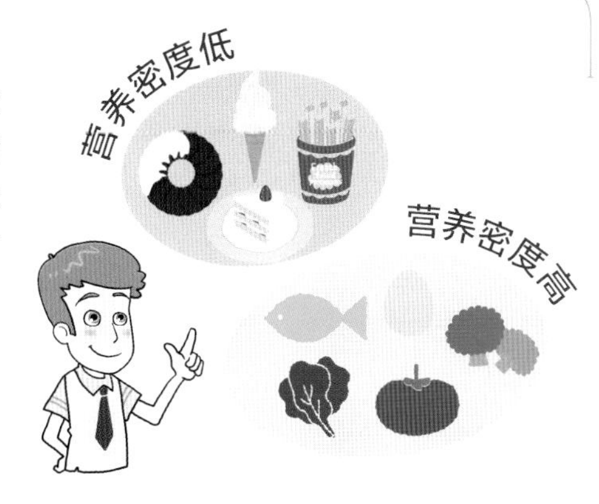

番石榴

营养成分

维生素 A、维生素 B 群、维生素 C、钾、钙、铁、磷。

对人体的功效

对抗癌症、改善牙龈出血、预防坏血症、提高免疫力、改善糖尿病、预防高血压。

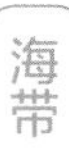

蓝莓

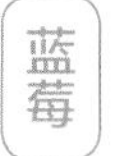

营养成分

维生素 A、维生素 C、维生素 E、钙、磷、铁、镁、花青素。

对人体的功效

维护视力、增进免疫力、活化脑细胞、降低血糖、对抗癌症、延缓衰老。

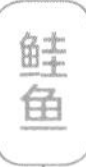

香蕉

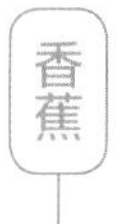

营养成分

维生素 C、维生素 E、钾、钙、磷、铁、硫胺素、色胺酸。

对人体的功效

预防高血压和痛风、防治心血管疾病、治疗忧郁症、美容淡斑、解酒、防治便秘。

海带

营养成分

糖类、维生素 C、碘、钙、镁、铁、钾、硒。

对人体的功效

对抗癌症、预防贫血、预防心血管疾病、减肥瘦身、延缓衰老、使毛发充满光泽。

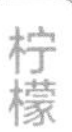

鲑鱼

营养成分

蛋白质、Omega-3 脂肪酸、维生素 B 群、维生素 D、维生素 E、钙、铁。

对人体的功效

消除疲劳、帮助发育、预防心血管疾病、活化脑细胞、预防视力衰退。

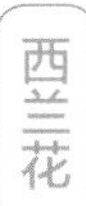

糙米

营养成分

糖类、维生素 B 群、维生素 E、铁、钙、磷、钾、纤维素。

对人体的功效

预防脚气病、口角炎，减肥瘦身、预防便秘、预防心血管疾病、对抗癌症、预防贫血。

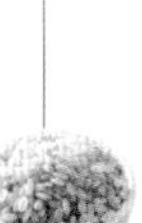

柠檬

营养成分

维生素 A、维生素 C、铁、钾、钙、锌、硒、硫胺素、核黄素。

对人体的功效

增强记忆力、杀菌、帮助消化、美容养颜、预防感冒、增进免疫力、预防心血管疾病。

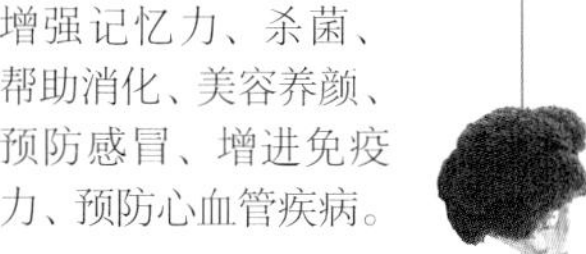

西兰花

营养成分

维生素 A、维生素 B_1、维生素 C、钾、钙、铁、磷。

对人体的功效

提高免疫力、对抗癌症、延缓衰老、增强肝脏解毒功能、预防感冒、改善口角炎。

草莓

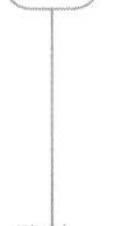

营养成分

维生素 B_1、维生素 C、钾、钙、铁、磷、锌、铬、鞣花酸。

对人体的功效

美肤护肤、对抗癌症、减肥瘦身、预防动脉粥样硬化、帮助消化、改善便秘。

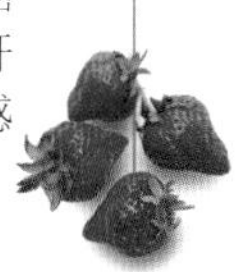

Basic 07

认识 DASH 饮食（得舒饮食），降血压的最佳疗法

DASH 是 Dietary Approaches to Stop Hypertension 的缩写，中文译为得舒饮食，是 1997 年美国国家卫生研究院发表的『DASH 饮食』计划。根据一项研究指出，采用 DASH 饮食的高血压患者收缩压明显下降 5.5mmHg，舒张压明显下降了 3 mmHg，是控制高血压良好的饮食法。

DASH 饮食的饮食原则

DASH 饮食是以低脂、低饱和脂肪酸、低胆固醇为主的菜单，强调以含高钾、高镁、高钙以及丰富的膳食纤维食物组合而成，并多摄取不饱和脂肪酸，降低饱和脂肪摄取量。

1 钾

钾是细胞内含量最高的矿物质，可以排除钠离子，避免因盐分摄取过多而使血压上升，在蔬菜、水果和奶类中特别丰富。

2 镁

丰富的镁能改善胰岛素敏感度，并有助于改善高血压和高血糖的情况，能防治中风。除了蔬菜水果是镁的主要来源外，像是全谷类和大豆类也含有镁。

3 钙

血中缺钙和动脉硬化形成的原因有关，也有可能造成高血压。钙丰富的食物主要是奶类（建议选用低脂或脱脂奶类），其次如深绿色蔬菜、海菜类等的钙质含量也很丰富。

4 膳食纤维

可防止过多葡萄糖或果糖进入血液循环中，降低血糖，也可以排除钠与胆固醇。纤维丰富的食物包括蔬菜、水果、全谷类和蒟蒻类食物。

5 增加不饱和脂肪酸

不饱和脂肪酸可以提高 HDL（高密度脂蛋白）——俗称好胆固醇的含量，其主要来源为芝麻、核桃、杏仁、松子等及各种植物油（像是橄榄油、葵花油、麻油、玉米油）等。

6 降低饱和脂肪酸

饱和性脂肪摄取过多，会导致动脉硬化，其最主要来源为肥肉、牛油、奶油、猪油等。

DASH 饮食的食用特色

得舒饮食针对一般人建议的饮食指南，包含了 6 大类食物（五谷根茎类、蔬菜类、水果类、脱脂及低脂奶类、高蛋白质类、油脂及坚果类）。

1 多喝低脂或脱脂乳

每天摄取 2 份低脂或脱脂乳品，可于三餐或点心时选用。可搭配燕麦或麦片当早餐食用，点心可用低脂优酪乳加水果或脱脂奶粉加新鲜果汁。低脂或脱脂的乳品种类有鲜乳、奶粉、优酪乳、乳酪等，如果饮用乳品有腹胀、腹泻情况可改用低乳糖制品。

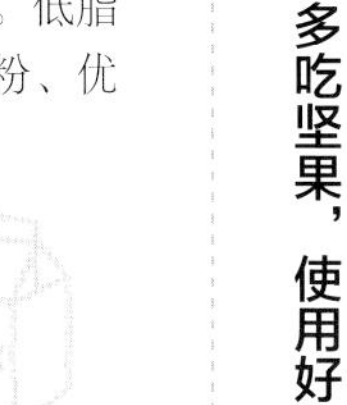

2 多吃坚果，使用好油

烹调选用各式好油，如橄榄油、葡萄籽油、芥花油、葵花油、沙拉油等。凉拌、低温烹煮使用橄榄油；大火煎、炒使用沙拉油。多吃坚果类，像核果、种子类食品，常见的有去壳花生、杏仁果、开心果、芝麻、核桃仁、腰果等。尽量选用无调味的坚果，可以减少盐分及糖分摄取。

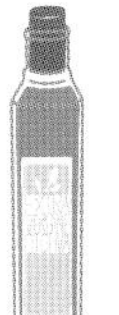

3 多用白肉取代红肉

以豆制品及去皮的白肉取代红肉。白肉包含鱼肉、鸡、鸭、鹅等家禽为主；红肉则包含猪、牛、羊肉等家畜类及内脏类，食用红肉时最好先去皮。

4 选择五谷根茎类

主食建议不以白饭、白制面类为主，应该至少 2/3 以上选用未精制、含麸皮的全谷类或根茎类。全谷类的食物有糙米、燕麦、荞麦、小麦、薏仁、玉米、红豆、绿豆、红薯、芋头、马铃薯等。

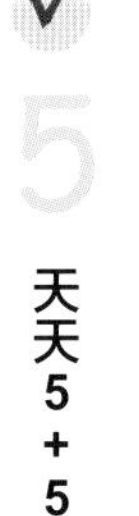

5 天天 5 + 5 蔬果

每天摄取 5 份以上蔬菜及 5 份以上水果，多选用含钾丰富的种类。含钾丰富的蔬菜如芹菜、韭菜、苋菜、菠菜、香菇、空心菜等；含钾丰富的水果有葡萄、橙子、哈密瓜、奇异果、木瓜、番石榴、香蕉等。

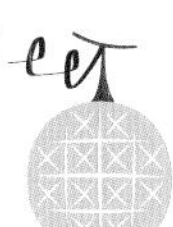

得舒饮食虽然也分 6 大类，但分配比例不同

得舒饮食也是 6 大类食物都要摄取，建议量是蔬果、奶类及蛋白质分量再提高，但是五谷杂粮每天的食用分量比一般饮食指南少，尽量增加不饱和脂肪酸的摄取（尤其坚果种子类可以每天 1 汤匙），减少饱和脂肪酸的摄取。

Basic 08

认识低GI饮食法（低升糖指数）

低GI饮食是以升糖指数（Glycemic Index）高低来选择食物的一种饮食方法。根据医学研究证实，血糖系数高低与胰岛素分泌多寡有很大的关系。升糖指数高的食物容易使血糖浓度大量上升，使胰岛素过度分泌；而低GI的饮食则能控制血糖，并且达到减重效果。

如何判断食物的GI值呢？

低GI饮食是一种均衡健康的饮食方法。高GI值的食物容易造成血糖上升，所以选择低GI值的食物对血糖的影响值较小，即可以达到较佳的控制血糖效果。但食物种类这么多，我们应该如何判断GI值呢？

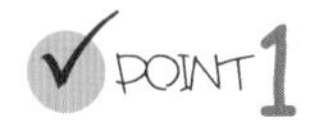

纤维含量愈高的食物，通常GI值愈低

举例来说，完整颗粒小麦的GI值会比全麦面粉低，全麦面粉的GI值又比白面粉低，水果的GI值通常比果汁还低，全麦面包会比一块牛角面包GI值低。

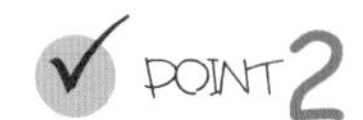

食物的酸度愈高，通常GI值愈低

食物的酸度、酸味可降低GI值，像是未成熟的香蕉会比成熟的香蕉GI值低，柑橘类的水果会比荔枝、龙眼等甜味的水果GI值低。

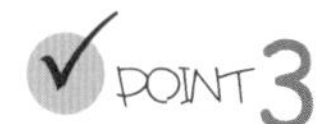

食物精致度愈低，通常GI值愈低

像是全谷米、糙米的精致度比胚芽米、白米低，全麦面粉的精致度比白面粉低。

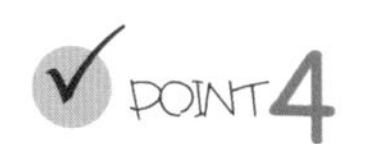

食物的结实度愈高，通常GI值愈低

意大利面的结实度比白面条高，全麦面包的结实度比松软的白吐司好。

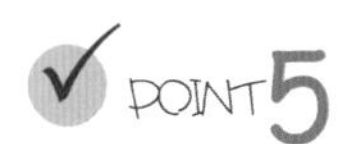

淀粉糊化的程度愈低，通常GI值愈低

像是干的白米饭比稀饭低，清煮食物比勾芡食物低。

日常生活中常见食物的GI值一览表

一般而言，数值为55以下的食品为低GI值食品，介于55至70之间的为中GI值食品，而70以上的为高GI值食品。

高GI值		中GI值		低GI值	
巧克力	91	橙汁	57	脱脂牛奶	25
甜甜圈	108	意大利面	65	豆浆	43
葡萄糖	100	苹果汁	58	鸡肉	45
法国面包	95	海绵蛋糕	66	全麦面包	50
白米	88	酸奶	64	苹果	36
牛奶糖	86	低筋面粉	60	葡萄柚	25
加糖炼乳	82	芋头	64	西兰花	25
洋芋片	85	南瓜	65	木瓜	30
松饼	109	豌豆	67	樱桃	22
蜂蜜	73	荞麦	59	洋葱	30
草莓酱	82	玉米	55	菜豆	24
吐司	91	糙米	56	奇异果	35

Basic 09

男人应杜绝阻碍营养素摄取的烟、酒、槟榔

如果一个男人沾染了烟、酒、槟榔这3大『骇客』，那么，他就注定要和健康说Bye～Bye～。假如你烟、酒、槟榔都不沾，那么恭喜你是个优质男人；假如你是个老烟枪、爱酗酒、喜欢吐槟榔汁的男人，那么，无论你事业多有成，身上多有钱，你总有一天要和健康绝缘，甚至会变得让人不喜欢亲近。所以赶快远离这3大『骇客』吧！

男人，莫让烟毒害一辈子

“饭后一根烟，快乐似神仙”的观念已经过时了，近年来抵制烟害已经是一种世界性的健康议题。男人吞云吐雾的模样，总是让大多数的人退却三分，再加上烟是毒害全身脏器的骇客，任何一个瘾君子都应该戒烟。

世界卫生组织（WHO）已经证实30%的癌症和吸烟有关。小小一根烟，可能会侵害全身的脏器，吸烟的坏处多得数不完，除了让你牙齿变黄、有口臭问题，还会使肠胃病更加恶化，更会导致肺气肿、慢性支气管炎、肺癌等疾病，让你加速老化，所以想要永保安康，就要尽快戒烟。

男人过量饮酒，健康不会长久

男性如果能适量饮一些红酒，其实对健康是有益的，像是促进食欲、加速血液循环，并预防心血管疾病等；但过量饮酒，会导致酒精中毒，以致步伐不稳、记忆力衰退、工作效率差，而且酒后会精神恍惚、容易肇事，发生暴力行为。

根据医学报导指出，如果长期酗酒可能会导致肠胃炎、肠胃出血、肝硬化、肝癌、胰脏炎、营养不良等病症。所以，想要当一个健康有担当的男人，千万不要借酒浇愁，借酒浇愁只怕愁更愁呢！

吃槟榔的男人，是癌症的最佳候选人

根据2003国际癌症研究总署（IARC）正式宣布，槟榔为第一级人类致癌物，单独嚼槟榔就会引起口腔癌，若合并使用烟草，还会引起咽喉癌及食道癌等。根据研究数据显示，嚼槟榔的致癌率比不嚼槟榔者高达28倍之多。而根据调查显示，有吸烟、酗酒、嚼槟榔3种习惯的人，罹患口腔癌的比没有此3种习惯的人多123倍。所以，奉劝有这些坏习惯的男人赶紧觉悟，愈早戒掉愈好，才能快点找回健康与幸福。

Chapter

2

把握10种最正确、最健康的饮食观念

成功男人不可不知的健康饮食观念

大多数的男人都希望事业成功、家庭幸福，而许多成功的男人却往往忽略健康，等到赚大钱赔了健康，就想用金钱买健康，但是金钱通常买不回健康。其实要健康，最重要的就是从正确的饮食观念开始，建立正确的饮食与生活习惯，这样财富与健康才会双喜临门。

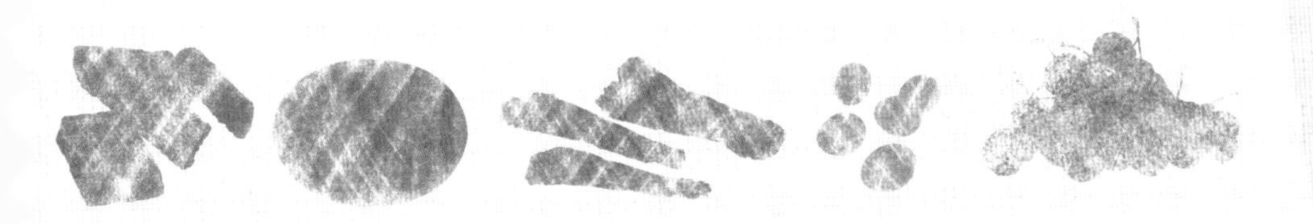

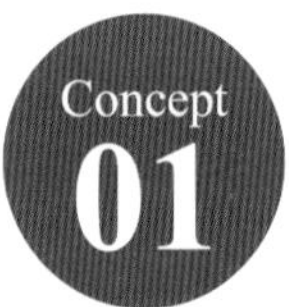

你一定要知道的地中海饮食法

地中海饮食是非常受WHO（世界卫生组织）、现代医师和营养学专家推崇的一种饮食模式。WHO（世界卫生组织）用金字塔来呈现地中海饮食法，从图表可知地中海饮食的特色。

饮食金字塔的阶段说明

金字塔的第一阶：表示每天应该吃最多的食物，包括蔬果、糙米、谷类、橄榄油、豆类、坚果类等。

金字塔的第二阶：表示可以经常吃的，但不必天天吃，像是鱼类和海鲜，尤其深海鱼中富含Omega-3脂肪酸，像是鲑鱼、鲔鱼都属于深海鱼，可以多使用清蒸、水煮方式，来保留鱼的营养成分。

金字塔的第三阶：是家禽、蛋类、乳制品，建议一个星期吃1～3次，每次适量。

金字塔的最顶端：表示偶尔才能吃的，例如红肉（猪肉、牛肉）和甜点。

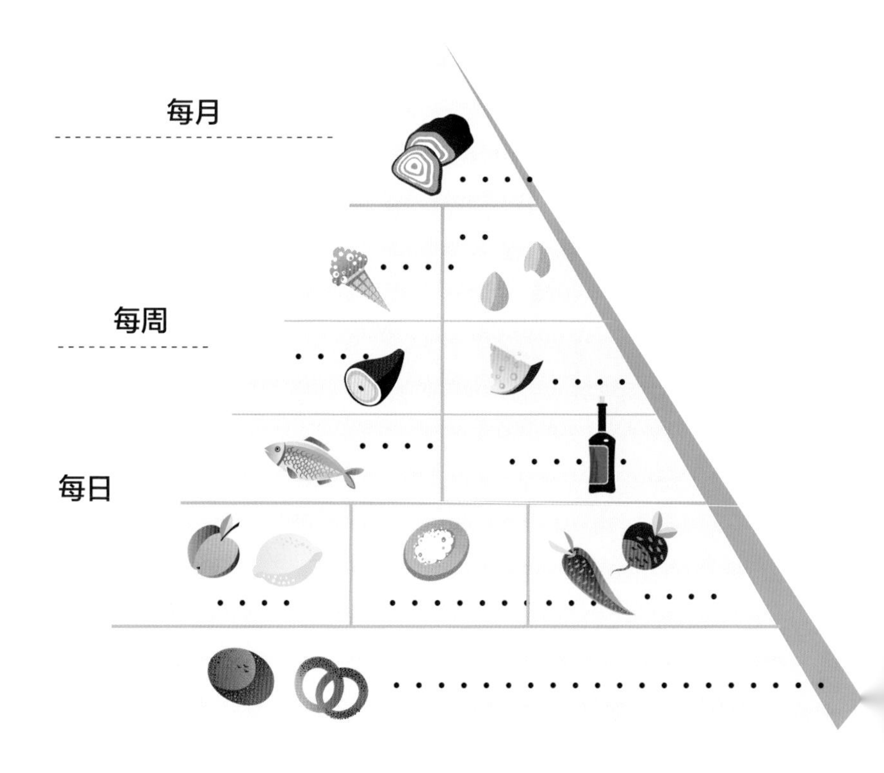

地中海饮食金字塔

地中海饮食法的特色

地中海饮食融合了欧洲的希腊、西班牙、意大利、法国、南斯拉夫，亚洲的土耳其、叙利亚、黎巴嫩、埃及和北非的突尼西亚、摩洛哥等地中海沿岸地区各国的饮食特色，以选择天然的食物为原则，减少摄取加工食品，并且用低温烹调来代替高温烹调。

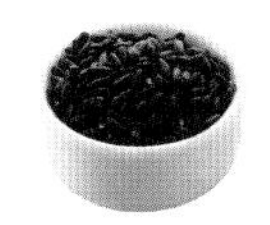
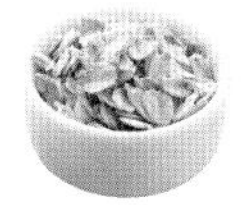
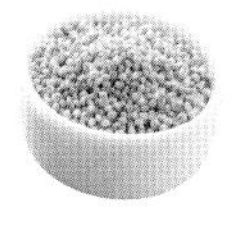

1 大量使用橄榄油

地中海的生命泉源就是橄榄油，橄榄油有很多质量等级，一般来说，第一次榨压的冷榨油最好，能够降低低密度脂蛋白（LDL）——俗称坏的胆固醇，增加高密度脂蛋白（HDL）——俗称好的胆固醇，减少心血管疾病的发生率。

2 采取轻食烹饪方式

利用清蒸、水煮、凉拌的轻食法，有许多蔬果生食皆比熟食能摄取到更多的维生素，且蔬果中的酵素更是在40℃以上就会被分解，生食或低温烹调可以避免食物的营养素流失。

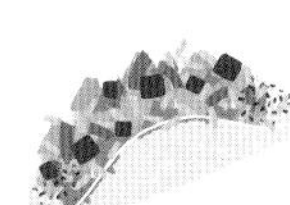

3 多食蔬菜与菇蕈

地中海饮食是膳食纤维的宝库，富含植化素和高纤维质的五谷杂粮、蔬果、菇蕈料理，可以有效预防便秘，降低大肠癌发生的几率。

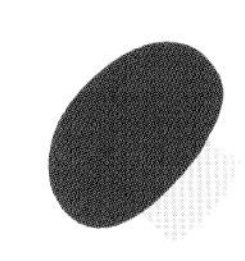

4 少盐少糖，搭配香草

地中海饮食大多会添加罗勒、薰衣草、百里香、薄荷、迷迭香、鼠尾草等香草，减少盐、糖分的摄取。

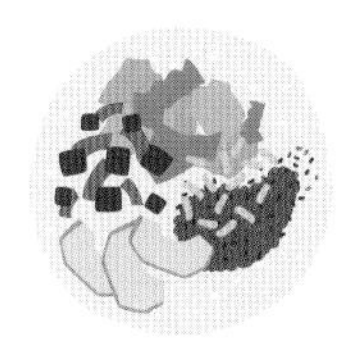

5 适量饮用葡萄酒

根据研究显示，每天一杯红葡萄酒可以让HDL（高密度脂蛋白）上升，预防动脉硬化，降低中风的几率。

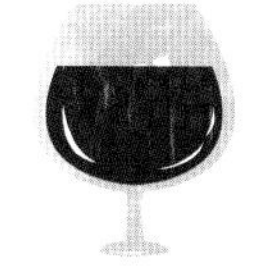

6 少红肉，多鱼肉

提倡少吃红肉，多吃白肉。在地中海饮食中，鱼和海鲜常常是不可或缺的材料，像鲭鱼、鲑鱼、鲱鱼都含有Omega-3脂肪酸，能预防动脉硬化。

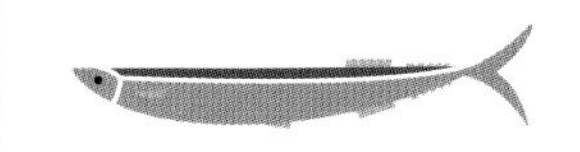

营养小看板

过去，旧的饮食金字塔是要我们饮食均衡，每日少油、少糖、少盐，但现代社会结构的改变，文明病与日俱增，地中海饮食法可以让我们更巧妙地躲开疾病的侵袭，让身体更健康。

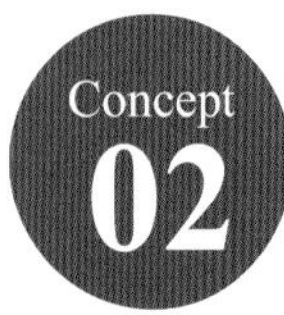

男人应酬容易大鱼大肉，应该吃得『碱』单

对许多男性而言，出门谈生意都需要应酬，应酬的时候就免不了大鱼大肉、山珍海味。可是，长期下来，必定对身体健康大有影响。想要事业有成，又能兼顾身体健康，就一定要改变大鱼大肉的饮食习惯。

认识酸碱体质，让疾病远离你

健康人的血液是弱碱性的，酸性体质是疾病根源。那么如何分辨酸碱体质呢？所谓的酸碱体质，指的是血液以外组织间液的酸碱度。什么是组织间液呢？是指细胞与细胞之间的体液，像是唾液、尿液、汗液。由于血液具有良好的缓冲酸碱平衡机能，而组织间液并不具酸碱平衡机能，如果因为生活作息不正常或不正确的饮食习惯而造成组织液变酸性，医学上称为“酸化体质”。

血液的平衡是非常重要的。一般在自然健康的状态下，人体呈现弱碱性，pH 值为 7.35 至 7.45 之间，如果摄入过量酸化的食物也会让人体自我调节、平衡的状态失去功效，自然而然血液也会跟着体液变酸了。

正常体质的血液成弱碱性，酸性体质是百病之源

根据医学研究显示，人体内的酸碱度会影响一个人的身体健康。呈现弱碱性体质的人通常显得有精神与活力；而酸性体质的人则较容易疲倦、血液循环差、暴躁易怒，甚至有四肢无力、失眠、便秘等情况。以下为酸性体质可能引发的多种疾病。

1 心血管疾病

医学研究显示，除了遗传，几乎所有的心血管疾病都与体液酸化有关。因为体液酸化会增加血液的黏稠度，使血流变慢，废物无法代谢，造成血栓或血管硬化。

2 糖尿病

根据日本医学研究显示，人体的 pH 值每下降 0.1 个单位，胰岛素的活性就会下降 30%，而胰岛素活性下降，又会造成代谢的紊乱，会在体内产生大量酸性物质，破坏体内酸碱平衡。

3 癌症

根据一项 600 位癌症病人体液分析的研究显示，85% 癌症病患属于酸性体质。换句话说，酸性体质是癌细胞最喜欢孳生的环境。更有研究发现，癌细胞几乎无法在碱性环境中生活。

4 痛风

痛风和糖尿病一样，也是一种代谢紊乱的疾病，是因尿酸过高，无法完全被肾脏排出体外，而滞留在血液，并被带到其他组织中，进而形成尿酸盐结晶沉积于身体组织中所造成的疾病。尿酸也是一种酸性物质，和体质酸化有密切关系。

5 骨质疏松症

骨骼疏松症产生的原因，主要是缺少钙、磷，但此时若体液偏酸，也会加速骨骼疏松。当人体体液偏酸时，血液中的钙会与酸性物质结合生成钙盐，使血钙浓度降低，而酸性的缺氧环境又会加剧破坏骨细胞的活性，使得骨骼流失速度遽增。

6 过敏

过敏者多属于酸性体质。过敏反应所释放的又是酸毒，由于过多毒素留在体内，特别是酸性废物，会使支气管的黏膜填满不洁物而变得敏感，容易受刺激而红肿，并发生鼻炎、气喘等现象，酸性环境也容易使肠道免疫力下降，造成肠道发炎的现象。

常见酸碱食物大公开

常见酸性食物

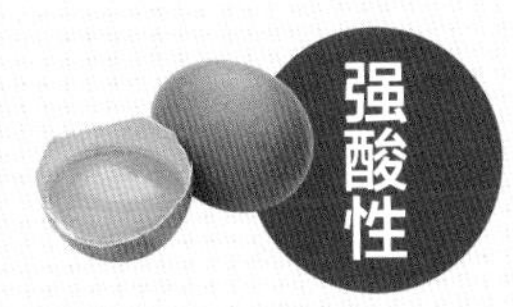

强酸性

蛋黄、肝脏、猪腰、牛肚、牡蛎、油炸花生米、小鱼干、干贝、鱼卵、螃蟹、乳酪、鲜奶油、乌鱼籽、猪心、猪肠、龙虾

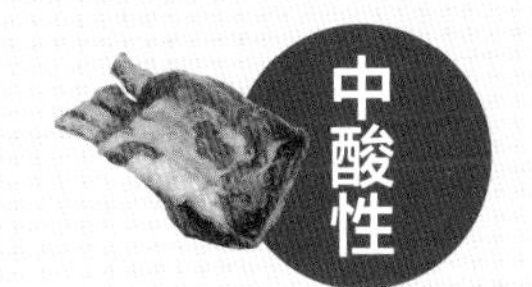

中酸性

培根、火腿、鸡肉、猪肉、牛肉、羊肉、鸭肉

弱酸性

啤酒、白米、花生、面包、巧克力、泥鳅、章鱼、虾、鲷鱼、鸡蛋、油炸豆腐、柿子、李子、文蛤

常见碱性食物

强碱性

海带、葡萄酒、蒟蒻、芹 菜、 莴苣、胡椒、姜、香菇、橙子、茶叶

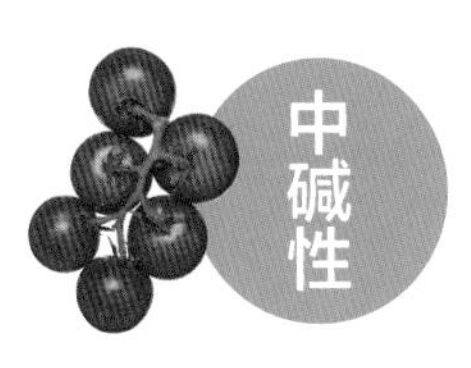

中碱性

大白菜、菠菜、空心菜、西兰花、木耳、百合、芋头、胡萝卜、牛蒡、莲藕、番茄、香蕉、橘子、柠檬、蛋白、梅干、皮蛋

弱碱性

红豆、竹笋、绿豆、白萝卜、洋葱、马铃薯、豆腐、包菜、玉米、山药、豌豆、西瓜、黄瓜、茄子、苹果、梨子、菠萝、樱桃、桃子、草莓、咖啡

Concept 03

遵守三低二高的原则，远离各种疾病

很多男人往往顾了面子，而忘了里子，例如：在外应酬大吃大喝，或是靠抽烟、喝酒排遣压力，因此许多男人可能顾了事业，却无法顾及健康。

如果你也是这些疾病的候选人，更应遵守三低二高饮食原则

如果，你现在是一个年轻力壮、身体健康的男人，那么恭喜，所谓健康就是财富，继续维持正确的饮食习惯与良好的生活作息，相信必定大有可为。但假如是已经有以下这些病症的人，饮食上更应该要遵守三低二高（**低糖、低盐、低油脂、高纤维、高钙**）的原则。

1 高血压

要预防高血压，在饮食生活方面首先最重要的是要注意不要过度摄取盐分。食用盐一天的摄取量要控制在 6 克以下。食用盐当中的钠会造成血压上升，而含有纤维的食物，像是蔬菜水果含有丰富的钾质，可排出钠。高血压饮食更应注重营养丰富。

2 高血脂

高血脂是血中坏的胆固醇——低密度脂蛋白（简称 LDL）、三酸甘油脂的浓度增加，所以，烹调应该选用植物油，并控制油脂摄取量，少吃油炸或油酥的食品，多用凉拌或蒸、煮、炖、卤的方式。

3 糖尿病

糖尿病是因为胰岛素分泌不足，而造成血糖浓度升高，所以糖尿病患者应该要减少糖分摄取，除了淀粉类的食物，其他像炼乳、可乐、果酱等含精致糖的食物尽量少碰。含有高纤维的食物可以降低血糖浓度，糖尿病饮食更应注意食材的变化性，选择营养密度高的食物。

4 肥胖

肥胖除了是三高疾病的祸根，还可能是痛风、呼吸系统疾病、癌症的候选人。根据医学报告显示，肥胖的人罹患各种文明病的几率比正常人来得高。可遵循饮食上三低二高（低盐、低糖、低油脂、高纤维、高钙）的原则，远离肥胖一族。

5 心血管疾病

造成心血管疾病的原因有很多，其中肥胖和高血压也是造成心血管疾病的 2 大主因。心血管疾病会有致命的危险，在饮食上应该严格控制，除了高胆固醇的食物要尽量避免，饮食上也应遵守三低二高的原则。

6 痛风

痛风在临床上又称为“高尿酸血症”。这种是一种普林（又称为嘌呤，是一种核蛋白）代谢障碍，人体血液中的尿酸浓度过高，而在肾脏或关节形成结晶（痛风石）。痛风病人除了少吃高普林食物，也应该远离高蛋白、高脂肪的食物。此外，痛风和肥胖有很密切的关系，饮食上遵守三低二高原则，就能有效控制体重，又不怕营养失衡。

三低二高原则其实不难，只要养成吃这些食物的好习惯

现在，许多男人应酬谈生意，互相吆喝多喝几杯，不自觉就叫了几盘配酒菜，于是几杯酒下肚，还点了一些油炸花生米、炸鱼、炒猪肚等下酒菜，一餐下来，往往热量飙高，高油脂、高糖分又高盐分。建议男人每个礼拜应酬不超过2天，尽量回家吃晚餐。如果不得已外食，也应该多吃以下这几类食物。

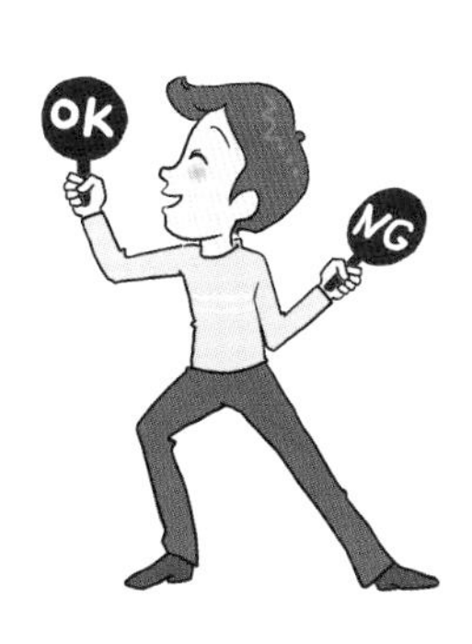

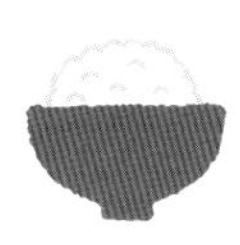

高膳食纤维的食物

含量丰富的食材有五谷根茎类，像糙米、燕麦、玉米、荞麦、薏仁、红豆、黄豆、绿豆等；蔬菜类有红薯叶、紫菜、竹笋、韭菜、胡萝卜、黄瓜、南瓜等；水果类有奇异果、苹果、柿子、香蕉、葡萄、橙子、番石榴、蓝莓等。

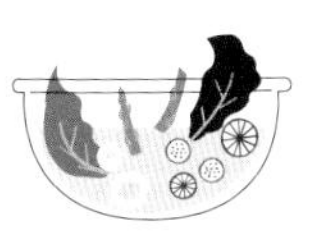

低油脂或不饱和脂肪酸的食物

要选择低油脂的食物就应该以凉拌或蒸、煮、炖、卤的方式取代油炸、油酥的食物，而低油饮食也并非滴油不沾，可选择用不饱和脂肪酸的植物油，或适量选择橄榄油、葡萄籽油、玉米油、苦茶油，以及鱼油（含EPA、DHA）等。

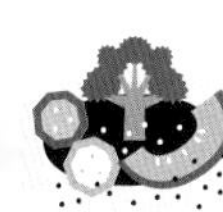

选择低盐的食物

除了食盐以外，酱油、味精、番茄酱、洋芋片、腌渍食品、运动饮料等都含有不少的钠盐，应避免食用，多食用新鲜的蔬菜、水果，含有钾质，可排出钠盐。

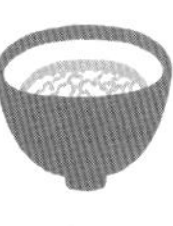

低糖或低精致糖的食物

点餐时少选用加糖烹调的菜式，如糖醋、蜜汁、茄汁、醋溜等，平时少吃又甜又腻的糕饼点心，像是喜饼、甜甜圈、蜂蜜蛋糕、奶酥面包等。

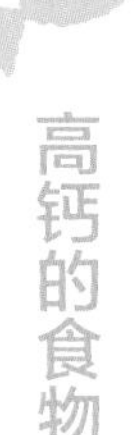

高钙的食物

高钙的食物可以强健骨骼与牙齿，有助于预防骨质疏松症等。高钙的食物有牛奶、起司、小鱼干等。

男人应预防鲔鱼肚，腰围绝对是健康长寿的指标

许多男人年过40，就容易出现鲔鱼肚，除了酒类、美食的诱惑，另有一项很大的原因就是长期坐办公室而缺乏运动，加上现代社会交通便利，许多男人出门习惯开车，且常常忙到连运动的时间都没有。可是，如果你已经是肚子微凸了，不只要被取笑有鲔鱼肚，可能疾病也悄悄上身了。

鲔鱼肚是局部肥胖的一种，严重影响健康

提到肥胖，一般大家比较熟知的是苹果型和梨型。苹果型的肥胖又称内脏脂肪型，是内脏脂肪堆积，表现为腰围变大、小腹凸出，男性多属此类；而梨型肥胖又称皮下脂肪的肥胖，主要表现为大腿与臀部的肥胖，女性多属此类。

男性千万不要轻忽鲔鱼肚，因为腰围的脂肪主要分布在内脏周围，是内脏脂肪。内脏脂肪的增加，会使代谢症候群的发生率大增，而代谢症候群又会造成许多健康危机，像是糖尿病、高血压和心血管疾病等，有鲔鱼肚的男人应该要尽快减肥。

先量量你的腰围几厘米，再算算你的腰臀围比

若男性的腰围超过 90 厘米、女性腰围超过 80 厘米，这些人容易罹患糖尿病、高血压、痛风、心血管疾病等慢性疾病。量完腰围，你可以再算算你的腰臀围比。

所谓的"腰臀围比"计算方法

腰臀围比（WHR）= 腰围 ÷ 臀围

是用腰围除以臀围所得到的比例，**男性腰臀围比应保持在 0.9 以下，女性则应小于 0.85**。若是高于这个标准比例，较容易罹患各种和肥胖相关的慢性病。

现在，拿起计算机算算你的腰臀围比，是不是合乎标准呢?

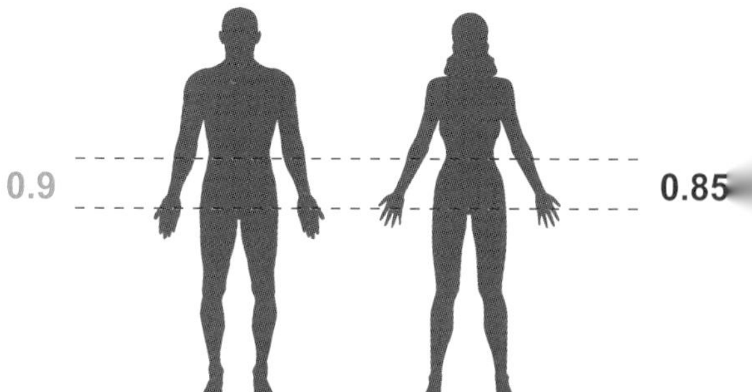

要消除鲔鱼肚，就要靠运动

运动是维持身材的最佳妙方，多运动也可以消除各种疾病，但运动不是"三天晒网，两天打鱼"，也不是忽然一时兴起而做剧烈的运动，一定要持之以恒，循序渐进，并且应该选择适合自己或自己比较有兴趣的运动，这样才不容易半途而废。

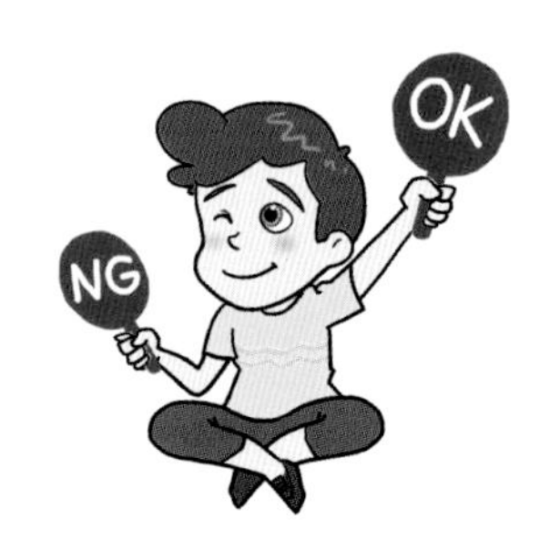

建议可常做的运动一览表

运动项目	功效及优点	每次运动时间
游泳	长期游泳，不但能强筋健骨，还能有效预防呼吸道、心脏病、高血压及关节炎等疾病。	30 分钟
瑜伽	瑜伽运动的呼吸法能促使内脏运动，有助于血管扩张、降血压，同时也有瘦身效果。	60 分钟以上
健走	可以增强心肺功能，增加骨骼和肌肉的力量，预防老化，建议每天走 1 万步为佳。	30 分钟以上
自行车	可以加速血液循环，促进新陈代谢，加强心肺功能，减低罹患心脏病的几率。	30 分钟以上
跳舞	跳舞能强化背肌，消除腹部脂肪，改善腰痛，增强心肺功能，塑造优雅的体态。	30 分钟
爬楼梯	有助于增加肺活量，清除身体累积的毒素和废物，更能增加冠状动脉的血流量，降低心脏病发生的几率。	10 分钟 ~ 20 分钟

把握饮食 5 妙招，消除难看的鲔鱼肚

要消除鲔鱼肚得先改变你的饮食习惯，并且要改掉一些坏习惯，像是不要边工作边吃点心、边看电视边吃东西等。还有，平时应该做到以下几点。

妙招 1 多吃高纤低脂的食物

平时应该养成吃高纤低脂食物的习惯。五谷杂粮和蔬菜水果都有比较高的纤维，像是糙米、洋葱、韭菜、奇异果、橘子等都是消除鲔鱼肚的好食物。

妙招 2 多用无糖茶饮或水代替含糖饮料

平时可以随时补充水分，外出点餐可多选用无糖绿茶或乌龙茶。如果怕咖啡因影响睡眠，不妨喝些可以安眠的花茶，像是薰衣草茶或是洋甘菊茶等。

妙招 5 少吃加工食品及油腻的食物

加工食品常常添加过多的添加物，有些为了增加食物的口感，掺了高盐分、高糖分，吃多容易有高血压和肥胖的问题，而油腻食物更是鲔鱼肚的最佳帮凶。

妙招 4 饮食多元化，量少质优

食材的选择要多元化，不要常常吃某类食物或单一食物，这样才会营养均衡，但有中广身材（鲔鱼肚）的男人进食量要少一些，所以更要选择高钙或高纤维食物，不要选择空有热量没营养的垃圾食物。

妙招 3 早餐吃得像皇帝，中餐吃得像平民，晚餐吃得像乞丐

早餐应该要吃得营养丰富，而且要吃到很有饱足感，才有活力工作；而中餐可以吃 6 分到 8 分饱，并且强调多纤高营养；晚餐可以吃得少，最好吃 3 分到 5 分饱即可，如果真的很饿，建议可多吃些水果、蒟蒻或喝杯牛奶。

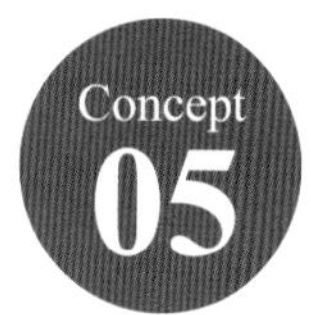

三餐总是外食吗？快来实行饮食大健检！

根据统计数字显示，目前每天三餐的外食人口比例已经超过八成，一年下来累计的金额，可以买下10座台北101，可见这个数字多么惊人。

外食也可以吃得健康的8大攻略

你是那种单身在外读书、工作，三餐都外食的人吗？或是那种忙碌得没时间回家吃饭的人吗？我想这个问题，应该有很多人的答案是肯定的。

男人如果能回家吃母亲或太太亲手煮的菜肴，那是最幸福的事情，但若免不了要外食，最好注意以下几个小细节，那么外食也可以吃得比较健康、安心。

POINT 1 用餐环境要清洁，设备要良好

尽量不要吃路边摊，因为卫生令人忧心，而且路边摊常常设在人行道上，有些食物很可能被灰尘污染，或是容易有蟑螂、蚂蚁、蚊虫掠过，容易孳长细菌。最好选择看起来整洁、明亮的餐厅，更要注意是否有良好的冷藏设施与烹煮的环境等。

POINT 2 如果可以最好看看餐厅的厨房

选择的进食场所，如果可以看得到厨房比较好，才知道厨房是否干净、卫生。有些餐厅把进食环境布置得很明亮、整齐，但是厨房却是不及格。所以，能看到厨房也是干净、整洁的，用餐就会比较安心。

POINT 3 选择当季蔬果

现在一年四季几乎都可以吃到想吃的蔬果，但非当季盛产的蔬果，是在温室里用高科技栽培出来的，可能会有催熟剂或农药残留的问题。
建议外食点菜，尽量选择当季盛产者为佳，当季蔬果价格便宜又好吃，也比较不用担心残留农药的问题。

POINT 4 不要选择太鲜艳或过度洁白的食物

很多小吃摊与餐馆为了让食物看起来好吃可口，色、香、味俱全，可能会添加色素或漂白剂。
像是玫瑰红的培根，其实是添加亚硝酸盐；雪白如纸的白木耳是加了漂白剂。所以，太违反自然颜色的食物，应该尽量少碰。

POINT 5 少选烘焙类食品

有些人因为工作忙碌，或是想草率地结束一餐，就吃面包、蛋糕、饼干配果汁、汽水来填饱肚子，这些食物大多高油、高盐、高糖，吃了对健康无益，而且容易使人血糖升高，工作时会疲倦、想睡，建议多食用五谷杂粮及蔬菜水果比较好。

POINT 6 详读包装说明

如果在超市选择吃便当、寿司等食物，应详读包装说明，如看制造日期与成分等。如果在减肥，就应该要选择热量较低的食物，而成分应该尽量选择食品添加物种类较少的。

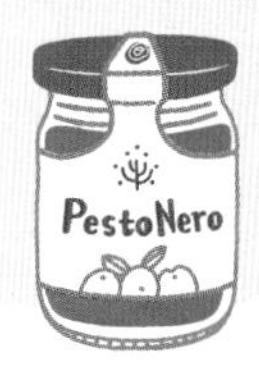

POINT 7 选择较新鲜能吃出食物原味的菜肴

很多餐厅为了满足客人的口腹之欲，往往添加了很多调味料，让食物变得很甜、很咸、很油，而许多菜单更是充满了油炸、糖醋、腌渍、麻辣的食物，这些食物吃起来可能很下饭，但也隐藏着伤害健康的危机。建议多选择清蒸、汆烫、凉拌的食物，比较可以吃到新鲜、不含化学添加剂的食材，吃出食物的原味。

POINT 8 尽量选择完整性较好的食材

很多食材料理时已经不完整了，像是大型鱼、螃蟹、虾，因为在保鲜期限内无法贩卖出去，业者就将海鲜分块料理。用油炸、红烧的方式借以掩盖食物的不新鲜，这时，再加入大量的调味料和食品添加物。如果，你在吃鱼看到只有鱼头，或是看到虾脚和蟹脚有断裂，可能已经重复料理多次，不新鲜了；吃生鱼片时，看到肉片呈现自然的鲜红色才吃，若有点暗红和接近褐红色表示已经不新鲜了。

外食用餐5多口诀

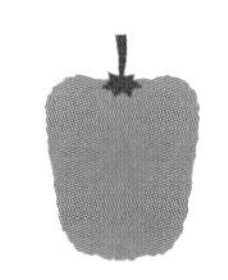

☑ 1. **多吃新鲜天然的食物：**食材选择新鲜、天然的，尽量不要吃太重口味的食物。

☑ 2. **多吃蔬菜、水果：**建议一天食用5色到7色的蔬果，每餐半碗左右的量。

☑ 3. **多选蒸、煮、卤的食物：**蒸、煮、卤的食物比较可以控制油、盐、糖的含量。

☑ 4. **多选白肉：**多以白肉（例如鱼肉、鸡肉、鹅肉），以减少饱脂肪酸及胆固醇来源。

☑ 5. **多喝无糖饮料或现榨果汁：**多以无糖茶饮或现榨果汁取代汽水等含糖饮料。

外食用餐5少口诀

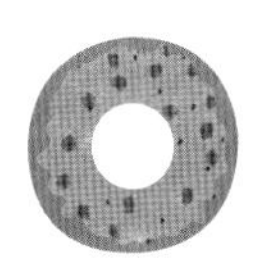

☑ 1. **少吃高油脂的食物：**少吃炸鸡、炸臭豆腐、洋葱圈、蹄膀、鸡皮、酥皮浓汤等。

☑ 2. **少吃高糖食物：**少吃糖醋类菜肴或是甜甜圈、果酱、苹果派、冰淇淋等食物。

☑ 3. **少吃高钠盐食物：**少吃腌制类及用沙茶酱、蚝油烹调的食物。

☑ 4. **少吃红肉：**红肉即是猪肉、牛肉、羊肉，这些食物会使坏的胆固醇（简称LDL）升高，提高罹患心血管疾病的几率。

☑ 5. **少吃加工食物：**如选择花枝会比选择花枝丸佳、选择猪肉会比选择肉松佳。

Concept 06

多食酵素，酵素是男人的生力军

近年来，酵素可以说是保健食品界的新宠儿，无论是媒体、医学、营养学专家，大家都在讨论酵素。到底酵素是什么？它有什么魅力可以让大家这么热烈地探讨与研究？现在，我们就来一窥酵素的真面目吧！

酵素是酶，由蛋白质构成，是一种催化剂

酵素又称为“酶”，主要作为各种生物化学反应的催化剂。酵素启动了细胞的活力，如果没有酵素，动、植物都无法活动，人体也是如此，人体的每一个化学反应都需要酵素作为媒介。美国自然疗法博士亨伯特·圣提诺说：“人体像灯泡，酵素像电流。唯有通电后的灯泡才会亮，没有了电，我们有的只是一个不会亮的灯泡而已。”

酵素主要由蛋白质构成，但是蛋白质不一定是酵素，酵素是指具有生物催化功能的高分子物质。酵素具高度的专一性，一种酵素通常只有一种功能，每一种在人体里都扮演着重要的角色。而酵素来源除了胰脏自行制造外，绝大部分都必须由日常饮食进行补充，而且，人体内的各种化学反应过程都会耗损酵素，所以，多食用酵素可以预防疾病的侵袭。日常生活中，可以从新鲜的蔬果、肉类、鱼类补充酵素，但酵素在48℃以上的温度就会流失，所以，想补充酵素就要吃生鲜的蔬果比较适合。

什么样的男人要补充酵素?

或许，你在公司是一个高级主管，拥有管理着数百、数千位员工的傲人成绩；或许，你是一位忙碌打拼的上班族，一心一意只想把事业与家庭兼顾好……无论你是哪一种男人，只要忙碌、压力大，或是容易觉得紧张、疲倦，都应该都要适时补充酵素！

便秘
肠道老化的男性
免疫功能差
的男性
容易紧张
的男性
需补充
酵素的男性
压力大的
男性
肠胃功能不佳
的男性

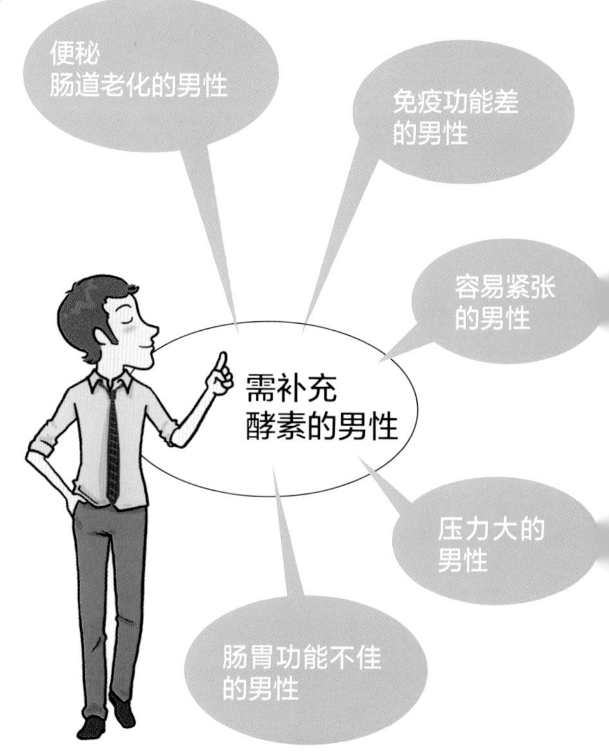

酵素对身体有哪些好处？

在 1997 年荣获诺贝尔生化奖的波以耳博士曾说：“酵素好比细胞的货币，没有酵素就没有生命。”而台北医学院教授董大成博士更曾经指出：“酵素具有排毒、解毒，提高免疫细胞防护的功能。”酵素对人体的好处真的很多，以下，我们列出酵素对身体的好处。

1 促进代谢、改善体质

酵素具有进行体内环保、排除废物、净化血液、改善体质的作用。

2 维持酸碱平衡

酵素能使体内的血液成微弱碱性，加强对疾病的免疫力。

3 细胞新生作用

酵素有助于细胞的新陈代谢，能使曾经受到破坏的细胞慢慢起到新生的作用。

4 分解作用

酵素能清除残留在患处或血管内的废物、毒素，使身体恢复正常的功能，还有助于食物消化、吸收的作用。

5 抗菌功能

酵素可以增强白血球的杀菌力。如果是细菌感染型的疾病，服用酵素最适合。

6 消炎

酵素可以强化白血球来攻打造成发炎的细菌，促进细胞伤口的愈合。

吃天然酵素还是市售酵素好

最好补充酵素的方法，就是均衡的饮食，并多吃生鲜的蔬菜水果。为了避免农药残留，一定要多确认蔬果的来源与品质，也可以自制天然的水果酵素。如果没有时间，市售的酵素有液体与胶囊 2 种，最好选择比较有信誉的公司。

酵素食谱 DIY

自制水果酵素

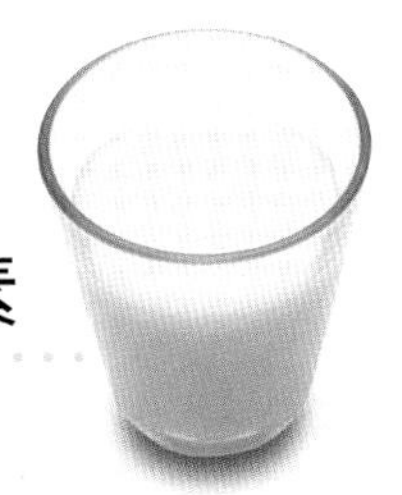

做法

1. 准备 500 克水果（例如菠萝、木瓜、橙子等，无论单一或综合都可以）和 500 克黑糖，一起放入玻璃罐，置于室内，每天搅拌 1 次，让它发酵。
2. 3 个月后捞出果渣，其他的汁液要放至室外曝晒。若有阳光可连晒一星期，若是阴天，要再多晒几天。
3. 以酵素和水 1∶5 的比例，倒入杯中饮用，或加点醋也可以。

Tips

酵素用水稀释时一定要用冷水，因为酵素遇热会失去效用。

Concept 07

抗氧化食物可抵御慢性病的侵袭

有些20几岁的年轻男孩，可能是因为肥胖或偏食的缘故，看起来不是无精打采就是年纪轻轻就有文明病。反观有些40、50岁的中年人，看起来神采奕奕，比实际年龄年轻很多，做事也充满了活力。这除了人本身的热情之外，和身体健康与否大有关系。

男人多吃抗氧化食物，常保年轻有活力

为什么要多吃抗氧化食物呢？什么是抗氧化食物？简单来说，抗氧化食物就是自由基的终结者。那么，什么是自由基呢？自由基的生化意义，就是氧在体内新陈代谢后所产生的废物。

根据研究显示，10大死亡原因中，有7种疾病的致病原因与自由基有关，而自由基与癌症的关系更是密不可分。简单来说，正常的化学物质是由原子与分子构成，而且需要携带2个成对的电子来维持化学状态的稳定，自由基是具有不成对电子的化合物，也就是具有奇数电子的原子、分子或离子，因此自由基必须向外抢夺电子，才能稳定，这种现象在化学里称为氧化。

如果自由基向外抢夺电子的对象是蛋白质、碳水化合物、脂质，这些失去电子的氧化态物质会再去抢夺其他电子，使身体的器官和系统受到影响，最后使身体产生老化而生病，所以，我们要对抗自由基就是要改变体内环境，而抗氧化剂就是自由基的克星。这些抗氧化剂可以从食物中获得，我们称这些食物为抗氧化食物。

抵御慢性病，必须食用天然的抗氧化剂

目前，许多医学研究显示，自由基几乎是一切疾病与老化的罪魁祸首。所以，要想防御自由基的伤害就是要排除产生自由基的原因，像是紫外线照射、汽车废物、抽烟、酗酒、农药污染、压力、食用高脂肪肉类以及油炸物等。

日常生活里我们要抵御这些来自外界的伤害，可以多吃一些天然的抗氧化剂，抗氧化剂是指可以减缓和防止氧化的分子，进而避免自由基的连锁反应。天然的抗氧化剂包括了维生素C、维生素E及铜、铁、硒元素，还有蔬果中存在的植化素，像是β-胡萝卜素、茄红素、儿茶素、原花青素、花青素、白藜芦醇等，这些天然的抗氧化剂可以从天然的食物中获取，尤其蔬菜、水果存在着许多天然的抗氧化剂。

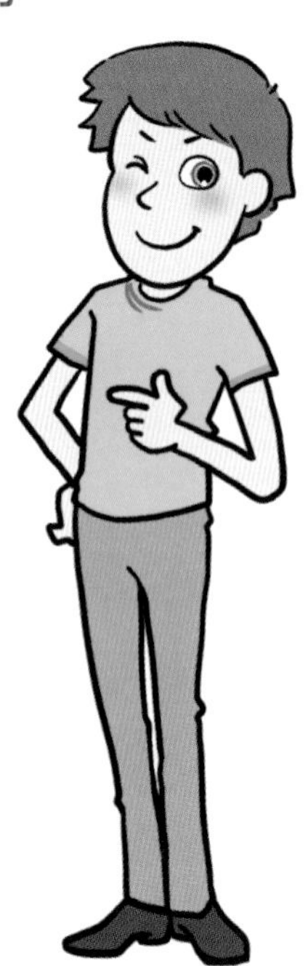

男人应该多吃的12种超级抗氧化食物

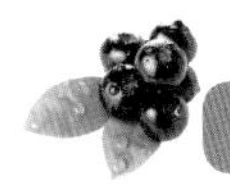

蓝莓

蓝莓含许多天然的抗氧化物质，其中花青素的含量高居水果类之冠，可预防动脉硬化及眼睛黄斑部或白内障等退化眼疾，有“北美蓝宝石”的美誉。

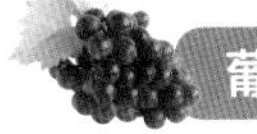

葡萄

葡萄中的原花青素和白藜芦醇，具有超强的抗氧化能力，尤其葡萄皮的花青素含量更丰富，可以预防动脉硬化、糖尿病及各种癌症。

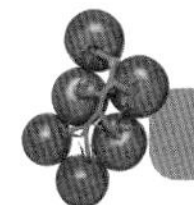

番茄

番茄中含有丰富的茄红素，而茄红素的抗氧化能力是维生素C的20倍，可以说是抗氧化的尖兵、防癌高手，尤其能预防男性的前列腺癌。

绿茶

绿茶中的儿茶素可增加血管韧性，并预防血管硬化，还可以抑制细胞突变，防止癌细胞的生成。

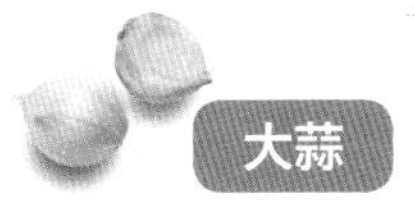

大蒜

从大蒜中萃取出的大蒜萃取物，称为AGE（aged garlic extract）。AGE有抗氧化的功用，其有效成分包括了水溶性与脂溶性的类黄酮、大蒜素以及硒等，都是超强的抗氧化剂，可以预防癌症。

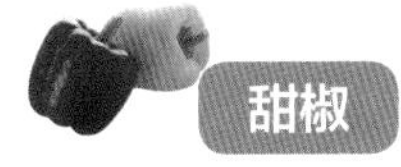

甜椒

甜椒含丰富的椒红素、β-胡萝卜素及维生素C、维生素E，可以活化细胞，延缓老化，预防癌症及心血管疾病。

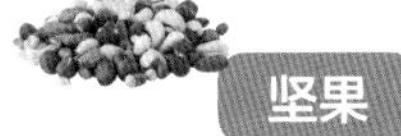

坚果

坚果富含各种抗氧化剂，如维生素E、硒及单元不饱和脂肪酸，且有些坚果类食物（例如葵瓜子）具有较强的清除自由基能力，可调节血脂，降低心脏病的发生率。

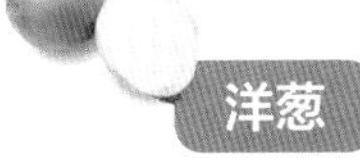

洋葱

洋葱当中含有丰富的硒，硒为抗氧化物谷胱甘肽的成分之一，可以预防癌症、糖尿病、骨质疏松症、心血管疾病。

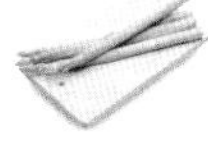

芦笋

芦笋含丰富的抗氧化剂谷胱甘肽，可直接保护细胞免于受到自由基伤害，且可预防高血压、痛风、癌症等疾病。

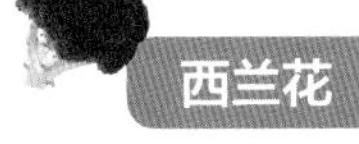

西兰花

西兰花含多种抗氧化剂，像是β-胡萝卜素、谷胱甘肽、吲哚，具有强大的抗氧化作用，对降低胆固醇及预防癌症有很显著的效果。

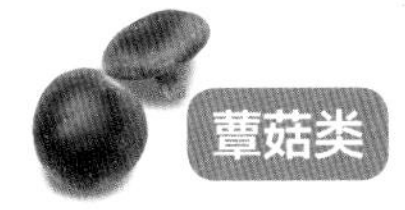

蕈菇类

蕈菇类含核酸类物质及多糖体。核酸类可促进血液循环、降低血中坏的胆固醇、防止动脉硬化；多糖体则可增加巨噬细胞和T细胞的功能，具有提高免疫力及摧毁癌细胞的能力。

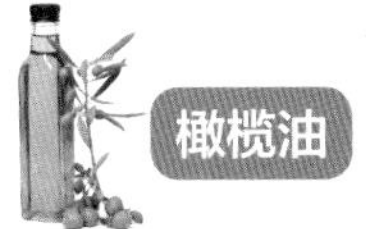

橄榄油

橄榄油被誉为地中海的液体黄金，含丰富的单元不饱和脂肪酸，可降低坏的胆固醇，防止坏胆固醇被氧化，降低心血管疾病的发生率。

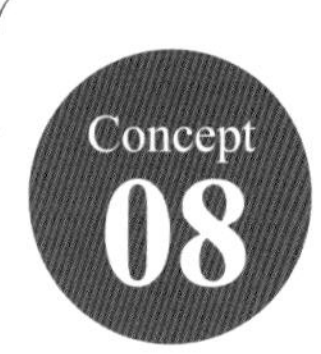

吃太饱是疾病的帮凶，教你如何吃得简单而丰富

近年来，在媒体的推波助澜之下，『吃得好、吃得讲究』成为现代人享受生活的方式之一，而餐厅似乎也是现代人聊天聚会的最佳场所。还有许多业者喜欢打着吃到饱的口号，吃火锅送冰淇淋，吃意大利面附甜点、饮料等，让人一不小心就吃得太多而危害健康。

男人不要将吃到饱当成一种习惯

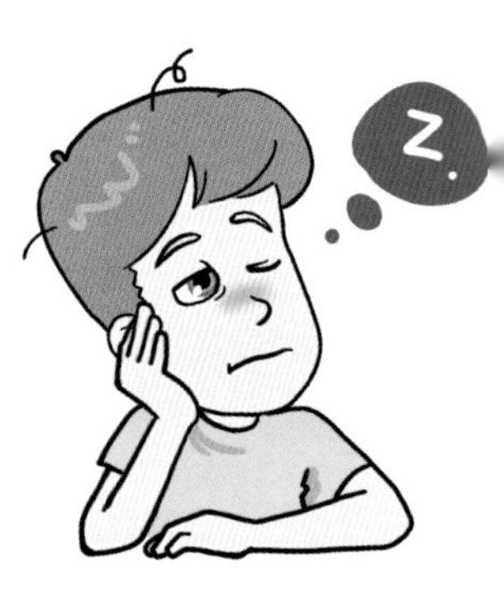

许多男性因为要提升社会竞争力，对许多事情都十分要求，包括工作、事业、考试、竞赛、家庭……也许这些事情做足十分是一种好事，但延伸到吃饭这件事情，可就大大不妙了。切记，吃得太饱会让身体的负担大增，除了脑部循环会变低，甚至容易感到昏昏欲睡，更严重的是，会使多余的热量囤积体内，可能会愈来愈胖，成为“中广先生”或鲔鱼肚的候选人，导致百病丛生，从头到脚都有可能因为肥胖出现各种并发症。

饭吃 7 分饱，健康活到老

俗话说：“饭吃 7 分饱，健康活到老。”而科学研究指出，有一项长达 20 年的观察，只吃 7 分饱的猴子看起来比每天吃过饱的猴子年轻许多，皮肤光滑、毛发旺盛、有精神；而且 30 年后 7 分饱的猴子与吃得 10 分饱的猴子比较，其存活率多了 20%，证明每餐只吃 7 分饱的猴子较长寿健康。

另外也有研究指出，7 分饱可以适度保持饥饿感，反而会启动免疫机制的灵敏度，发挥绝佳防护效果，因为胃部在空腹状态下仍会保持轻微的蠕动，以排除胃液、排空食物。还有，东西少吃一口，热量就会得到控制，也有助于控制体重，使身体不会因为囤积过多的热量而肥胖。

定时定量，但不宜空一餐不吃

许多男人可能因为减肥或是工作忙碌的关系，习惯一天只吃两餐，即早餐不吃，中餐和晚餐则大吃特吃，这种方式其实对健康不利。因为如果空腹时间太长，胃壁磨损时间过久，可能发生胃溃疡、胃出血、胃穿孔等严重症状。如果长时间空腹却又瞬间补充大量的食物，一定会增加胃部工作量，不只会让血糖迅速升高，也会因一时吸收过多的热量，加重身体的负担。因此，维持定时定量的饮食习惯，才是最好的方式。

如何在日常生活中养成吃得简单丰富，保持7分饱的好习惯？

贴士1 饭前先喝汤

养成饭前先喝汤或吃点蔬菜的好习惯，不要先吃饭，这样比较容易有饱足感。

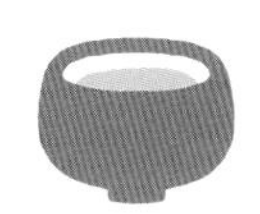

贴士2 睡前4小时不要再进食

一天三餐之中，晚餐最不宜吃太饱，因为吃太饱会增加睡觉时身体各器官的工作负担，所以养成睡前4小时不要吃东西的习惯。如果真的很饿，建议喝杯牛奶或是吃点水果，不要吃又油又甜的宵夜。

贴士3 充分咀嚼

吃每一种食物都多咀嚼10几次，可协助唾液分泌，并分解食物，减轻胃的负担，且感受到胃部慢慢填充食物的感觉，大脑传导出来的饱足感也会比较深刻。

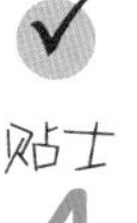

贴士4 饭前1杯水

饭前喝1杯水也能占据部分胃容量，而且可以提高新陈代谢。

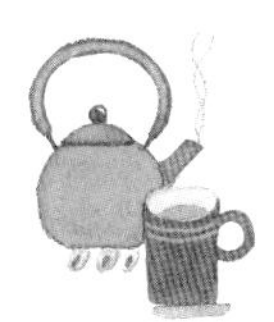

贴士5 多吃膳食纤维

多吃富含膳食纤维的食物，可以增加饱足感又不会吃进太多热量，能有效协助废物排出，并且预防便秘。蔬菜、全谷类、蕈菇类都含有丰富的膳食纤维。

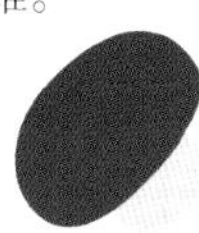

贴士6 把要吃的菜先夹到碟子里

把想要吃的菜先夹到碟子里，这样可以控制分量，避免一次吃进太多，养成夹完就不要再夹的习惯，并且不要选择吃到饱的餐厅，因为那往往会让人吃进过多的分量。

吃7分饱，头脑反应也会比较灵敏喔！

意大利有项研究发现，如果只吃7分饱，就可以激活脑中的长寿分子（CREB1），让你有个年轻的脑袋，使大脑保持青春的活力。

许多研究也指出过度肥胖会使大脑容易衰老，减缓大脑的运作。所以适当地控制饮食，可以预防大脑的退化，延缓衰老。

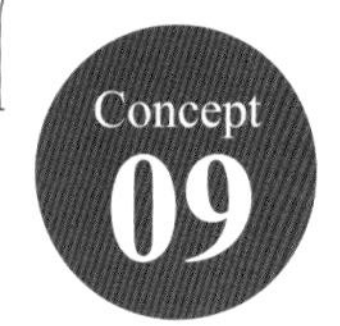

男人应该少食、适食、多食的红黄绿灯食物

许多男人天天开车，相信对于街上的红绿灯标志都非常遵守，而活在现代社会，健康意识高涨，如果健康出了问题，我们也常常用『健康亮起红灯』来比喻。多年来，卫生局推出的饮食红黄绿灯标志，更是清楚明了地判别对于身体好坏的饮食。以下，我们就先了解什么是饮食红黄绿灯。

先认识饮食红、黄、绿灯，健康不塞车！

如果将血管或肠道比喻成一条道路，那么堵在血管中坏的胆固醇或是肠道中囤积的废物，就好比是那些窒碍难行的车群，而血管和肠道出了问题，会大大影响我们的健康。

血管和肠道问题有一大半都和饮食有关。以下，我们就先以油、糖、盐为标准，来区别饮食红、黄、绿灯。如果糖、盐、油含量愈高又缺乏营养素，就愈接近红灯；如果是属于比较新鲜、天然、营养素含量丰富的食物就愈接近绿灯。

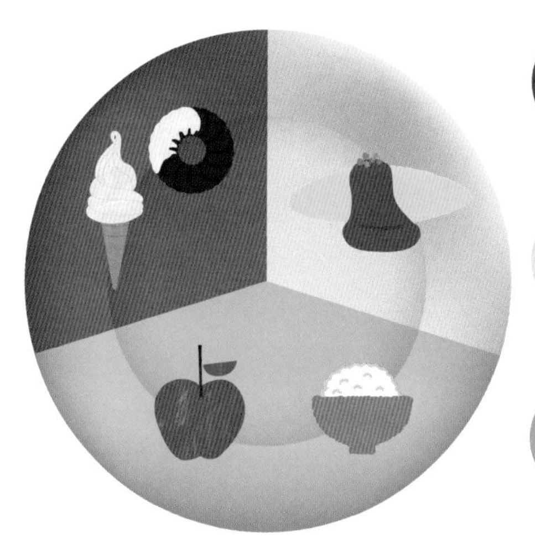

红灯食物 尽量少吃或不吃
例如冰淇淋、巧克力、奶油。

黄灯食物 偶尔吃或适量食用
例如芝麻汤圆、煎鱼、蛋炒饭。

绿灯食物 天天或经常食用
例如五谷杂粮、新鲜蔬果、鱼肉。

从饮食分类看灯行，事业健康可双赢

几乎每隔一段时间，就有媒体报导，哪个事业有成的知名男性罹患心脏病、癌症去世，而这些名人许多都是年青有为，甚至是年纪轻轻就得了癌症。这是为什么呢？除了工作压力和生活作息，最大的一点莫不跟他的饮食习惯有关。所以，当个健康的男人，一定要懂得判别哪些是好食物，哪些是坏食物，哪些应该多吃，哪些应该少吃。

红灯食物

五谷根茎类： 年糕、肉粽、油条、泡面、炸红薯条、甜八宝饭

肉类： 肥肉、三层肉、蹄膀、猪皮、火腿、香肠、热狗、炸鸡、肉松、盐酥鸡、肉酱罐头、狮子头、糖醋排骨、牛腩

蔬菜水果类： 炸蔬菜、油炸干燥蔬菜片、油渍笋丝罐头、水果罐头、稀释果汁饮料、蜜饯、油炸干燥水果片

海鲜类： 咸鱼、蟹黄

油脂类：沙拉酱、乳玛琳、奶油、花生酱

豆蛋奶类：臭豆腐、豆腐泡、面筋罐头、炸豆包、鱼卵、虾卵、奶昔、炼乳、鲜奶油、乳酪、蛋卷、蛋黄酥

甜点类：糖果、巧克力、冰棒、冰淇淋蛋糕、酥皮点心、喜饼、小西点、月饼、蛋黄酥、菠萝酥、太阳饼、慕斯蛋糕、起酥面包、甜甜圈、双胞胎、枣泥月饼、洋芋片、夹心饼干

饮料类：各式含糖饮料、水果水、稀释果汁、碳酸饮料（汽水、可乐等）、可可、运动饮料

调味料类：沙茶酱、香油、蛋黄酱、市售果酱、蚝油、虾油、芝麻酱、肉燥

黄灯食物

五谷根茎类：炒饭、蛋饼、煎萝卜糕、鲜肉汤圆、芝麻汤圆、苏打饼干、高纤饼干、冰糖莲子

豆蛋奶类：咸蛋、皮蛋、甜豆花、甜豆浆、全脂奶、调味乳、优酪乳、优格、低脂乳酪（起司）

肉类：猪肝、猪心、猪肺等内脏类，鸡翅膀

油脂类：花生、腰果、杏仁、葵瓜子、南瓜子、核桃、开心果

蔬菜水果类：大量油炒青菜、非油炸干燥蔬菜片、100%纯果汁（未加糖）、非油炸干燥水果片、无糖水果片（葡萄干、蔓越莓、加州蜜枣等）

甜点类：加糖布丁、低糖洋菜冻、各式水果冰、红豆面包、海绵蛋糕

绿灯食物

五谷根茎类：麦片、薏仁、燕麦、五谷杂粮饭、谷类、馒头、烤蕃薯、烤马铃薯、烤芋头、水煮玉米

豆蛋奶类：蛋白、蒸蛋、白煮蛋、卤蛋、荷包蛋、茶叶蛋、蛋花汤、豆腐、豆干、低糖豆花、低糖豆浆、脱脂奶、低脂奶、低糖酸凝乳、低糖优酪乳

肉类：牛、羊、猪瘦肉、猪里脊肉，去皮的鸡、鸭、鹅肉

调味料类：醋、葱、姜、蒜、胡椒、八角、五香粉

海鲜类：鱼肉（背部）、虾、海参、文蛤、花枝、牡蛎、凉拌海蜇皮

蔬菜水果类：各种水煮和凉拌新鲜蔬菜、少量油炒青菜、各种新鲜水果

甜点类：少糖果冻、仙草、爱玉、粉圆、白木耳、蒟蒻、未加糖布丁、低糖红豆汤

饮料类：不加糖饮料（麦茶、决明子茶、洛神茶、花果茶等）、白开水

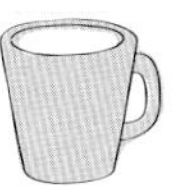

Concept 10

饱和脂肪、不饱和脂肪、反式脂肪要如何判别？

现代人因为饮食过于讲究与精致，于是就吹起了一股减盐、减油、减糖的养生风潮。提到脂肪两字，人人都避之唯恐不及。可是如果一点脂肪都不吃，也是很伤身体的，因为脂肪还有分好脂肪和坏脂肪呢！

先来认识 3 大脂肪——饱和脂肪、不饱和脂肪、反式脂肪

饱和脂肪

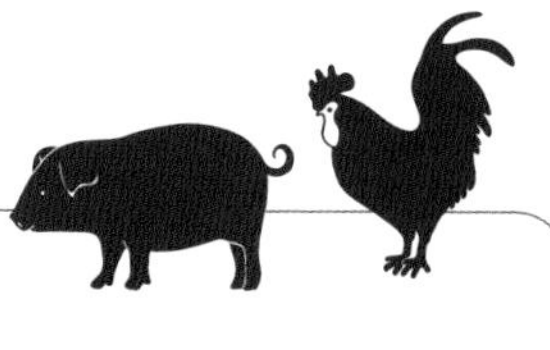

饱和脂肪是由饱和脂肪和甘油形成的脂肪，饱和脂肪即是指脂肪酸分子中不含有双键（即以单链连接）。饱和脂肪的每个碳原子（C）都与 2 个氢原子（H）相结合（如右图），由于烷基结构规整，分子间作用力强，因而熔点较高，室温下一般呈固态。大部分饱和脂肪来源为动物性脂肪，例如牛肉、羊肉、猪肉；但有些植物油也是饱和脂肪，像是椰子油和棕榈油。

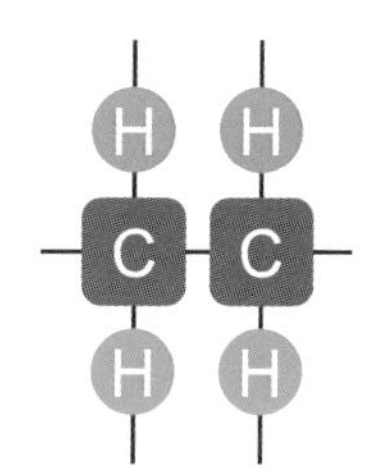

饱和脂肪（硬脂酸）化学结构图

不饱和脂肪

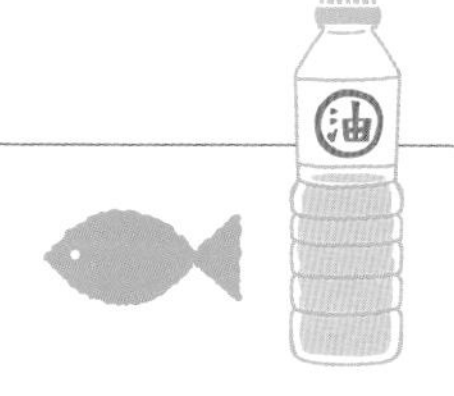

不饱和脂肪是指脂肪酸中含有 1 个或 1 个以上的双键，每个碳原子（C）只与 1 个氢原子（H）结合（如右图）。单元不饱和脂肪只有 1 个双键；而多元不饱和脂肪，则含有 2 个双键。脂肪的不饱和程度愈高，即双键数量愈多，其过氧化的可能性愈高，所以，单元不饱和脂肪稳定性较多元不饱和脂肪高。单元不饱和脂肪以橄榄油、芥花油、菜籽油、酪梨、杏仁、花生含量较高。多元不饱和脂肪分成 Omega-3 与 Omega-6 两个系列。Omega-3 包括 EPA 和 DHA、α-LA（α-亚麻油酸）。EPA 和 DHA 主要来源是富含油脂的鱼，像是鲔鱼、鲣鱼、鲑鱼；而含 α-LA 主要是蔬菜油，像是大豆油、菜籽油、亚麻仁油等。

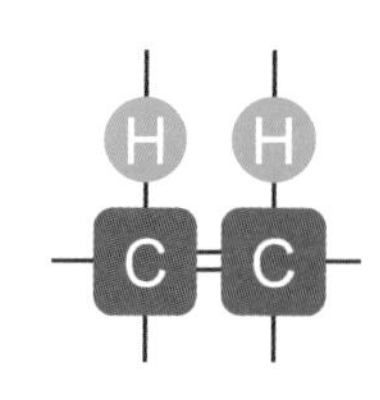

不饱和脂肪（油酸）化学结构图

反式脂肪

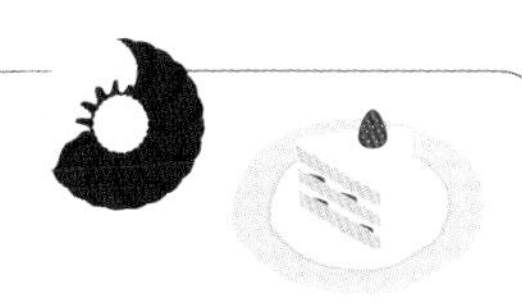

反式脂肪也是不饱和脂肪的一种。不饱和的碳原子，每个碳原子（C）与1个氢原子（H）结合，以双键连接，呈现“反式”结构（如右图）。大多数的天然不饱和脂肪都是顺式的，又大多以植物油为主。

早期，反式脂肪是多数食品业者用来取代饱和脂肪的替代品，因为当初发现饱和脂肪容易引发心血管疾病，于是改用含不饱和脂肪的植物油来取代，不过不饱和脂肪具有容易氧化酸败、不耐久炸的特性，于是业者加入利用“氢化”的生产技术，而这种氢化过程会改变脂肪的结构，使原本顺式的脂肪变成反式脂肪，目的是让油更耐高温、不易腐败，以延长保存期限，并且可以节省成本。反式脂肪在日常生活中运用得非常广泛，像是冰淇淋、蛋糕、洋芋片、甜甜圈，还有用来油炸的油脂，或是人造奶油、烤酥油、奶精等。

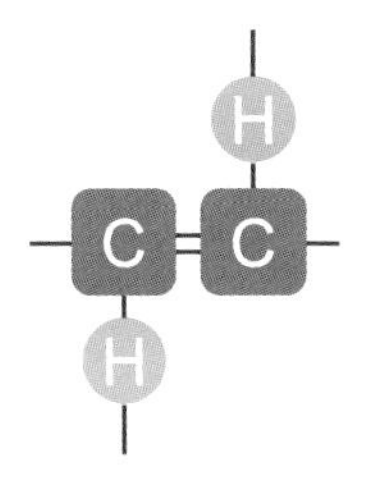

“反式”不饱和脂肪（反油酸）化学结构图

多选不饱和脂肪、少选饱和脂肪、不选反式脂肪的食物

含饱和脂肪的多是动物油，熔点较高，一般呈固态；含不饱和脂肪的多是植物油，熔点较低，一般呈液态。一般来说，选用含不饱和脂肪的油可以降低低密度脂蛋白（LDL）——坏的胆固醇，并提升高密度脂蛋白（HDL）——好的胆固醇的量。但含饱和脂肪的油则相反。含不饱和脂肪的油比较不稳定，高温烹调时容易氧化而产生有害物质，更有可能会致癌。所以建议多摄取以低温烹调的食物为主，像是凉拌、水煮、炖、炒，可选用含不饱和脂肪的油，而油煎、高温油炸则选用动物油较好，但油煎、油炸食物建议少吃。

至于食用含反式脂肪的食物，罹患癌症与心血管疾病的几率比含不饱和脂肪和饱和脂肪都来得高。含反式脂肪的食物普遍存在于外食中，在选用零食时多看成分，若有标示氢化植物油的则不要购买，平时少吃外面油炸、油酥或是又香又脆的糕点、零食，小心它们都可能含反式脂肪。

Chapter 3

男人最关心的问题及常见的病症，应该如何吃？

男人要预防病症，应该这样做、这样吃！

虽然，现代社会已经愈来愈走向两性平等，女性在事业上的表现丝毫不比男性逊色，但男性却始终还是被定位在保护女人、保护家庭的角色。尤其生活在如此竞争而有压力的社会，男性罹患文明病的比例更是节节高升。本章搜集了男人最关心的问题及常见的病症，并整理出饮食上应该如何吃，才能达到最佳的保健功效。

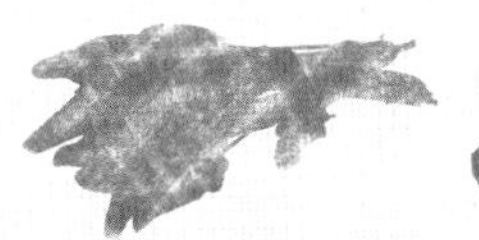
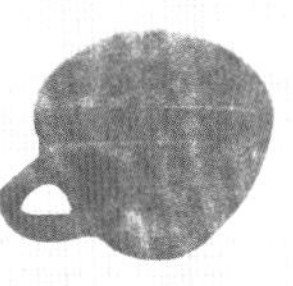
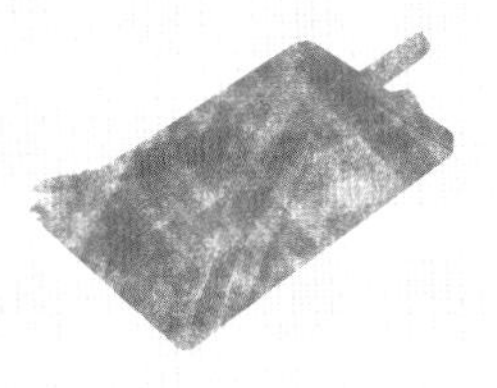

Problem 01

三高症（高血压、高血糖、高血脂）使男人的魅力大减！

在社会上，拥有三高（身材高、学历高、收入高）的男人很吃香，是许多男人羡慕的对象，也是许多女人想找的对象。但如果是拥有这种三高（高血压、高血糖、高血脂）的男人可就得有所警惕了，三高不只会严重影响健康，甚至还会造成家人的负担。

高血压、高血糖、高血脂对健康的影响

2013 年统计结果显示的“10 大死亡原因”中，心脏疾病、糖尿病、高血压性疾病分别占第 2、第 4、第 8 名。心脏病和三高有非常大的关系，大部分都是因为高血压或高血脂造成，也有可能是因为糖尿病所并发的心血管疾病，所以知道如何预防三高，就可以远离这些致命性的疾病。

快来检视一下自己是不是三高候选人！

高血压、高血糖、高血脂的定义

高血压 ▶ 在静止状态测量的血压持续的偏高或≥ 140/90 mmHg（毫米汞柱）。一般而言，必须要 3 次以上，在不同时间内所测得的血压数值都高于诊断标准才算。

高血糖 ▶ 空腹 8 小时后测量血糖值，有 2 次检验结果≥ 126 毫克 / 分升（mg/dl）。正常值为≤ 100 毫克 / 分升（mg/dl），界于 100 ~ 126 毫克 / 分升（mg/dl）之间者，称之“糖尿病前期”。如果有符合以上高血糖标准的人，可进一步做“饭后 2 个小时血糖”值及“糖化血色素”值之检验，以确定诊断无误。

高血脂 ▶ 总胆固醇值 200 毫克 / 分升（mg/dl）以上，或 LDL（低密度脂蛋白）值 130 毫克 / 分升（mg/dl）以上，或 HDL（高密度脂蛋白）值 40 毫克 / 分升（mg/dl）以下，或 TG（三酸甘油脂）值 150 毫克 / 分升（mg/dl）以上。

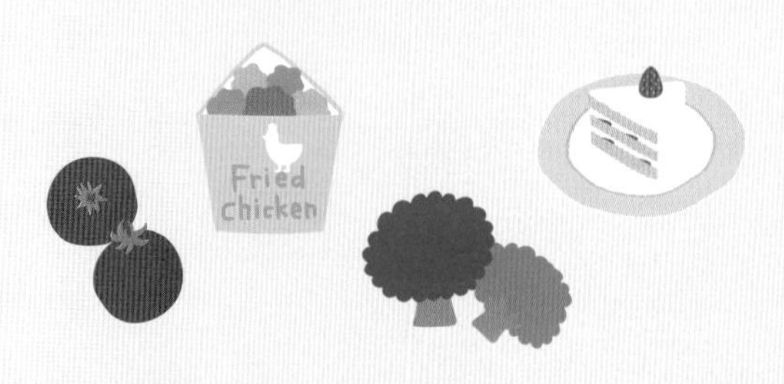

在日常生活与饮食中如何预防三高？

所谓预防胜于治疗，任何疾病都是在未发生前就可应该防患于未然，如果平时日常生活与饮食习惯能这么做，就可以远离三高的威胁。

☑ 1. **控制体重**

肥胖是万病之首。想控制体重，可先计算身体的BMI值。若 $24 \le BMI < 27$ 就算是过重；如果 $27 \le BMI < 30$ 就算是轻度肥胖，容易有慢性病的风险；如果 $BMI \ge 30$ 就算是肥胖了，患慢性病的几率非常高。**BMI值＝体重（kg）÷身高^2（m^2）**

☑ 2. **均衡饮食**

聪明地摄取6大类食物，全谷根茎类、蛋豆鱼肉类、水果类、蔬菜类、奶类、油脂类，这样可摄取到均衡的营养。

☑ 3. **饮食谨记三多三少的原则**

多吃五谷杂粮及蔬菜、水果；少吃加工食品，以及高糖、高盐、高油脂的食物，最好别吃油炸食物。

☑ 4. **少烟酒**

过度酗酒会使血压上升，吸烟则会使心肌缺氧，引起冠心病发作，所以奉劝瘾君子们要尽早戒烟。

☑ 5. **适当的运动**

每周至少3次，每次30分钟，并选择一些比较缓和的运动，如瑜伽、打太极拳、骑脚踏车、慢跑、爬山等，都可以达到运动的目的。

☑ 6. **烹煮方式以清淡为宜**

要预防三高应该多用凉拌、清蒸、水煮、炖、卤的方式，少用油炸、油煎或烘烤的方式。

预防三高的蔬果汁

芹菜蔬果汁

✓ 材料

芹菜100克、包菜50克、苹果半个、菠萝2小块、水200毫升

✓ 做法

1. 蔬果洗净；芹菜切段、包菜撕片；苹果切块。
2. 将所有蔬果放入果汁机中，加水搅打均匀即可。

Tips

芹菜和苹果中的高钾可以促进钠的排泄，有助于预防高血压、高血脂。

高纤蔬果汁

✓ 材料

胡萝卜半条、芹菜100克、奇异果半个、黄瓜1条、苜蓿芽50克、水适量

✓ 做法

1. 蔬果洗净；奇异果切块；胡萝卜、芹菜、黄瓜切段。
2. 将所有蔬果放入果汁机中，加水搅打均匀即可。

Tips

这道蔬果汁中丰富的纤维质有助于延缓血糖的上升，并且有助于降低血胆固醇和三酸甘油脂，减低心血管疾病的发生率。

Problem 02

男人都希望健康好『性』福，壮阳助『性』应该这样吃。

对一个男人来说，拥有和谐愉悦的性生活，可以说是一件很幸福的事情。但很多男人到中年，便提不起『性』趣，有时可能是因为工作压力、生活的负担，而有时却是体力衰退。所以，想维持满意的性生活，增强体力是不二法门。

吃对食物让男人更“性”福

所谓“饮食男女，人之大欲存焉”，人活着都脱离不了饮食与男女这两种欲望，而食物和男女的性生活其实有着密切关系，生活周遭中有许多食物可增强精力、帮助强身助性。

10种吃了可以壮阳助性的食物

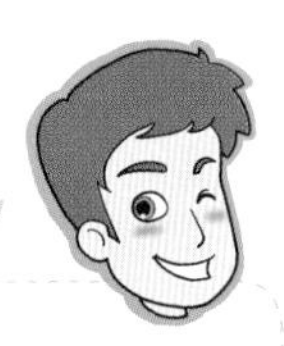

1 韭菜

自古以来韭菜就有“起阳草”之称，韭菜适用于遗精、阳痿、多尿，并有强精的作用，堪称是现代的“伟哥”。

2 鸡蛋

鸡蛋拥有很高的蛋白质，其蛋白质的人体吸收率高达99.7%，且蛋白质有助于荷尔蒙的产生，可以增进性能力。

3 蜂蜜

含有生殖腺内分泌素，具有明显的能使性腺活跃的生物活性。如果是因为年纪大或是体弱食用蜂蜜，有助于增强体力、促进性欲。

4 海带

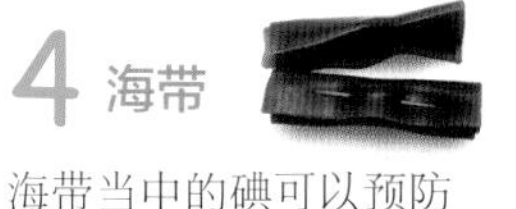

海带当中的碘可以预防男性性功能衰退，能提升性欲，且海带还含有锌，锌可以维持男性的精子数量与品质，增强生殖功能。

5 葱

葱的各种植物激素及维生素能保证人体性激素分泌正常，有助于刺激性欲；葱当中的硒可增加精子生成，提升性能力。

6 牡蛎

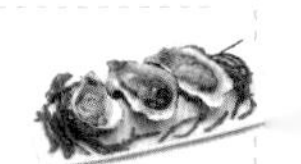

牡蛎当中含丰富的蛋白质与锌，可以提高性功能与精子的品质，可说是最天然的壮阳圣品。

7 麦芽油

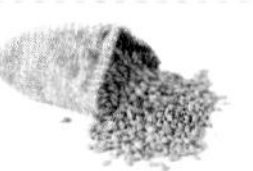

麦芽油当中的维生素E可以刺激男性精子的产生，增强心脏功能和性能力。

8 山药

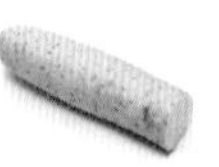

从中医的观点来看，山药能防治遗精、多尿；而从现代医学观点来看，山药营养丰富，有增强免疫力及壮阳的功效。

9 坚果

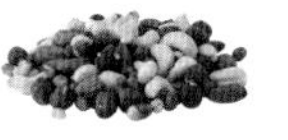

坚果可以刺激雄性激素的分泌，提升性能力，例如葵瓜子、松子、花生、杏仁、核桃，这些坚果通常含丰富的蛋白质及维生素B、E，能增强体力和性能力。

10 蜂王浆

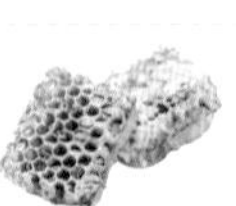

蜂王浆中所含的天门冬胺酸可以促进发育、提高性能力、刺激生殖能力、增强体力。

吃错食物让男人慵懒提不起“性”趣

吃对食物能让男人性生活更美满，但吃错了食物却会毁掉男人的性欲，让夫妻觉得很扫“性”。所以，千万别吃以下这几种败坏“性”致的食物。

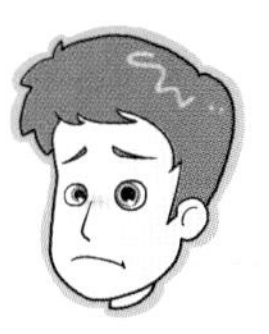

10种吃了让男人扫“性”的食物

1 烟

大量吸烟，可能使阴茎血液循环不良，影响阴茎勃起，甚至可能导致阳痿。

2 酒

酒精会影响雄性激素的分泌，导致男性性欲减退、射精障碍，提不起“性”趣，甚至可能阳痿。

3 肥肉

肥肉含高量的饱和脂肪，会使血管变窄，影响血液循环，包括阴茎的血管，影响勃起。

4 油炸食品与饼干

市售的油炸食物，像是薯条、甜甜圈等，都可能含高量的反式脂肪和饱和脂肪，反式脂肪比饱和脂肪对人体伤害更大，更容易败“性”。

5 竹笋

竹笋草酸含量较多，会影响人体吸收钙与锌，尤其缺乏锌会使性欲减退，提不起“性”致。

6 罐头或腌制食品

加工过的罐头或腌制食品常含有大量的盐分，高盐食品会使血压升高，影响血液循环，使血液难以输送到阴茎，影响勃起。

7 味精

摄取过多的味精容易引起头痛、呼吸道不顺，造成身体不适，让人提不起“性”趣。

8 甜点或饮料

饮料和甜点里常常加入一种人工甜味剂——阿斯巴甜，阿斯巴甜会限制血清素的分泌，造成忧郁、头痛，甚至失眠，但血清素是一种会让人感觉愉悦的激素，如果受到抑制，则性欲与高潮将会受到影响。

9 苏打水

根据美国一项研究报告指出，苏打水容易让人疲倦想睡，对性爱无法提起兴致。

10 精白面粉

通常加工过的精致面粉，营养素都流失了，连小麦本身所含的锌也大量流失。如果男性常吃精致面粉制成的食品，会使体内大量缺锌，使性欲减退，并且影响生殖能力。

Problem 03

中年男人应及早预防心脑血管疾病

男人在外打拼事业，常常会有一些心理压力，许多男人靠应酬与美食排解压力，久了，就容易发福，如果这时又忘记维持良好的饮食习惯与作息，就会出现痛风、糖尿病、心脏病等慢性病。

不良的生活习惯是造成心脑血管疾病的危险因素

除了肥胖与三高，抽烟也是增加心脑血管疾病的原因之一。根据统计，抽烟使心血管疾病患者提早死亡的几率有1/3。而许多男性因为应酬而过量饮酒，或是偏好油腻或肉类的食物、吃得太咸，或因为工作压力而熬夜、睡眠不足等，都是诱发心脑血管疾病的重要因素。平时应该彻底改掉这些不良的生活习惯，才能远离心脑血管疾病。

如何预防心脑血管疾病?

所谓心脑血管疾病就是心脏血管和脑血管疾病的统称。心血管疾病包括心脏病、中风、心肌梗塞、血栓、动脉硬化等；脑血管疾病包括脑出血和脑栓塞，是一系列涉及循环系统的疾病。心脑血管疾病通常不是一朝一夕形成的，但经过数10年的累积可能一瞬间就致命，所以预防心脑血管疾病会比治疗还要重要。

根据研究显示，心情沮丧、忧郁，会使心脏血流量减少，罹患心脑血管疾病几率大增，所以要放开胸怀、保持稳定情绪。

预防心脑血管疾病POINT !

1 控制三高

控制三高为预防心脑血管疾病的必要条件，无论是有高血压、高血糖或高血脂都应该严格控制，才能让心脑血管疾病的发生率降到最低。

2 适量运动

适当运动能促进血液循环，预防心脑血管疾病。若是已有心脑血管疾病的人，冬天应该在有阳光、温度比较回温的时候再运动，以免因为寒冷而突然发病。

3 多休息、讲究睡眠品质

许多男性因为工作压力大，常有熬夜的习惯，应适当多休息，拥有充足的睡眠与良好的睡眠品质，才不会因为过劳而发病。

4 注意保暖

人体的血管，尤其是冠状动脉，寒冷时容易收缩、痉挛，造成供血不足，导致栓塞，所以平时应注意保暖。睡前如果以温水泡脚可以改善血液循环，平时也可以做搓手、按摩等保健项目。

5 多喝水

多喝水可以减少蓄积盐分的机会，并且使血液不黏稠，预防高血压及心血管疾病。根据研究显示，每天喝5杯水的男人，心脏病发作风险比喝2杯或更少的男人少了54%。

6 减肥

根据研究显示，超重的男人心脑血管疾病发作早于正常体重的患者8.2年，且肥胖为诱发心脑血管疾病的重要因素之一。

三高族与肥胖者是心脑血管疾病的候选人

中年男人最大的健康威胁之一，就是心脑血管疾病。它又被称为“男性疾病”，根据资料统计，25 至 65 岁之间的心脑血管疾病患者中，男性的发病率约为女性的 2 倍。

根据资料统计，在 2014 年 10 大死因中，心脏疾病、脑血管疾病及高血压等心脑血管疾病分别排行第 2、3 及 7 名，而心脑血管疾病过去被视为老人病，现在已有愈来愈年轻的趋势。想要预防心血管疾病就要从降低三高做起。

三高与心血管疾病的关联性非常密切，如果有其中一高，就必须控制。根据研究指出，糖尿病患者比非糖尿病者罹患高血压的几率多出 2 倍，而血压长期过高将危害血管，导致脑中风、心脏衰竭、主动脉剥离等。血中的低密度脂蛋白胆固醇（LDL — C）太高，就是心血管疾病高危险群。

饮食上的防治原则为三少一高，并且要控制体重

男人会诱发心脑血管疾病，很大的原因与饮食有关，首先必须改善饮食习惯，三高的饮食原则就是要谨守三少一高。所谓三少即少糖、少油、少盐，一高即是高纤维质，而且要均衡饮食，并且控制体重，预防肥胖。

☑ 1. 请专业的营养师协助订定饮食计划，并遵守其饮食原则。

☑ 2. 均衡摄取 6 大类食物，不要偏食。

☑ 3. 一定要控制体重，防止肥胖。

☑ 4. 如果你有三高症状，高血压患者需限钠，糖尿病患者需控制糖类摄取量，高血脂患者避免吃进高胆固醇食物。无论你是哪一高，平时饮食就要减盐、减糖、减胆固醇。

☑ 5. 多选用单元不饱和脂肪酸，像是橄榄油、菜籽油；适量选用多元不饱和脂肪酸，像是葵花油、玉米油；少选用饱和脂肪酸，像是红肉（猪肉、牛肉、羊肉）和动物性油脂（牛油、猪油）。

☑ 6. 多摄取高纤维食物，像是五谷杂粮、5 色蔬菜、水果等。

☑ 7. 少吃油炸、油煎、油酥的食物，吃鸡肉或鸭肉时应去皮。

☑ 8. 食物烹调法尽量采用清蒸、水煮、凉拌、卤等较清淡的方式。

☑ 9. 尽量少吃加工食品，腌制食物也应该尽量避免食用。

☑ 10. 尽量减少应酬，容易大鱼大肉。也应该避免喝酒、抽烟。

Problem 04

要预防前列腺癌，应该建立正确的饮食习惯

前列腺，又称摄户腺，在男性膀胱出口处，是制造精液的重要地方，是一个高尔夫球般大小的腺体。前列腺癌是最常见的男性生殖系统癌症，约80%的个案都是65岁以上男士。

为什么会发生前列腺癌?

前列腺癌的病因至今尚未完全明白，但有研究指出，可能与以下多项因素有关系。

1 年龄

根据研究发现，年龄愈长的男性，罹患前列腺癌的几率愈高，50岁以后发病的几率大增。

2 遗传

研究发现，若是父亲或兄弟有罹患前列腺癌者，发病的机会比普通人高约2倍。

3 饮食习惯

研究发现，前列腺癌可能和摄取高脂肪食物有关，喜欢吃辣和刺激性食物的男性也会使前列腺肥大的病情加重。

4 肥胖

根据研究指出，肥胖会增加罹患前列腺癌的机会。脂肪过多会刺激荷尔蒙过量分泌，使前列腺病变的几率大增。

中年男性更应积极预防前列腺癌

所有50岁以上的男性都应该积极预防前列腺癌。根据医学报导显示，养成良好的生活与饮食习惯，有助于预防前列腺癌，可以从以下几点做起。

- ☑ 1. 多食用五谷杂粮、蔬菜水果，及豆类或大豆制品。
- ☑ 2. 减少脂肪类食物的摄取量。
- ☑ 3. 适度的有氧运动，像是每周3次的健走、游泳等。
- ☑ 4. 适当地纾解生活中的压力。
- ☑ 5. 维持理想的体重。
- ☑ 6. 避免憋尿与久坐。
- ☑ 7. 应避免食用含有利尿作用或影响前列腺分泌的辛辣食物及饮料。
- ☑ 8. 应避免吃烘焙、烤、炸的食物，容易增加罹患前列腺癌的风险。

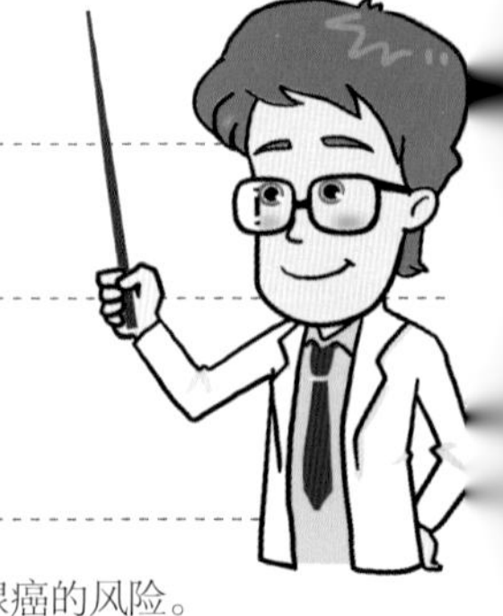

预防前列腺癌应多吃下几种食物

1 十字花科蔬菜

研究发现，十字花科类的蔬菜，像是西兰花、包心菜、芥蓝菜都有助于降低前列腺癌的风险。

2 含有茄红素的食物

根据研究显示，番茄最广泛被运用在意大料理中，而研究调查显示，全世界前列腺癌罹患最少的就是意大利男人。含茄红素的食物除了番茄，还有西瓜、红心番石榴、木瓜等。

3 异黄酮类的食物

异黄酮类的食物可抑制前列腺组织增生，常见的食物是黄豆及黄豆制品（像是豆腐、豆浆等）。

4 含锌的食物

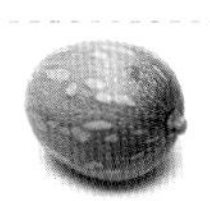

根据研究，罹患前列腺癌的男性，其前列腺液中，锌含量明显低于一般男性，所以多吃含锌的食物可预防前列腺癌。含锌的食物有牡蛎、海鲜、南瓜子、动物内脏、瘦肉、坚果类等。

5 含硒的食物

根据美国癌症中心研究发现，硒具有超强的抗氧化能力，可使男性罹患前列腺癌的几率降低 1/2 ~ 2/3。常见的食物像是蘑菇、小麦胚芽、芦笋、大蒜、啤酒酵母等。

6 含硼的食物

根据研究发现，男性摄入硼的量高，患前列腺癌的几率比摄入量小的男性低 65%。硼含量高的食物有苹果、梨子、花生米、葡萄柚、葡萄、黄豆、香蕉等。

预防前列腺癌食谱 DIY

鲜菇炒西兰花

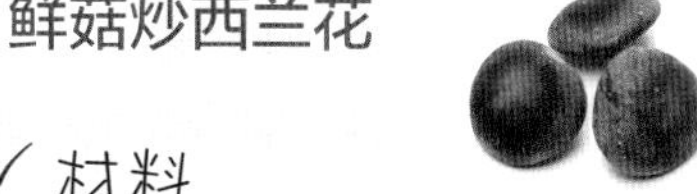

✓ 材料

鲜香菇 100 克、西兰花 100 克、胡萝卜 30 克

✓ 调味料

橄榄油 1 大匙、盐 1 小匙

✓ 做法

1. 西兰花分小朵，放入沸水中余烫，捞起。
2. 胡萝卜、鲜香菇洗净切片，备用。
3. 准备一锅子，放入橄榄油热锅，将所有材料拌炒均匀，再加盐调味即可。

番茄豆芽肉片汤

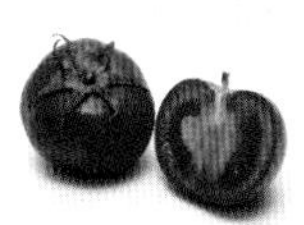

✓ 材料

番茄 1 个、里脊肉片 100 克、绿豆芽 50 克

✓ 调味料

高汤 1 大碗、盐半小匙；香油、胡椒粉少许

✓ 做法

1. 番茄洗净、切小片；里脊肉洗净、切片；绿豆芽洗净。
2. 取一锅水，先将肉片余烫，捞出。
3. 另取一锅清水，先倒入高汤，再放入番茄、肉片，以小火煮 5 分钟，加入绿豆芽略煮，再加入香油、盐、胡椒粉调味即可。

要天天顺畅不便秘，应该这样做！

俗话说：“10个男人9个痔”，痔疮让人坐立难安，而很多痔疮都是因为长久便秘造成，所以要消除痔疮的首要条件，就是预防便秘。

肠道怎么塞车了！男人为什么容易便秘？

现代很多男人都是外食族，饮食又偏好油腻或肉类，更有些男人长期坐办公室、缺乏运动，使得肠子缺乏蠕动而产生便秘。长期便秘，不只会造成痔疮，还可能使肠内累积毒素，引发大肠癌，所以千万不要忽视便秘。

当然，造成便秘的原因可能不只一种，所以要彻底了解便秘的原因，才有助于排便顺畅。

1 无肉不欢，缺乏蔬果

很多男人无肉不欢，不喜欢吃蔬菜水果，或是长期外食，造成五谷杂粮和蔬果摄取量太少。因为五谷杂粮和蔬菜水果有膳食纤维，不会被人体消化，可以增加粪便的体积。

2 压力大，生活作息不正常

许多男人因为工作压力大而持续熬夜，或是工作性质较弹性就晚起床，没有养成固定的时间排便，或是因为过于忙碌一直忽略便意，长久下来，使大肠累积粪便与毒素，造成直肠感觉渐渐迟钝，形成便秘体质了。

3 社会压力

许多男人背负着沉重的社会压力，像是工作上的竞争，或是家庭的压力，当压力一来，交感神经活动旺盛，但对肠子来说，比较好的状态是副交感神经活动较旺盛的时候，这时候肠胃蠕动的机能也会比较好，而有压力就会影响肠子的蠕动，因而便秘。

4 缺乏运动

很多男人每天开车上班，到了办公室又整天坐着，无论上班或回家又习惯搭乘电梯，运动不足会使肠子蠕动变得迟缓，增加便秘的机会。

5 长期忽略或忍住便意

许多男人的便秘是因为赶着上学、上班而没时间上厕所，或是工作太过忙碌而忍着便意不上厕所。如果忽略或忍住便意会使直肠机能恶化，慢慢感觉不到便意，粪便停留过久就会难以排便。

要天天顺畅不便秘，谨记这8招

便秘令人苦恼，就像塞车让人感到烦闷不顺。要天天顺畅不便秘，生活与事业也才会更顺畅。

1招数 早晨起床空腹喝杯水

早晨起床后，空腹时就先喝1杯水，有助于胃肠蠕动。但使用这个方法促进排便，也应该要吃早餐，才会有便意，尤其，早餐内容最好含有膳食纤维的食物。

2招数 多吃含有膳食纤维的食物

膳食纤维可分为水溶性膳食纤维和非水溶性膳食纤维。水溶性纤维像是蔬菜中的果胶，或是香蕉、牛蒡、火龙果、蒟蒻中的甘露聚糖；非水溶性纤维像谷类、坚果等。有便秘问题的人要多吃膳食纤维食物，帮助排便。

3招数 多补充维生素B群和益菌

维生素B群可促进肠胃蠕动及运动的机能，补充维生素B群可多吃蔬果、瘦肉，而每天食用乳酸菌食品，就能抑制坏菌在肠内繁殖，促进肠胃蠕动，将粪便与毒素排出体外。多喝优酪乳和多吃优格可补充益菌，或是多食用一些寡糖丰富的食物，像是香蕉、洋葱、牛蒡等。

4招数 适量摄取脂肪

脂肪太多或太少都容易引起便秘，有些男人喜好油腻食物，而有些男人却过于养生或过度减肥，一点脂肪都不碰，建议食用脂肪时搭配一些纤维质的食物效果更佳。

5招数 多运动来增加腹肌的力量

如果缺乏运动会使腹肌衰弱无力，并且会使肠壁平滑肌张力降低，蠕动减弱，所以适当的运动可以活化蠕动的机能，建议可健走、登山、游泳或做健身体操，也可以从事自己喜欢的运动来增加腹肌的力量。

6招数 养成天天排便的习惯

每天食用三餐最好准时且定量，也要养成天天排便的习惯，最好早睡早起，每天起来就养成排便的好习惯。

7招数 做腹式呼吸运动

便秘的人很适合做这个简单的运动，可将身体放松地坐着，将体内的空气慢慢从嘴巴吐出，吐愈多愈好，这时可将手放在腹部，判断肚子的凹陷程度。当体内的空气都吐出之后，再一大口吸进空气，重复以上的腹式呼吸运动10次以上。

8招数 避免烟酒、咖啡及刺激性食物

许多男人喜欢靠烟酒或咖啡来纾解压力，并喜欢吃辛辣或重口味的食物、喝碳酸饮料等，这些都容易引发便秘。

Problem 06

拒当胖子的饮食原则

科技文明的进步与交通的方便，使现代男人容易发胖，很多坐办公室的白领阶级出门开车，进办公室坐电梯，回家坐着看电视、盯电脑，而许多宅男整天坐着滑手机、沉迷于网络游戏、没事和三五好友到餐厅吃吃喝喝，这样不胖也难了。

歼灭代谢症候群，就可歼灭肥胖与疾病

代谢症候群是一群内科代谢疾病的泛称，即一个人身上同时存在着数种会引起心脏血管疾病的危险因素，像是高血压、糖尿病、腹部肥胖。根据研究显示，代谢症候群患者得心脏病的机会，为一般人的2倍，得糖尿病的机会更超过3倍。根据卫生署10大死因的统计中，有5项与代谢症候群相关，分别为心脏疾病、脑血管疾病、糖尿病、高血压性疾病、肾炎症候群及肾性病变。要歼灭代谢症候群，就要建立健康的饮食习惯，像是低盐、低糖、低油及高纤的饮食，并且增加运动量，定期做健康检查等。

肥胖令人没自信，也是健康的大敌！

多年来，减肥一直是持续不断的发烧话题，只因肥胖会影响外观，使人变得没有自信，同时胖子给人反应迟钝、自我控管力差的感觉，找工作与对象都比较容易受挫。除了大众对于瘦就是美的刻板印象，肥胖也通常和疾病脱离不了关系，举凡糖尿病、心脏病、痛风、呼吸系统的疾病、癌症等都喜欢找上肥胖的人。所以，肥胖不是福，通常是一种潜在的健康危机。

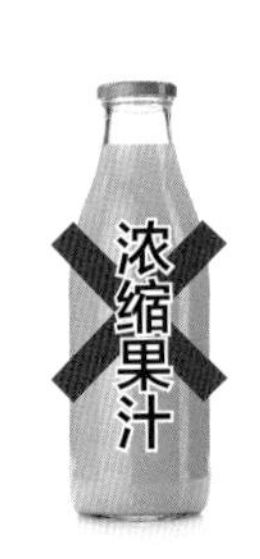

拒当胖子应该远离的NG食物

✕不宜1 盐分高的食物

盐分高的食物会刺激食欲，尤其吃过咸的加工食品，总要配上含糖的饮料，容易吃进过多热量，且体内盐分过多也容易造成水肿型肥胖，基本上食盐摄取量一天不超过6克。

✕不宜2 含精制糖的食物

市售的糖果、饼干、蛋糕、汽水，这些大多含精制糖，容易使人吃进过多热量而发胖，且容易使糖尿病人血糖上升。

✕不宜3 速食

速食通常会比较油腻或是添加比较多调味料，尤其是汉堡、薯条、汽水，都是高热量低营养的食物，容易让人发胖。

✕不宜4 含反式脂肪的食物

由于反式脂肪不容易酸败，卖相好，成本低，市售的糕饼、面包、奶油都可能加有反式脂肪，且现代有很多业者都是用反式脂肪来油炸食物，反式脂肪会影响新陈代谢，不但会造成肥胖，还会导致癌症的发生。

✕不宜5 加工食品

加工过的食品为了延长保存期限，往往添加了食品添加物，像是香精、防腐剂、塑化剂等，或是加了大量的糖和盐，这些加工食品通常不利健康又容易让人发胖。

✕不宜6 辛辣与刺激性食物

这类食物会刺激胃酸分泌，容易使人有饥饿感，导致不小心吃太多。

拒当胖子应该多吃的OK食物

宜1 低热量的食物

低热量的食物像是各种蔬菜、水果；海鲜类像鱼肉、海参、虾、花枝；蛋类中的蛋白；奶类如脱脂奶、低脂奶；甜点像是蒟蒻、山粉圆、仙草、爱玉、未加糖的果冻、木耳；饮料像白开水、新鲜现打的果汁、不加糖的绿茶、乌龙茶等。

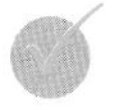

宜2 高纤维食物

高纤食物通常热量低，并且有饱足感，纤维含量高的食物有五谷杂粮、蔬菜、水果等。

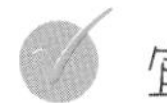

宜3 饭前多喝汤

根据研究，在吃主菜之前，先喝一碗低热量的汤，将可降低整餐热量的摄取量达20%。

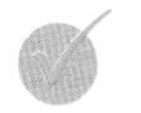

宜4 多喝水

每天喝8杯水，可以协助排除体内毒素，防止脂肪囤积，并且每一餐进食前半小时喝1杯水，这样非但容易有饱足感，且会在真正需要食物的时候才会进食。

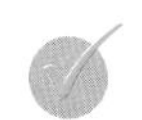

宜5 含钙量高的食物

根据研究显示，钙质含量高的食物可以协助减肥瘦身，因为钙能够减少肠道对脂肪的吸收、协助身体燃烧脂肪。

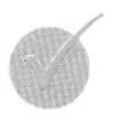

宜6 含维生素B群的食物

维生素B群里的B_1、B_2、B_6和B_{12}都能够促进糖类、蛋白质、脂肪的代谢，可协助燃烧脂肪，加速脂肪的代谢，避免肥胖。含维生素B群的食物有肝脏、猪肉、蛋黄、糙米等。

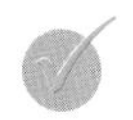

宜7 含维生素A和维生素D的食物

根据日本研究显示，服用维生素A、D，有抑制脂肪细胞增加的功效。维生素A含量高的食物有南瓜、番茄、胡萝卜、鱼肝油、牛奶等，维生素D含量高的食物有牛奶、蛋黄、鱼类等。但补充维生素A、D只是能防止继续肥胖，如果要减肥消除脂肪，还是要少吃多动才行。

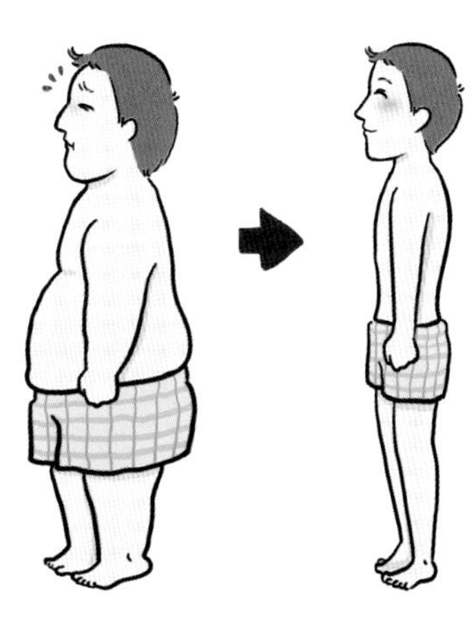

Problem 07

压力大睡不着，如何吃才能促进睡眠？

莎士比亚说『睡眠是生命中最珍贵的飨宴』，更有医学研究指出睡眠不足对健康造成的影响比饮食还大。如果你有睡眠不足或睡眠品质不佳的问题，千万别轻忽！

失眠或睡眠不足状况愈来愈严重

处在现今社会中，许多男人面临各式各样的压力，不断改变的科技与文明社会、工作和学业上面临的挑战、感情和婚姻的多变性，这些将影响许多男人的睡眠。根据统计，台湾失眠人口占总人口比例约2成，这10年来，国内的睡眠中心以10倍的速度成长，显见失眠问题困扰着大众。男人要是睡不好，不但工作效率大大降低，身体健康也会出现问题。

失眠或睡眠不足对健康造成的影响

有句印度谚语说得好："睡眠是所有生物的护士。"睡得好可以让人精力充沛，有效率地应对一天的工作与人际关系。睡不好对健康的危害相当大，所以千万不要轻忽睡眠问题。

1 破坏身体新陈代谢

经常失眠或熬夜的男人，会破坏身体的新陈代谢，因而产生便秘、口臭等问题。

2 免疫力下降

夜间是人体经脉运行至肝与胆的时刻，想要有效养肝、保肝，就要使肝脏充分获得休息。如果半夜不睡觉，人体的各项机能无法获得修复，免疫力自然就会降低。

3 损害智力发展

经常失眠的人会影响大脑的思维运作能力，阻碍损害大脑的智力发展，并使大脑注意力及判断力下降。

4 老化

睡眠不足容易使皮肤粗糙、干燥，并产生皱纹、眼袋、黑眼圈，使人容易老化。

5 牙龈发炎

当有心理压力或是睡眠不足时，可能会导致牙龈肿痛、发炎，更严重还会引起慢性牙周炎。

6 增加罹癌风险

根据研究显示，每晚睡少于7小时者，患癌症几率比睡眠充足者高47%，可见睡眠不足容易增加罹癌的几率。

7 高血压

根据研究显示，如果一个人过于晚睡，容易有高血压的风险。根据美国哈佛大学研究，每天只要早睡1小时，持续6个礼拜左右，血压值平均可降低8至14mmHg。

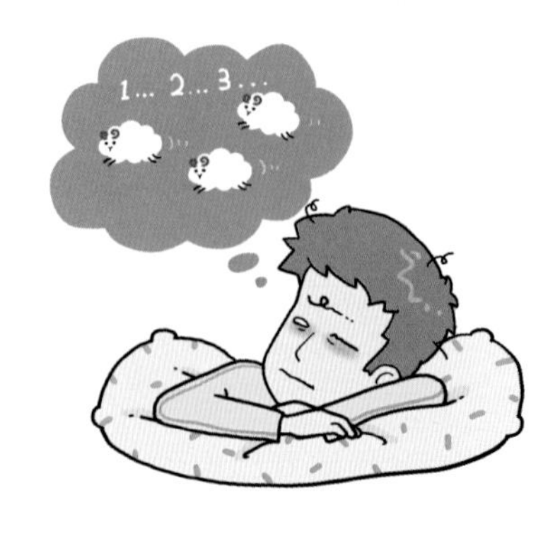

男人想睡得好，可以从饮食选择上着手

许多男人因为压力或是情绪的关系，而产生睡眠障碍。要消除压力除了从心理建设开始，吃对食物也可以改善，进而促进睡眠。

一觉好眠的饮食 POINT！

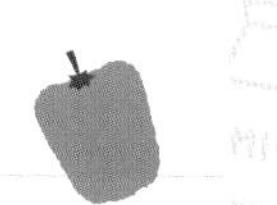

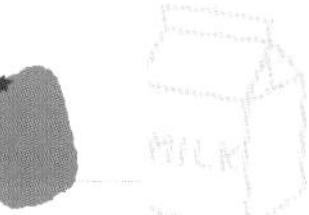

1 糖类（碳水化合物）

根据研究显示，睡前 3 小时食用碳水化合物可以有效帮助入眠。常见的碳水化合物食物有全麦面包、小米粥、天然谷类、马铃薯、燕麦片等。

2 含钙质的食物

钙也与神经传导物质的合成和传递有关，能改善神经紧张，安抚镇静情绪。含钙的食物有牛奶、优酪乳、起司、小鱼干、芝麻、绿叶蔬菜等。

3 含色胺酸的食物

色胺酸是大脑制造血清素的原料。血清素是一种神经传导物质，它能减缓神经活动，让人安定放松，使大脑的思维活动暂时受到压抑，因而产生疲倦感。常见的色胺酸食物有香蕉、肉类、牛奶、蛋黄、坚果类等。

4 维生素 B 及维生素 C 的食物

维生素 B 群能维护神经系统的稳定，有助于安稳情绪，含维生素 B 群的食物有肉、蛋、全谷类。维生素 C 能有效地帮助纾解压力、促进睡眠，含维生素 C 的食物有绿色蔬菜或是奇异果、樱桃、草莓、橘子等。

5 含镁的食物

镁是一种帮助安定神经系统的营养素，有助于消除焦虑、协助放松。含镁的食物有绿色蔬菜如菠菜、空心菜等，或牛奶、海鲜等也富含镁。

男人助眠的 8 个妙方

1. 选择适合自己的床、棉被、枕头。
2. 选择可以安静入睡的环境，想办法隔绝卧室外的噪音。
3. 让卧室保持空气流通。
4. 想办法消除焦虑，学习放松。
5. 可喝些薰衣草茶和洋甘菊茶，帮助放松、促进睡眠。
6. 可选择一些花草植物或是有助于入眠的精油泡澡。
7. 播放让人情绪放松的音乐帮助入眠。
8. 多接触美好的事物沉淀心灵，例如亲近大自然、阅读等

Problem 08

痛风痛起来要人命，如何防治痛风？

许多古代帝王将相都受过痛风之苦，痛风在古代又称为『帝王病』，而现代社会进步，人人都有享受美食的机会，使得痛风比例节节高升，且痛风好发于40岁以上的中年男人。

痛风患者应该限制普林食物的摄取量

痛风是由于体内普林代谢失调，导致尿酸在人体血液内浓度增高，当血液中尿酸浓度过高时，尿酸即以钠盐的形式沉积在关节和肾脏中，引起组织的炎症反应，就会引起痛风。罹患痛风男、女性别的比例大约是20：1，尤其以肥胖的男性居多。因为疼痛来得快，去得也快，有来去如风的说法，所以被称为痛风。

痛风患者应该限制普林食物的摄取，以下我们将食物分3组，分别是高普林、中普林与低普林组，痛风患者应该禁食高普林组，平时可食用中普林组，而低普林组的食物则建议多吃。

普林量对照表

食物类别	高普林组（150～1000毫克/100克）	中普林组（25～150毫克/100克）	低普林组（0～25毫克/100克）
肉及海鲜类	内脏如猪肝、腰子；海鲜如草虾、牡蛎、小鱼干等；肉类像是浓肉汁及香肠等	猪瘦肉、牛瘦肉及鹅肉、鸭肉等；海鲜类像是比目鱼、鳕鱼、虾、蟹等	蛋、鱼卵、海参及海蜇皮等
五谷根茎类	无	无	米饭、面条、通心粉、米粉、燕麦、玉米、马铃薯
豆类	豆苗、黄豆芽	豆浆、豆腐、豆花、黑豆、绿豆、红豆等	无
蔬菜类	草菇、香菇、芦荀、紫菜等	九层塔、青江菜	除了左边列举外的各式新鲜蔬菜
水果类	无	无	各式新鲜水果
油脂类	无	花生、腰果	各种动物油、植物油
其他	酒类、酵母粉、鸡精等	无	蜂蜜、果冻、葡萄干、番茄酱、太白粉、莲藕粉、巧克力、布丁

男人预防痛风可从日常生活着手

男人常常为了家庭、社会压力，不停忙碌地工作、应酬，而许多男人因此有喝酒、大鱼大肉的习惯。其实，从日常生活中多用点心，就可以有效预防痛风。

1. 应培养广泛的兴趣，远离吸烟、酗酒等不良嗜好。
2. 饮食习惯应该合理而节制，避免营养过剩及肥胖。
3. 平时多运动，但也要适时休息，并寻找合理的管道纾解压力，像是经常参加艺文及户外活动等。
4. 定时做健康检查，以便及早发现，及早治疗。

痛风患者的日常保健

如果是已经有痛风的男人，除了配合主治医师的治疗，定期服用药物，平时也可以从日常生活中保健，才能避免痛风的复发。

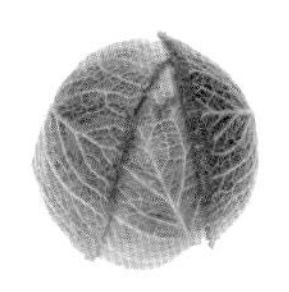

* 应选择低普林食物

一旦确定有痛风，饮食上的选择应该更加谨慎，在急性期应选择低普林的食物（可参考左表），一旦过了急性期，才能适量选择中普林的食物（可参考左表）。

* 降低脂肪的摄取

由于高脂肪饮食会减缓尿酸排泄，促使痛风发作，所以应少食肥肉、油煎食物，并禁食油炸食品。

* 多吃蔬菜、多喝水

除上表高普林值的蔬菜，多吃新鲜蔬菜可以使尿液碱性化。而每天饮用2000毫升以上的水，则可协助尿酸排泄。

* 维持理想的体重

痛风患者常合并有高血压或糖尿病、高血脂，第一要务是维持理想的体重，但减重不宜快速进行，会使组织大量分解而产生普林。

* 配合医嘱

应遵守主治医师的吩咐，定期服用药物，如果疼痛难耐，可请医师开止痛药。

* 避免饮酒

痛风患者不宜喝酒，尤其是啤酒、葡萄酒等发酵的酒类，会诱发痛风的发作。

* 发病时可选择冰敷

急性痛风常发生于半夜，大多发生在大脚趾关节，其他如脚背、膝、腕关节都可能发生，发作部位出现红、肿、发热及严重疼痛。痛风发作时可冰敷患处，以减缓疼痛。

拒当肝硬化的男人，日常保健与补充营养很重要

肝硬化会导致肝功能减退，也有导致肝癌的可能，如果能配合专业医师治疗及日常生活保健，则可减轻已受损肝脏的负担。

肝脏是“沉默的脏器”

肝脏是人体内重要器官之一，被称为“沉默的脏器”，即使发生疾病了也不太会出现疼痛等警讯，通常等到恶化了才会出现症状。健康的肝脏，表面是平滑且柔软的，一旦肝脏发炎太过严重，超过其本身的修复能力，便会由纤维组织来加以修补，久了之后便形成了肝硬化。

哪些男人是肝硬化的候选人？

根据临床资料统计，肝硬化男女比例约为 2 ∶ 1。而根据研究发现，男性荷尔蒙会活化 B 型肝炎的病毒，因此男性带原者身上的病毒量比女性多，加速肝硬化的发生。而哪些男人是肝硬化的候选人呢？

❶ 酗酒的男人。

❷ 长期营养不良的男人。

❸ 乱用药物的男人。

❹ 有 B 型肝炎及 C 型肝炎的男人，尤其 B 型肝炎约占 70 至 80%，是头号杀手，C 型肝炎约占 10 至 20%。

❺ 心脏衰竭的男人。

从日常生活中多保健可防治肝硬化

1 早睡早起、不熬夜

众所皆知，熬夜非常伤害肝脏，尽量养成早睡早起的习惯，在晚间 11 点前入睡，使身体自然气行于肝胆，有利疾病的复原。

2 不乱吃补药、迷信偏方

坊间盛传许多补肝养肝的食补或偏方，那些可能都没科学根据；如果乱吃补药反而适得其反，造成药物性肝炎。

3 禁酒、戒烟

长期酗酒会损伤肝细胞，加速肝细胞坏死；而吸烟会导致肝癌的几率上升。

4 多吃蔬菜水果

蔬菜水果中所含的维生素与植化素，都可促进肝脏正常的新陈代谢，减轻肝功能受损所引发的疲劳，并能帮助肝脏的修补，减轻有害物质对肝脏造成的毒性。

5 定期健康检查

建议 40 岁以上的男人都要定期做健康检查，尤其慢性肝炎的人一定要养成定期检查的习惯，而且要持之以恒。

肝硬化应补充的营养食材

肝脏是重要的消化代谢与吸收器官，而罹患肝硬化的病患，对任何营养素的消化吸收及储存能力都会降低，因此，只有补充足够的营养素，才能延缓病情的恶化。

食物的营养及种类	功效	食物来源
合理应用蛋白质	有助于肝细胞再生，恢复肝功能。蛋白质摄取建议量为每天每千克体重 1 ~ 1.5 克	牛奶、猪肉、鸡蛋、豆制品等
充足的碳水化合物（糖类）	能使体内充分的贮备肝糖，预防毒素对肝细胞的损害，建议每天吃糖类食物 350 ~ 450 克	米饭、面条、全谷类等
富含维生素 A、C 的食物	具有保肝、解毒及利胆的作用	胡萝卜、牛奶、木耳、莲藕、木瓜、橙子、橘子、葡萄等
含维生素 B_{12} 的食物	酒精性肝硬化的人容易缺乏维生素 B_{12}	牛奶、肝脏、小麦胚芽、豆类、肉类、酵母等
含叶酸的食物	酒精性肝硬化的人容易缺乏叶酸	深绿色蔬菜、奇异果、橘子、葡萄、黄豆等
含锌、铁丰富的食物	酒精性肝硬化的人容易缺乏锌、铁	含锌丰富的食物有牡蛎、瘦猪肉、蛋类、鱼类等；含铁丰富的食物有牛肉、蛋黄、紫菜等

Problem 10

食欲不振，应该怎么吃比较好？

你是否也有对食物提不起任何兴趣的时候，看到什么都没有胃口？如果是暂时的食欲不振，像是因为心情不佳或过于紧张，通常只要情绪恢复正常，胃口就可以恢复；若是感冒、急性胃炎及慢性肝病时，也会对食物失去需求的欲望，如果不及时调理，可能会让身体的健康指数下滑呢！

找出食欲不振的因素及因应对策

是什么因素让你觉得食欲不振呢？只要找出原因，就可以找出因应方法。

情绪紧张、过度疲劳

情绪紧张、过度疲劳会导致胃内分泌酸干扰功能失调，引起食欲下降。应该适时休息放松，例如去小睡一下，或找点有兴趣的事情转移注意力。

用脑过度或劳动过度

无论是脑或身体过于劳累，皆会使胃消化功能减弱，这时一定要找出时间休息。

酗酒

很多男人有酗酒的习惯。酒精会损伤胃黏膜，可能还会引发胃溃疡、慢性胃炎，长期酗酒会加重病情，甚至造成胃和十二指肠穿孔，最好的方式就是禁酒。

经常吃生冷或太烫的食物

经常吃生冷的食物容易胃寒，出现恶心的现象，而吃太烫的食物会损伤消化道，容易溃疡。

暴饮暴食

暴饮暴食会使食物停留时间过长，轻则造成黏膜损伤，重则造成胃穿孔。

睡前吃得过饱

晚餐如果吃太饱，或者吃宵夜，容易使胃肠负担加重，胃液分泌紊乱，导致食欲不振。

药物因素

有些慢性疾病需要长期服药，某些药物长期服用将导致药原性味觉障碍，有时也与环境、心理状态、食品的加工等有一定的关系。

食欲不振的改善方法

食欲不振的原因有很多种，如果没有找到因应的对策和改善的方法，只怕会愈来愈严重，进而演变成厌食症。以下列举出几种解决食欲不振的方法。

1 方法 选择用餐的环境

应选择一个干净清洁或轻松的环境用餐，如果在零乱或有压力的工作场合上用餐，也容易食欲不振。

2 方法 补充维生素 B 群

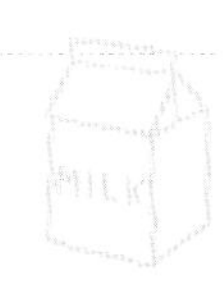

维生素 B 群可以改善食欲不振，维生素 B 群的来源有黄豆、糙米、酵母、蛋黄、猪肉、动物内脏、牛奶等。

3 方法 多吃新鲜的蔬果

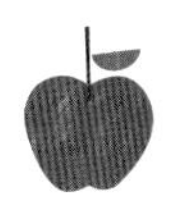

新鲜的蔬果含有丰富的维生素、植化素及大量的水分，而且有较多的纤维素，能增加肠胃蠕动、促进排便，进而促进食欲。

4 方法 饭前可以喝点开胃的饮料或汤

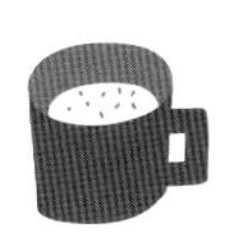

可喝点酸梅汤、洛神花茶、酸奶，或清爽的竹笋汤、紫菜汤。

5 方法 善于运用调味料

食物利用调味料烹调，可以改变风味，增进食欲。建议可以利用酸味来料理，像是柠檬、醋等，或适量加点香菜、海带、姜、蒜、胡椒、八角、香草等来调味，以增加食物的风味。

6 方法 可少量多餐，在两餐之间吃点水果、点心

如果无法一下子有食欲，不妨吃少量一点，并在两餐之间吃点比较营养的水果像是奇异果、樱桃、草莓等，或是吃点优格、布丁、乳酪、酪梨、鱼肉等。

增进食欲的食谱 DIY

甜酒优格芹菜沙拉

✓ 材料

苹果半个、芹菜 1 根，南瓜子仁、蔓越莓果干少许

✓ 调味料

甜酒 + 优格

✓ 做法

1. 苹果洗净，对切两半、去核，切成薄片。
2. 芹菜洗净，刨去粗筋，切小块。
3. 做法 1 加上做法 2，再淋上甜酒 + 优格，再撒上南瓜子仁、蔓越莓果干即可。

凉拌芥末秋葵

✓ 材料

秋葵少许

✓ 调味料

芥末、酱油 1 大匙，白芝麻、柴鱼片少许

✓ 做法

1. 秋葵洗净，摆盘。
2. 在秋葵上撒上柴鱼片、白芝麻，食用时沾些芥末酱油即可。

Problem 11

眼睛疲劳或视力不佳应该如何保健？如何吃？

现在男人长时间盯着电脑的比例大增，而这几年智能手机的盛行，又让多数人常常目不转睛地不停滑手机，使眼睛过度疲劳而不自知，造成干眼症或是近视、老花眼问题更加严重。

为什么会眼睛疲劳或视力不佳？

眼睛疲劳的常见症状为眼睛酸痛、干涩、怕光，甚至有头晕、烦呕的现象，最好能进一步了解眼睛疲劳的原因，并及早预防，以免视力恶化。导致眼睛疲劳主要有以下原因。

1 压力

过度的精神压力容易使血压升高，甚至因眼压过高而造成眼中风的情形。

2 老花眼与散光

年纪渐大会使视力衰退，让眼睛看不见近物，就是老花眼；散光是因为前面的影像无法正确聚焦，就产生乱视的现象，如果又不戴眼镜，很容易就使眼睛感觉疲劳。

3 阳光

根据科学研究证实，阳光中的紫外线会伤害视网膜，所以不只皮肤要防晒，眼睛也应该避免接近强光。

4 睡眠不足

熬夜或睡眠不足容易使眼睛疲劳，甚至出现红肿现象。

5 营养不良

眼睛需要丰富的维生素A及维生素B群、玉米黄素，如果维生素摄取不够，也容易使眼睛感觉疲劳或出现视力减弱的现象。

6 长时间配戴隐形眼镜

长时间配戴隐形眼镜会使眼睛变得干燥，还会损伤眼角膜。

7 三高族群

有高血压、高血糖、高血脂的人都可能有并发症，像视网膜病变、黄斑部病变，所以控制三高，能预防视力不佳。

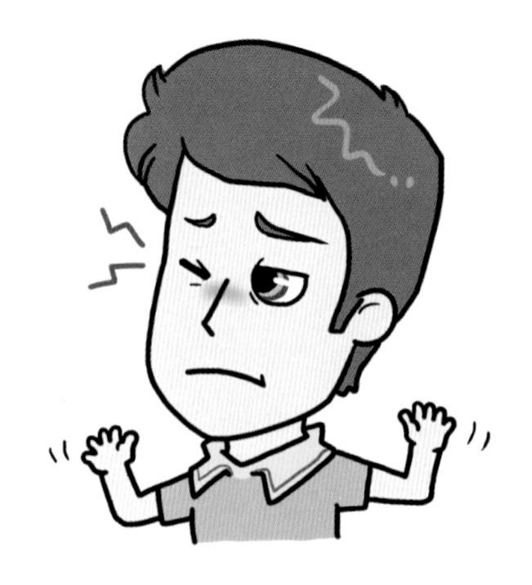

平时应该要预防眼睛疲劳、多保护眼睛

平时做好眼睛的保养，预防眼睛疲劳，并且要适度休息才能让双眼明亮有神。

1 **眼睛适度休息：**

平常睡眠时间一定要足够。儿童或年轻人应养成用眼 1 小时就休息 10 分钟以上的习惯，而老年人应该养成用眼半小时就休息 10 分钟以上的习惯。

2 **给眼睛适当的按摩：**

无论是上班族、学生还是老人，要养成盯完电脑或阅读后，让眼睛休息的习惯，可以在眼睛周围轻轻按摩，加强血液循环。

3 **戴太阳眼镜：**

最好要戴有抗 UV 效果的太阳眼镜，镜片建议选择灰色、咖啡色，才能阻绝紫外线，保护水晶体与视网膜。

4 **中老年人要控制三高：**

三高患者要控制病情，并定期到眼科做检查与治疗，以预防视网膜病变。

5 **多吃对眼睛有益的食物：**

多吃对眼睛有益的食物，像是枸杞、西兰花、秋葵、南瓜、甜椒、玉米、鱼肝油、胡萝卜、肝脏、木瓜等。

可以改善眼睛疲劳与视力不佳的营养素与食材

食物的营养素	功效	食物来源
含维生素 A 的食物	预防夜盲症	肝脏、胡萝卜、青椒、木瓜、柿子等
含维生素 B_1 的食物	改善眼睛疲劳、困倦	牛肉、羊肉、燕麦、小米、黑豆、酵母菌、葵瓜子、马铃薯、牛奶等
含 DHA 的食物	眼睛视网膜重要成分，有助于视力的敏锐度	鲔鱼、鲭鱼、鲑鱼、沙丁鱼、鱼油胶囊等
含茄红素的食物	强力的抗氧化剂，消除自由基，延缓眼睛老化	番茄、西瓜、草莓、樱桃、红心番石榴等
含叶黄素、玉米黄素的食物	增进视力、保护视网膜	西兰花、菠菜、玉米、奇异果、南瓜、橙子汁等
含花青素的食物	改善疲劳、预防视力模糊	葡萄、蓝莓、茄子、黑樱桃、甜菜根等

Problem 12

常常偏头痛是什么原因，要如何吃？

几乎人人都有过偏头痛的经验，根据调查，台湾每4～5户就有1户有偏头痛患者。男性成年人一年中发生偏头痛的比例为4%～5%，女性则约15%。有偏头痛经验的人都知道，一旦发作，几乎什么事都不能做，严重影响到日常生活。

常常偏头痛是什么原因呢？

偏头痛的原因有很多种，虽然男性不像女性有生理期，也不像女性偏头痛比例那么高，但男性可能会承受一些压力或是因为药物或食物的影响，导致偏头痛，所以最好及早揪出偏头痛的原因，尽快预防与治疗。男性普遍的偏头痛原因有哪些呢？

❶ 压力

许多男性会因为工作压力大而产生偏头痛的情形，而有些人是压力过后，偏头痛才会发作。

❷ 环境因素

噪音与强光都会诱发偏头痛，或是处在烟雾弥漫、空气不流通的场所。

❸ 气候变化

天气忽冷忽热、温度忽然下降，都会引发偏头痛。

❹ 失眠或睡眠不足

如果整个晚上睡不着或是睡眠品质差，均会诱发偏头痛。

❺ 药物

某些高血压和心脏药物、感冒药也会引发偏头痛。

❻ 食物

许多食物也会导致偏头痛发作，包括某些乳酪（例如蓝起司）、巧克力、咖啡、味精、酒精（尤其是红酒）以及含有亚硝酸盐的食物（例如香肠、腊肉）。

8个养生守则让你远离偏头痛

1 减少或释放压力

压力会使人肌肉紧绷，而加剧偏头痛。

2 规律运动

根据研究显示，规律运动可减缓偏头痛，尤其是有氧运动。

3 吃对食物

偏头痛更应该吃对食物，参考下页表一的食物。

4 营造安静、舒适的环境

噪音或空气不流通，环境烟雾弥漫都会加剧头痛。

5 遵从医嘱使用止痛剂

如反复性的头痛，可依医师指示开止痛剂。

6 远离烟酒及诱发头痛食物

烟酒及下页表二的食物能不碰就不碰。

7 睡眠规律并充足

最好定时上床、起床，并睡足8个小时。

8 可学习瑜伽或穴位按摩

瑜伽能舒缓压力，使身体放松，改善头痛。穴位按摩，像是按压合谷穴（图一）与风池穴（图二），也可以有效减缓头痛。

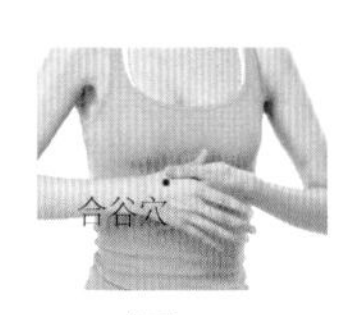

（图一）

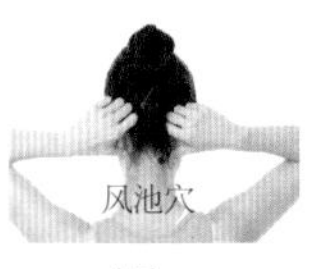

（图二）

偏头痛应该多吃哪些食物？（表一）

食物的营养与种类	功效	食物来源
含有维生素 B 群的食物	促进大脑血液循环，协助大脑正常运作	核桃、花生、糯米、红豆、大豆、薏仁等
含钙的食物	稳定情绪，改善偏头痛问题	小鱼干、黑芝麻、牛奶等
含镁的食物	镁可以舒缓紧张的神经，缓解头痛的问题	香蕉、豆腐、杏仁、绿色蔬菜、全谷类食物等
适量咖啡、花草茶	适量咖啡可舒缓头痛，但不宜超过 500 毫升。花草茶可缓解神经紧张，改善偏头痛问题	咖啡、薰衣草茶、洋甘菊茶等

偏头痛应该少碰哪些食物？（表二）

食物的营养与种类	影响	食物来源
代糖食物	刺激或干扰神经末梢、促使肌肉紧张，而引发偏头痛	低卡饮料、无糖口香糖等
加工食品或亚硝酸盐食品	会引起血管痉挛，诱发头痛	培根、香肠、热狗、火腿等
酒精	刺激前列素合成，扩张血管	红酒、啤酒、水果酒等
含酪胺酸的食物	会释放肾上腺素及血清素，造成血管收缩、扩张，引发偏头痛	乳酪起司、乳制品或是加了酵母的食物（如蛋糕、面包）等

Chapter 4

食材的营养力！对男人身体产生惊奇的效果

对症下药！吃对食物，远离疾病的威胁

饮食和男人的健康有着非常大的关系，很多男人长期外食，在外面应酬喝酒，影响了身体健康。要养生就要从饮食的选择开始，吃对食物，就可以远离疾病的威胁。

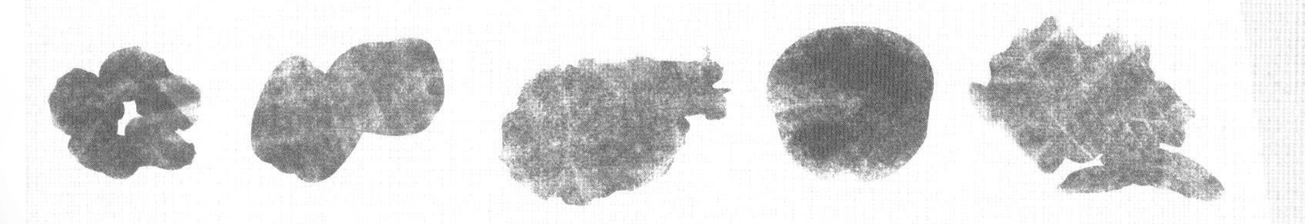

1. 让男人长寿抗老的明星食物

每个男人都想健康长寿，但随着年纪增长，新陈代谢逐渐变慢，代谢废物堆积在体内容易让人老化，可以多摄取利尿或是调节体内水分的食物，增进新陈代谢，让你到了中年仍不输给年轻的小伙子。

男人想要维持旺盛的活力、看起来更年轻，就多吃以下几种长寿抗老食物，让你年轻 10 岁！

红薯 sweet potato

膳食纤维丰富，是排毒高手

含有丰富的纤维质、植化素和维生素，是抗老尖兵

红薯含丰富的膳食纤维，能达到润便通肠、排除毒素的效果。而其中的维生素和植化素都有很高的抗氧化作用，可延缓细胞衰老，使皮肤光滑有弹性。

红薯含有丰富的维生素E，其维生素E含量是糙米的2倍，而且热量比白米低，能使皮肤光滑有弹性，又能避免摄取过多热量而肥胖。

红薯发芽不能吃，有毒素残留?

大家都知道马铃薯发芽会产生龙葵碱，龙葵碱会使人中毒，但是红薯发芽是能吃的喔！红薯发芽就是它的叶子，我们常吃的红薯叶也很养生。

100克 ▼ 124千卡

重要成分

食品上 在体内发挥抗氧化作用的β－胡萝卜素，维生素C、E

红薯具有多种抗氧化成分，像是β-胡萝卜素，维生素C、E，能一起协同，能抗氧化、去除自由基，进而达到长寿抗老、对抗癌症的功效。

食用重点

餐桌上 红薯耐高温，但吃多容易胀气

红薯耐高温，直接用来烤或蒸熟都可以保有营养美味，或加点红糖与姜丝煮汤也可以。红薯容易胀气，不宜食用过多，且胃酸过多和胃溃疡者不宜食用。

功效

身体内 可以预防便秘、抗癌

红薯所含的膳食纤维丰富，可以促进胃肠蠕动，预防便秘，也减少致癌物滞留肠道，避免与肠道长期接触，降低致癌几率。红薯当中的生物类黄酮具抗氧化能力，可以预防胆固醇卡在血管壁上，维持血管弹性。

手机扫一扫，立即看视频

“红薯山药豆浆”怎么做？赶快扫扫我！

茄子 Eggplant

茄子富含维生素P，可降低胆固醇，是降血压尖兵

富含维生素及类黄酮素，可抗衰老，能维护心血管健康

茄子含花青素及前花青素等类黄酮，抗氧化的功效远超过维生素C、E，能有效消除自由基，让男人维持身体及肌肤的健康，有效对抗衰老。茄子当中的维生素P，可降低胆固醇，保持血管弹性，是降血压的高手，有效维护心血管的健康。

茄子怎么烹调才健康又不会变色?

可以将茄子切好，先泡盐水，备用，将茄子放在蒸笼或电锅，蒸约8分钟（如果觉得不够软，可再蒸2分钟）。蒸熟后，若要让颜色更漂亮，可用开水冰镇一会儿，再淋上一点酱油、蒜泥或辣椒即可。如此食用茄子，既美味，又不会因为茄子吸附过多的油脂而增加过多热量。

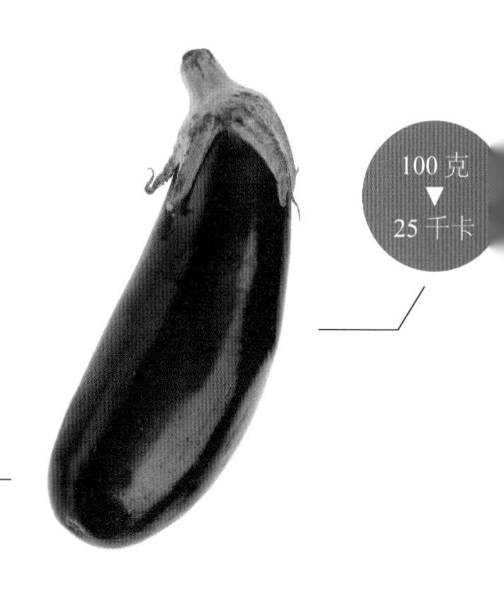

100克 ▼ 25千卡

重要成分

食品上 含丰富的维生素A、B、C、E及前花青素、花青素

茄子含β-胡萝卜素、维生素B_1、维生素B_2、维生素C、维生素E，还有丰富的植化素，像是前花青素、花青素以及杨梅素等。茄子营养丰富，具有非常强大的抗氧化能力。

食用重点

餐桌上 烹调茄子前可先浸泡盐水

茄子切开后，茄肉很容易氧化、变黑，烹调前稍微浸泡盐水可避免变色。由于茄子很会吸油，烹调时不宜用油煎或油炸的方式，会降低茄子的营养价值。

功效

身体内 茄子能护肤润肠

茄子含花青素及前花青素等类黄酮，能帮助男人维持肌肤的健康，保持充沛的活力。茄子热量低，还有丰富的膳食纤维，能预防便秘，维持身材。

手机扫一扫，立即看视频

“茄子菌菇蟹汤”怎么做？赶快扫扫我！

西兰花

Broccoli

富含植化素和维生素，是抗癌超级明星

含有丰富的植化素和维生素，能保持青春活力

西兰花富含维生素A、C，加上抗氧化力超强的植化素，尤其是西兰花里重要的成分（吲哚），能有效抵挡自由基对细胞的攻击，使男人保持青春活力，有效预防老化。

其中β-胡萝卜素能分解致癌物，使致癌物失去活性，具有良好的防癌效果。

100克
▼
25千卡

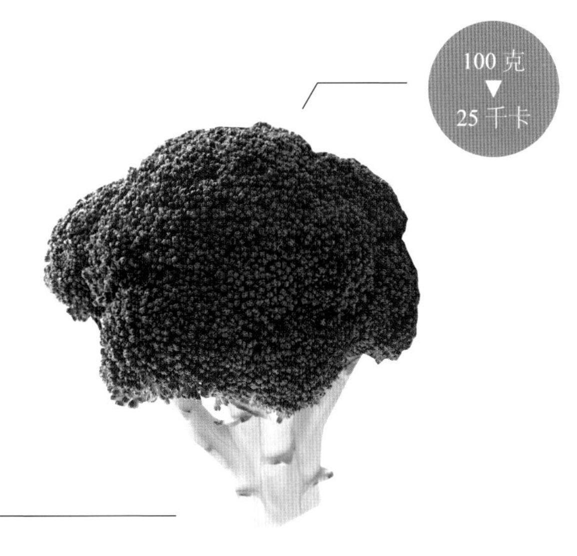

如何将西兰花洗得更干净？

买回来的西兰花如果怕有残留农药或小虫，可将西兰花切分成小朵，先浸泡在水中，让小虫浮出，再换干净的水加1匙小苏打粉，浸泡西兰花2分钟，协助农药释出，再用大量的水冲洗干净即可。

重要成分

食品上 在体内发挥抗氧化作用的维生素C、叶酸及植化素

西兰花具有多种抗氧化成分，像是叶酸、维生素C及植化素，能和β-胡萝卜素、叶黄素、吲哚能一起协同，起到抗氧化作用，进而延缓老化。

食用重点

餐桌上 西兰花不适合生吃，会引起消化不良

西兰花不适合生吃，容易胀气，引起消化不良，烹调时也不要在水中久煮，易使营养素流失，建议用蒸的或大火快炒，并且不要丢弃菜汤，营养素可能流失在其中。

功效

身体内 可以预防贫血，也能达到保护心血管的功效

西兰花中丰富的叶酸能预防缺铁性贫血，适合过于劳累或体型瘦弱的男人。西兰花的β-胡萝卜素、叶黄素、吲哚能降低体内坏的胆固醇（LDL）、减少动脉粥状硬化、促进血液循环，经常吃西兰花的男人，可以有效维护心血管的健康。

黑豆 Black soy beans

富含维生素E和花青素，有豆中之王的美誉

黑豆能抗氧化，清除人体自由基，对抗衰老

黑豆当中含丰富的维生素E和花青素，两者都有很强大的抗氧化力，能有效地清除自由基，延缓老化。黑豆中所含的维生素E，在每100克黑豆中含量高达17.36微克，能有效保护人体细胞免受自由基的毒害；而黑豆当中的花青素，不只可以让皮肤保持弹性光滑，还能促进视网膜上色素体的合成，预防眼睛的老化。

黑豆很难被胃消化吸收?

民间流传“每天早上空腹配开水生吃黑豆49颗”可以预防老化的偏方，但其实生黑豆很难被胃消化吸收。生黑豆中的寡糖容易造成胀气，且其中的胰蛋白酵素抑制剂会减低蛋白质的吸收，但这些成分怕热，所以必须靠加热煮熟破坏，因此，熟食黑豆反而更富营养。而且，肠胃功能不佳的人，生食黑豆容易造成肠阻塞。

100克 ▼ 371千卡

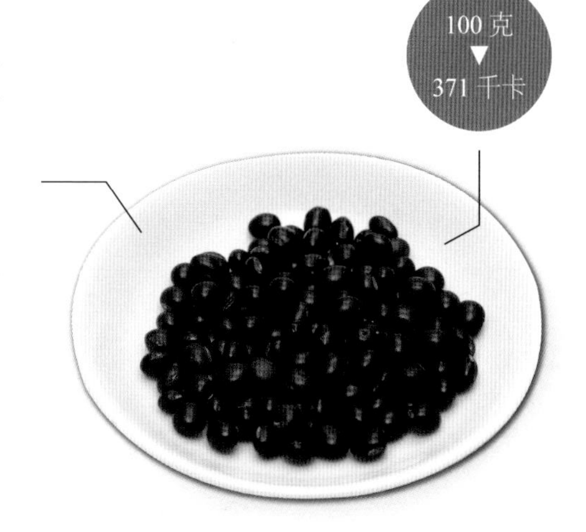

重要成分

食品上 黑豆含蛋白质、维生素B群及维生素E，还有钙、磷、钾、镁及花青素等

黑豆含有人体必需的8种氨基酸，还含有维生素A、B、C、E，矿物质如钙、磷、钾、镁、铁、锌、硒，及植化素如花青素、胡萝卜素等，有豆中之王的美誉。

食用重点

餐桌上 黑豆不宜生吃

曾经有一阵子流行生吃黑豆，但生黑豆中的寡糖容易造成胀气，而其中的胰蛋白酵素抑制剂会降低蛋白质的吸收利用，而且，生的黑豆很难被肠胃消化吸收，生食黑豆很可能造成肠阻塞。

功效

身体内 黑豆能促进血液循环

黑豆的维生素E则能改善血液循环，其花青素强大的抗氧化功能也可以对抗癌症。黑豆中的半乳聚糖有整肠作用，其中丰富的膳食纤维可以促进胃肠蠕动。

手机扫一扫，立即看视频

“黑豆核桃豆浆”怎么做？赶快扫扫我！

黑芝麻 Sesame

芝麻虽小，营养俱全，抗老效果一级棒

黑芝麻可延缓老化、降低血脂、促进新陈代谢

黑芝麻含有芝麻酚，具有强大的抗氧化作用，可清除体内自由基，抑制体内组织的发炎，延缓细胞老化。黑芝麻中多元不饱和脂肪酸、单元不饱和脂肪酸的比例是饱和脂肪酸的 4 倍，有降低血脂的功效。其含有丰富维生素 B 群，能促进细胞正常代谢，让男人有充沛的体力与活力。

黑芝麻与白芝麻的营养大 PK

大多人都以为芝麻很有营养，但其实黑芝麻与白芝麻的营养大不同，而且黑芝麻的营养遥遥领先白芝麻。黑芝麻钙、铁的含量远高于白芝麻，尤其黑芝麻的钙含量就高出白芝麻 10 多倍，而黑芝麻铁含量高于白芝麻约 3 倍，也含有较多的粗纤维，所以黑芝麻的营养价值可是白芝麻无法代替的。

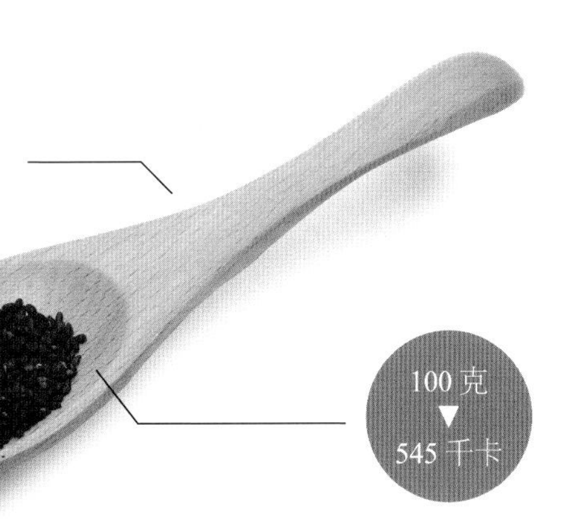

100 克 ▼ 545 千卡

重要成分

食品上 含有丰富的蛋白质、不饱和脂肪酸、维生素 E 及钙、铁、叶酸等

黑芝麻含有蛋白质、不饱和脂肪酸及维生素 B_1、维生素 B_2、维生素 B_6、维生素 E，还富有矿物质钾、钙、锌、镁及膳食纤维、芝麻酚等，营养非常丰富。

食用重点

餐桌上 黑芝麻比较不容易消化

黑芝麻比较不易消化，胃肠功能不好的老人或小孩不宜整颗食用，最好食用研磨好的芝麻粉或冲泡的芝麻糊较佳。

功效

身体内 黑芝麻能造血健骨

芝麻中含丰富的铁质及叶酸，都是重要的造血原料，能预防贫血，而其中丰富的钙质可以强健骨骼与牙齿。

手机扫一扫，立即看视频

“黑芝麻杏仁粥”怎么做？赶快扫扫我！

葡萄 Grape

富含抗氧化营养素，是最天然的保养品

含丰富的花青素和白藜芦醇，兼具抗老化和预防癌症的功效

葡萄当中的花青素、白藜芦醇有很强的抗氧化作用，可以延缓老化，消除自由基，维持皮肤光滑与弹性，常保青春，而且两者协同能有效抵挡致癌物质对人体细胞的攻击，让男人常保青春活力。

颜色愈深的葡萄抗老化效果愈好?

市售的葡萄五彩缤纷，有红色、紫色、黑色、绿色，自古就有“吃葡萄不吐葡萄皮”的说法。根据研究显示，葡萄的颜色愈深，原花青素的含量愈高，抗氧化的能力愈强。如果要吃葡萄来美容养颜抗衰老，当以黑葡萄和紫葡萄为佳。

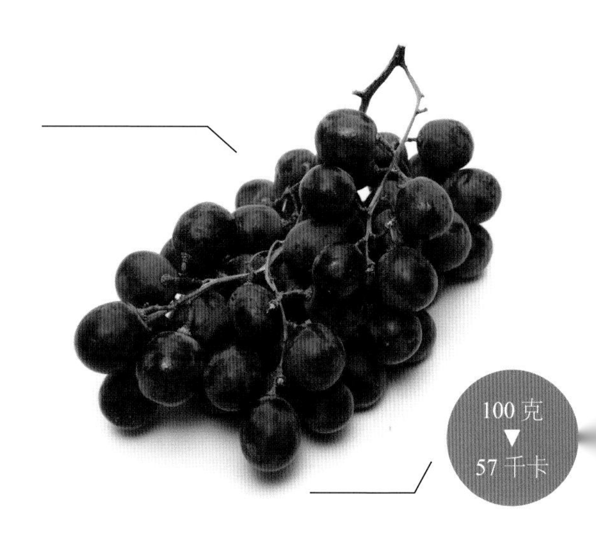

100克 ▼ 57千卡

重要成分

食品上 在体内发挥抗氧化作用的花青素、白藜芦醇、槲皮素、杨梅素及铁质

葡萄中的花青素、白藜芦醇、槲皮素、杨梅素等植化素，都是强效的抗氧化物质，可以消除自由基，防止细胞衰老，而丰富的铁质可补血养血。

食用重点

餐桌上 葡萄皮与籽是天然抗氧化剂

葡萄皮容易残留农药，清洗前需用剪刀一粒粒连梗剪下来，不要用拉拔的方式，会留下凹洞，让农药渗入。反复多清洗几次后，建议果皮与籽一起吃进去，才能摄取更多营养。

功效

身体内 可预防心血管疾病

葡萄当中的花青素、前花青素、白藜芦醇有很强的抗氧化作用，不仅可以协助肌肤保持年轻，还可以降低心血管疾病的发生率。

手机扫一扫，立即看视频

“葡萄干柠檬豆浆”怎么做？赶快扫扫我！

Tuna 鲔鱼

含丰富的EPA和DHA，吃了头好壮壮

吃鲔鱼可以预防动脉硬化、延缓衰老，并活化脑力

鲔鱼含有丰富的DHA与EPA，能活化脑细胞，让男人在忙碌之余，依然能使脑力清晰有条理。DHA与EPA也有促进血液循环、保持血管弹性、预防动脉硬化的功效。

鲔鱼也含丰富的硒，硒是抗癌防老的高手，对预防三高也很有效果。男人常吃鲔鱼，可延缓老化，让三高不上身。

烟熏鲔鱼容易致癌?

鲔鱼虽然是很健康的食物，但市面上的烟熏鲔鱼却容易致癌，因为烟熏鲔鱼是以高温的烟熏方式料理，容易破坏鲔鱼的营养素，并产生致癌物，且通常含钠量高，也容易造成高血压，建议应避免食用烟熏鲔鱼。

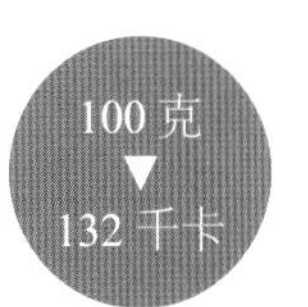

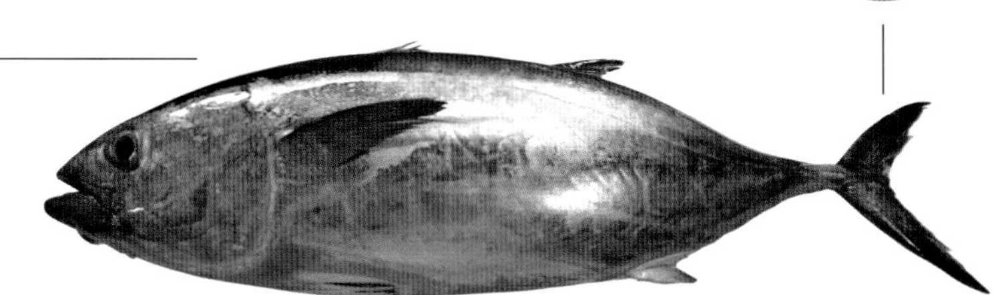

重要成分

食品上 含不饱和脂肪酸EPA和DHA，也富含维生素A、B_6、E和各种矿物质

鲔鱼中的EPA和DHA都是活化脑力、抗老化的高手，其中的维生素A可以保护眼睛，维生素B_6可促进食欲，维生素E可保护皮肤光滑有弹性，其他还含钙、磷、铁、硒等矿物质。

食用重点

餐桌上 偏黑的鲔鱼建议不要食用

食用鲔鱼应选肉质颜色红润、泛油光者为佳，若颜色偏黑，建议不要食用，因为已经不新鲜。另有不肖业者为了保持鱼肉的鲜红，会将一氧化碳打入鱼肉，其实可以用手触摸一下鱼肉，若失去弹性，即使颜色鲜红，也不建议购买食用。

功效

身体内 可消除疲劳、预防癌症、保护心血管

鲔鱼中所含的铁质，可协助提供身体组织所需要的氧气，有消除疲劳功效，而其中维生素A、维生素E及硒都能帮助身体消除自由基，降低罹癌的几率。鲔鱼当中Omega-3是属于不饱和脂肪，可降低三酸甘油脂、保护心血管，达到防治心血管疾病的功效。

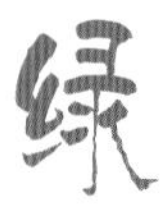

绿茶 Green tea

超强的抗氧化力，超级逆龄高手

含丰富的儿茶素及维生素 C，是对抗老化的高手

绿茶是近年来美容瘦身的新宠儿，100 克的绿茶只有 3 千卡的热量，且可以去脂、解腻，无论男女都可以借着喝绿茶维持年轻苗条的身材。绿茶中的儿茶素是很强的抗氧化剂，可以延缓细胞老化，使皮肤充满弹性，而维生素 B、C、E 可和儿茶素协同，达到更强力的抗氧化效果，让男人看起来更年轻、有活力。

多喝绿茶可青春常驻、延缓老化

绿茶所含儿茶素中的没食子酸酯化儿茶素（EGCG）含量很高，是超级的抗氧化剂，可阻断一连串的氧化反应，避免 DNA 和细胞氧化，有效对抗老化。

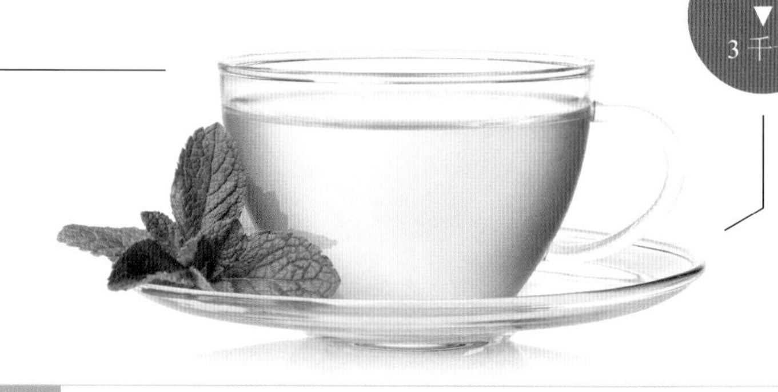

重要成分

食品上 含丰富的儿茶素、β－胡萝卜素及维生素 B、C、E

绿茶含有丰富的儿茶素，根据现代生物化学研究，绿茶所含儿茶素中没食子酸酯化儿茶素（EGCG）含量最高，是活性最强的抗氧化自由基清除剂。而绿茶中所含的维生素 B、C、E 及 β-胡萝卜素，可一起协同，形成强大的抗氧化作用。

食用重点

餐桌上 空腹不宜饮用绿茶，饭后宜隔 15 分钟再喝

空腹时不宜饮用绿茶，而饭后宜隔 15 分钟后再喝，并以淡茶为宜，可助消化。饮用绿茶，应定量定时，依个人体质及需求而定。

功效

身体内 可美容养颜、预防三高、强健牙齿、预防癌症

绿茶的儿茶素成分，具有清除自由基的作用，能延缓老化及皱纹产生，而丰富的叶绿素可改善黑色素沉淀的问题。绿茶中的儿茶素和维生素 C 可以调节血糖、血脂、血压，有助于男人预防三高。

绿茶主要能抑制链球菌和其他细菌在饮食后于牙齿表面沉积的不洁物上生长，预防蛀牙。绿茶中的儿茶素能与维生素协同，形成很强的抗氧化剂，抑制恶性肿瘤生长，有效预防癌症。

洋葱 Onion

兼具抗癌与保护血管的功效

富含槲皮素、山柰酚，具有防癌抗老、保护心血管的功效

洋葱的槲皮素、山柰酚都有强大的抗氧化作用，可以延缓细胞老化，让皮肤保持年轻有活力。洋葱当中的硒能对抗癌症，而硫化合物能降低血压，并能抑制胆固醇生成，增强血管弹性，是预防动脉硬化的高手。

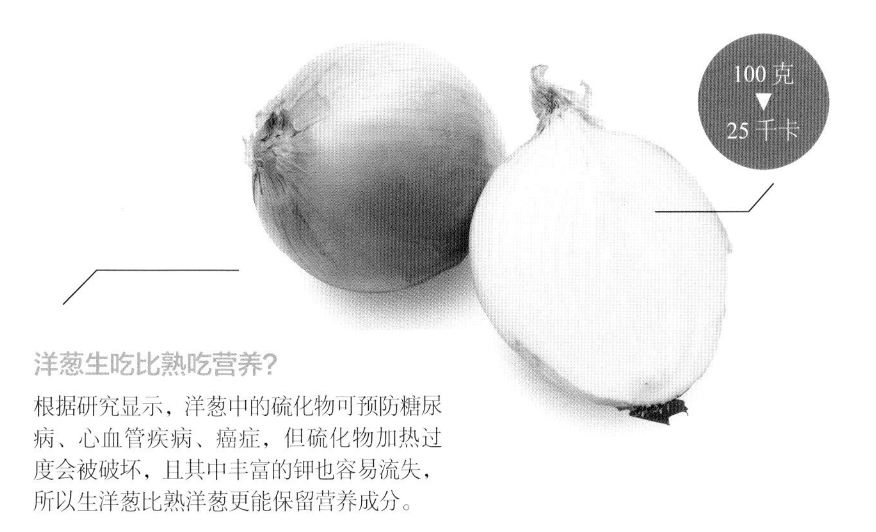

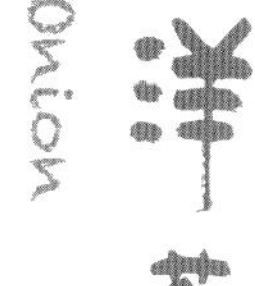

100克 ▼ 25千卡

洋葱生吃比熟吃营养?

根据研究显示，洋葱中的硫化物可预防糖尿病、心血管疾病、癌症，但硫化物加热过度会被破坏，且其中丰富的钾也容易流失，所以生洋葱比熟洋葱更能保留营养成分。

重要成分

食品上 在体内发挥抗氧化作用的硫化合物、硒、槲皮素、山柰酚

硫化合物、硒、槲皮素、山柰酚这些植化素，都有强大的抗氧化作用，而其中的前列腺素A可以说是一种血管的扩张剂。

食用重点

餐桌上 洋葱的3种品种，适合的不同吃法

市面上常见的洋葱有白、黄、紫3种颜色。其中白洋葱甜味最高，适合烘烤或熬汤；黄洋葱烹调后带有淡淡香甜，适合热炒或煮汤；紫洋葱口感较脆，适合凉拌。

功效

身体内 洋葱能促进肠胃蠕动、改善过敏，可达到降血糖、保护心血管等多种功效

洋葱的硫化物能增进肠胃蠕动、促进胃酸分泌、调降血脂、抑制胆固胆生成，而洋葱中的木犀草素、槲皮素能抑制细胞分泌组织胺，改善过敏现象。洋葱中所含的铬，有助于糖类代谢、促进胰岛素分泌，可达到降血糖的功效，而前列腺素A可扩张血管，达到保护心血管的功效。

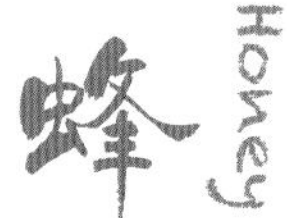
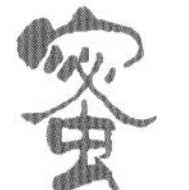

蜂蜜 Honey

营养丰富又容易吸收，有老人牛奶的美誉

蜂蜜可润肠护肤、降血压，并预防动脉硬化

蜂蜜中的脂肪酸可以润滑肠道，并增强胃肠蠕动，促进排泄，减少废物和毒素附着在肠道的时间。

蜂蜜当中含有多种氨基酸及维生素 B、C，能防止皮肤粗糙干燥、延缓皱纹生成，使皮肤看来光滑有弹性。

多吃蜂蜜可以延年益寿？

前苏联学者曾调查了 200 多名百岁以上的老人，其中养蜂人高达 143 位，可以推测他们如此长寿与常吃蜂蜜有关。根据研究证实，常吃蜂蜜的确可以增进免疫力，对抗老化，达到延年益寿的效果。

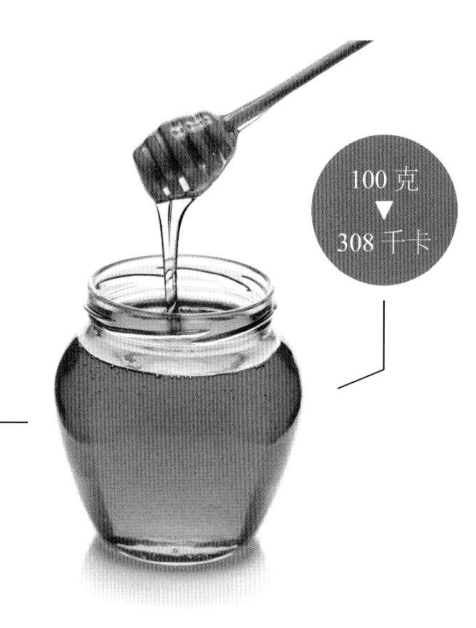

重要成分

食品上 蜂蜜含葡萄糖、果糖、多种氨基酸及维生素 B、C、K 等

蜂蜜含葡萄糖、果糖，容易被人体消化吸收，还有多种氨基酸及维生素 B 群、C、K 等，更含有生物素、烟碱酸、叶酸、钠、钾、镁、钙……由于好吸收又营养，也被称为老人的牛奶。

食用重点

餐桌上 每天晚上睡前喝蜂蜜水，可达到安眠、护肤的功效

中医曾流传这样一句话："朝朝盐水，晚晚蜜汤。"意思是每天早起空腹喝淡盐水，每天晚上睡前喝蜂蜜水。因为早上喝淡盐水有消炎作用，并润肠胃通便；而晚上喝蜂蜜水有助于入睡，并且能让皮肤光滑有弹性。

功效

身体内 促进肠胃蠕动，使皮肤光滑

蜂蜜可增强胃肠蠕动能力，缩短大便停留在肠道的时间。食用或将蜂蜜敷在脸上，可起到滋润和营养作用，使皮肤看起来光滑细致。

手机扫一扫，立即看视频

"枣仁蜂蜜小米粥"怎么做？赶快扫扫我！

丝瓜

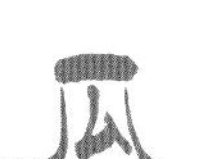

Loofah

富膳食纤维和维生素，物美价廉的保养品

丝瓜可以促进肠胃蠕动，防癌、抗老化

丝瓜含有丰富的纤维质，能促进肠胃蠕动，协助排便，有效清除体内的毒素与致癌物。丝瓜含有维生素 C、β - 胡萝卜素及微量元素硒，这些都是很强的抗氧化剂，可协助人体清除自由基，达到对抗老化的效果；而干扰素诱生剂也能刺激人体产生干扰素，达到对抗病毒、防癌的功效。

丝瓜炒蛋可以加速伤口愈合？

丝瓜炒蛋可以说是一道美味又家常的料理，如果有嘴破或是皮肤有伤口的人，建议可以吃丝瓜炒蛋，因为丝瓜中的叶酸可以帮助蛋白质合成，加速伤口的愈合。

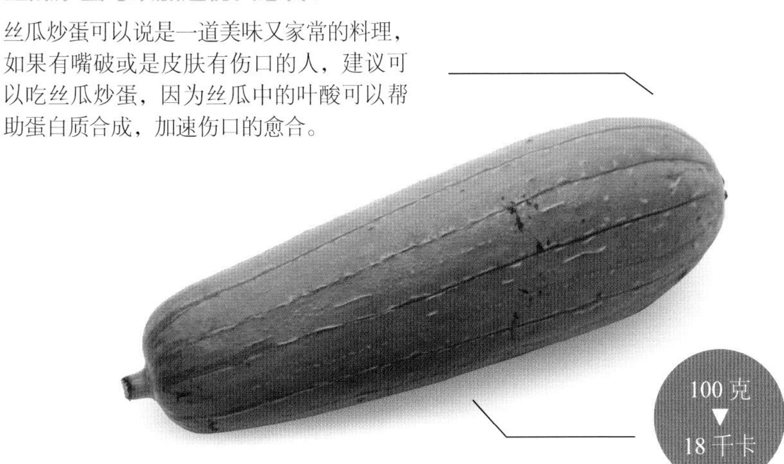

100 克 ▼ 18 千卡

重要成分

食品上 丝瓜含丰富的维生素 B、C 及硒，还有多种矿物质

丝瓜中丰富的维生素 B、C，是除斑抗皱的天然保养品，且其中的微量元素硒有抗氧化作用，可抑制癌细胞成长。丝瓜还含钙、磷、钾、镁等矿物质。

食用重点

餐桌上 丝瓜最好烹调前再削皮，因为一切块就会流失营养

丝瓜买回家最好能在 1 ~ 2 天内吃完，比较能品尝到丝瓜的鲜美。而它的外皮是保护层，所以最好烹调前再削皮、切块，因为一切块就容易流失营养与水分。

功效

身体内 丝瓜可祛热化痰、预防便秘、美白、抗衰老

从中医的角度来看，丝瓜能清热解毒、化痰润肺、生津止渴。丝瓜热量低，纤维含量高，常吃丝瓜可以除去痘痘，并有效缓解便秘症状。
丝瓜水可说是最天然的美容水。因为所含的维生素 B 群能防止皮肤老化，而维生素 C 则能保护皮肤、消除黑斑，使皮肤保持洁白、细嫩。

2. 男人吃了可以预防三高的明星食物

男人到了中老年最怕有三高，三高即是高血压、高血糖、高血脂，可说是非常威胁男人健康的杀手，一定要及早预防。可以预防三高的食物，通常都有低热量、高纤维的特点。任何一个中老年人都不可忽视预防三高的重要性。

以下几种预防三高的食物，大多含有丰富的纤维素、维生素、矿物质，而且除了可以预防三高之外，也兼具控制体重的效果。

苹果 Apple

富含维生素与植化素，三高的克星

苹果可预防高血压、高血糖及心血管疾病

苹果的钾含量丰富，可促进钠离子的排出，能有效预防高血压。苹果当中的铬能参与糖类的代谢，并促进胰岛素的分泌，达到调节血糖的功效。苹果中的果胶有助于含胆固醇成分的胆汁排出体外，达到降低血胆固醇的功效，让你摆脱心血管疾病的威胁。

吃完苹果要尽快刷牙?

吃苹果可以增强牙齿的咀嚼作用，但苹果的有机酸丰富，会侵蚀牙齿珐琅质，吃完苹果后要尽快刷牙。

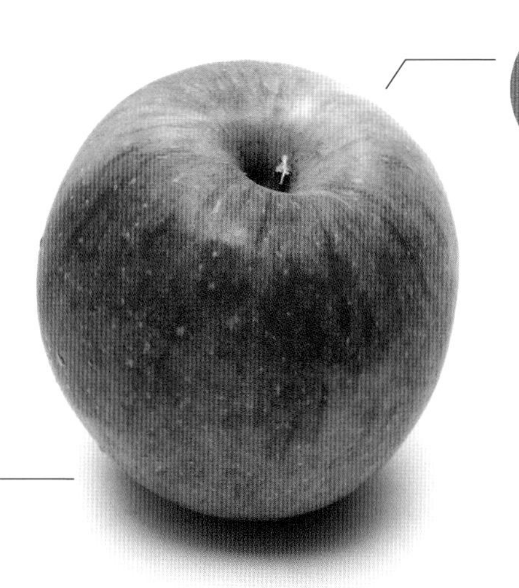

100克 ▼ 50千卡

重要成分

食品上 苹果含维生素C、花青素、β－胡萝卜素及多种矿物质

苹果中的维生素C含量丰富，而花青素、β-胡萝卜素、槲皮素、杨梅素等植化素都是抗氧化高手，维生素C和植化素可协同成超强抗氧化剂。苹果中还含多种矿物质，像是锌、铬都是男性不可或缺的营养素。

食用重点

餐桌上 红苹果比青苹果营养

青苹果和红苹果的营养素其实很类似，但以维生素C的含量来看，红苹果比青苹果高出4倍之多，而红苹果的果皮也含有青苹果没有的β-胡萝卜素和花青素，可以说红苹果比青苹果更营养。

功效

身体内 苹果能减重、提高精子活力，并改善气喘和过敏

100克苹果的热量为50千卡，热量不高，而且苹果中的果胶遇水膨胀，会产生饱足感，就可以减少糖类和脂肪的摄取，最适合三高的男人食用。苹果富含锌，是合成DNA及蛋白质的酵素，和男性的前列腺合成性荷蒙有关，可提高精子活力。苹果中的槲皮素，有抑制组织胺分泌的作用，能改善打喷嚏、流鼻水等症状，也能有效防治皮肤过敏。

柠檬 Lemon

富含维生素C和柠檬酸，预防三高的最佳帮手

柠檬可以降血糖、血压，预防心血管疾病

柠檬中的维生素C有助于改善胰岛素反应、增强肝脏功能及稳定血糖。柠檬中的柠檬酸可以与钙离子结合成可溶性物质，延缓钙离子使血液凝固，有助于延缓血压上升。另外，柠檬表皮含有丰富的维生素P，可防止血管硬化，有效预防心血管疾病。

柠檬汁可以防治肾结石?

柠檬汁里面含有大量的柠檬酸，对于以钙质为主成分的结石的确会有抑制作用。如果有肾结石，可以用柠檬榨汁，加入适量的温开水，每天喝2000毫升的柠檬水，连续一个礼拜持续喝，细小的结石就会由尿道排出。

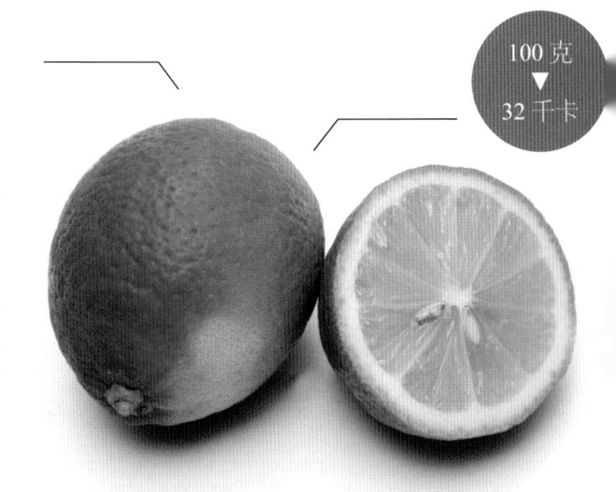

100克 ▼ 32千卡

重要成分

食品上 柠檬含有维生素C、柠檬酸、苹果酸及橙皮苷等

柠檬富含维生素C、柠檬酸、苹果酸及橙皮苷，可延缓衰老和预防慢性病。柠檬当中还含维生素 B_1 及维生素 B_2，可促进新陈代谢。另外，柠檬还含有多种矿物质，像是钙、磷、铁等。

食用重点

餐桌上 柠檬连皮一起榨汁更营养

柠檬果皮中所含的橙皮苷和柚皮苷，具有消炎作用，还可降血压、降胆固醇和预防动脉硬化，且其中富有生物类黄酮，能使维生素C发挥更强的抗氧化作用，可美白皮肤，并预防各种慢性病。

功效

身体内 柠檬可以减肥排毒、促进肠胃蠕动、改善骨质疏松、预防心血管疾病

柠檬富含柠檬酸与柠檬油精，可增加肝脏的酵素含量，协助清除累积在肝脏内的毒素，并促进新陈代谢，加速热量排出，且能刺激肠胃蠕动，减少粪便与毒素累积在肠道的机会。

柠檬酸可提高人体对钙的吸收率，增加人体骨质密度，进而预防骨质疏松症。柠檬皮中大量的维生素P，可以增加毛细血管的弹性，有效预防心血管疾病。

葡萄柚 Grapefruit

富含维生素和植化素，是三降高手

葡萄柚可降血糖、胆固醇，预防心血管疾病

葡萄柚含有柚皮苷，类似胰岛素的作用，有助于降低血糖的浓度。葡萄柚中的维生素C、柚素，可防止胆固醇堆积在血管壁，并降低血液中三酸甘油脂的含量。葡萄柚天然的果胶能降低胆固醇，钾能促进钠离子的排泄，预防高血压，能有效协助男人远离心血管疾病的威胁。

吃药的时候不宜吃葡萄柚？

葡萄柚会抑制肝脏代谢药物，所以吃葡萄柚不可和服用药物同时进行，尤其是高血压药、抗组织胺的药物，会使药物浓度在血液中升高，造成生命危险。所以，如果正在服处方药，和葡萄柚食用的时间最好间隔2个小时以上。

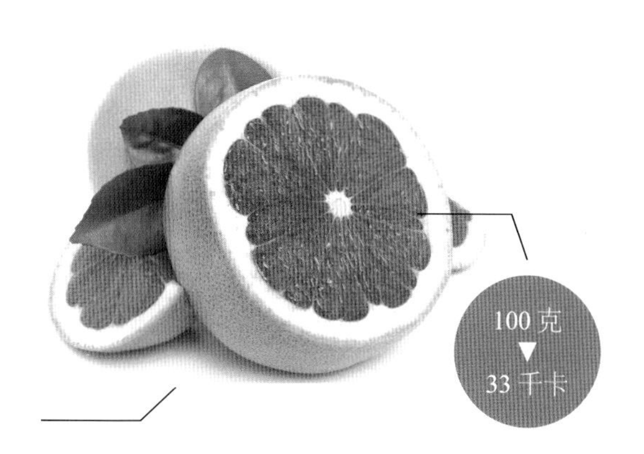

100克 ▼ 33千卡

重要成分

食品上　葡萄柚有柚皮苷、维生素C及多种矿物质

葡萄柚有柚皮苷、柚素及维生素C，还有柠檬酸及β-胡萝卜素等，具有降血压、降血糖、降血脂等三降功能，且还含有矿物质，如铁、钙、磷、钾、钠、镁、锌、硒等。

食用重点

餐桌上　葡萄柚不宜空腹食用

许多人用葡萄柚来减肥，不吃正餐就吃葡萄柚，但葡萄柚是属于柑橘类水果，会刺激胃酸分泌，造成胃部不适，尤其有胃酸逆流问题或是有胃溃疡疾病的人，更不要空腹吃葡萄柚。

功效

身体内　葡萄柚可以减肥、清肠排毒，并预防癌症、远离三高威胁

葡萄柚含有丰富的柠檬酸，还有维生素B_1、B_2，可以促进新陈代谢，协助男人减肥瘦身，其丰富的膳食纤维可促进胃肠道蠕动，减少毒素及粪便附着在肠道，预防便秘，降低大肠癌的几率。

葡萄柚中的柚皮苷是超级抗氧化物，而维生素C则能清除自由基，有效预防癌症。葡萄柚对于降血压、降血糖、降血脂都颇有功效，能协助男人远离三高。

鹅肉 Goose

低脂、低胆固醇，是预防心血管疾病的圣品

鹅肉含丰富的不饱和脂肪酸，可降低心血管疾病的发生率

年过 40 的中年男人大多担心体内胆固醇过高，专家常呼吁多吃白肉、少吃红肉，而鹅肉属于低脂、低胆固醇的白肉，而且鹅肉不饱和脂肪酸的含量高达 66%，特别是亚麻油酸含量超过其他肉类，亚麻油酸具有降血压、净化血液、预防动脉硬化的功效，可降低心血管疾病的发生率。

鹅肉具有止咳化痰的效果

从中医的观点来看，鹅肉性平味甘，有益气补虚、止渴化痰的功效；若以现代医学的观点来看，鹅肉含维生素 A，能保护咽喉、鼻腔黏膜的健康。

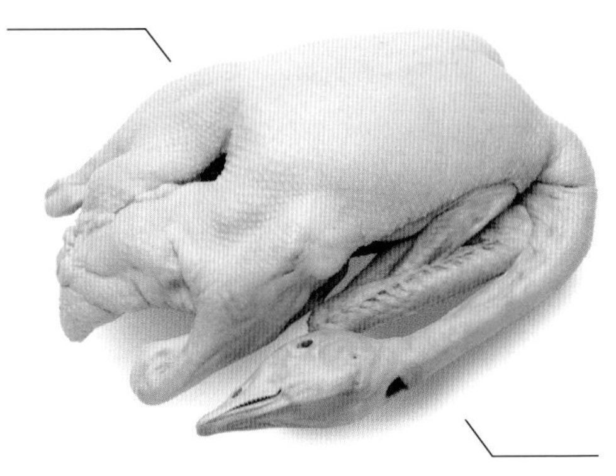

100 克 ▼ 187 千卡

重要成分

食品上 鹅肉含亚麻油酸、优质蛋白质和维生素 A、B、C 等

鹅肉含有丰富的亚麻油酸，能保持血管弹性，预防动脉硬化。鹅肉当中还富含优质蛋白质，是小男孩发育或是老人不可或缺的营养素。鹅肉当中还有维生素 A、维生素 B_1、维生素 B_2 及矿物质钙、磷、铁等。

食用重点

餐桌上 食用鹅肉最好先去皮，这样吃更健康

虽然鹅肉含不饱和脂肪酸，也有低胆固醇的优点，带皮的鹅肉食用起来口感虽佳，但脂肪含量较高，热量也高，尤其是正在减重或有三高的男性，吃鹅肉更是要忌口，最好把鹅皮去掉。

功效

身体内 鹅肉可促进发育、增强体力、预防癌症、远离心血管疾病的威胁

鹅肉中含优质蛋白质，具有人体发育所需的各种氨基酸，男童可多吃鹅肉来促进成长发育。中医认为，鹅肉益气补虚，为平补之品，多吃鹅肉有增强体力的功效。根据研究显示，鹅血含有一种免疫球蛋白、抗癌因数等活性物质，能强化人体的免疫系统，达到预防癌症的功效。

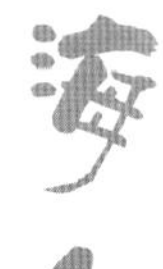
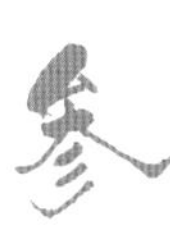
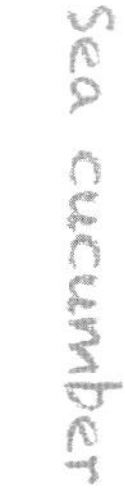

海参

Sea cucumber

兼具降血压与血糖的功效

海参含酸性黏多糖及牛磺酸，可调节血糖和血脂

海参中的酸性黏多糖具有降低血糖的功效，可抑制糖尿病的发生率，其黏多糖亦能抑制血管平滑肌的增生，能有效调节血脂，让血管维持年轻及弹性。海参当中的牛磺酸与钒、锰、钾等可以影响体内脂肪的代谢过程，具有防止脂肪肝形成的作用。

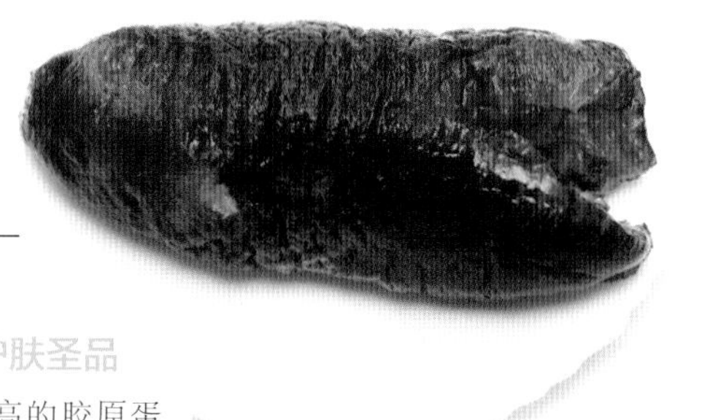

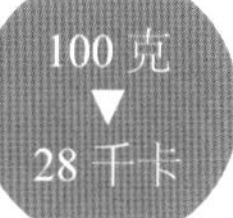

100克 ▼ 28千卡

海参是一种美容护肤圣品

海参体壁内含有很高的胶原蛋白，并有高度的保湿效果，多吃会让肌肤保持光滑及富有弹性，男人多吃海参可让外表更年轻有魅力。

重要成分

食品上 海参有黏多糖、牛磺酸及锌、硒、钒、锰等

海参富有黏多糖及牛磺酸，可调节血糖和血脂，并富含维生素A、维生素B_1、维生素B_2、烟碱酸、维生素B_6、维生素B_{12}、维生素E等，其他还有钙、磷、铁、碘、锌、硒、钒、锰等。

食用重点

餐桌上 煮海参前要先把海参泡发

市售的海参大多为干制品，料理前要先将海参泡发（泡软），过程比较繁琐，需要经过冲洗、浸泡48小时、开膛、入冰箱冷藏，再取出用中火煮40～60分钟左右，没经验或是觉得泡发太麻烦者，可买泡发的海参回来料理。

功效

身体内 海参可以消除疲劳、减肥

海参所含的牛磺酸及维生素B群丰富，具有调节神经系统、消除疲劳的功效。海参热量低，脂肪含量亦低，吃了不容易发胖，是很好的减肥食物。

手机扫一扫，立即看视频

“枸杞海参汤”怎么做？赶快扫扫我！

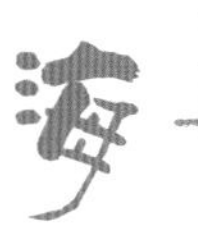

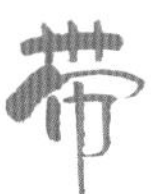

海带 Kelp

富含膳食纤维和硒，预防三高有一套

海带可以调节血糖、血压，并预防心血管疾病

海带中的膳食纤维和硒，可延缓葡萄糖吸收的速度，有效降低血糖。海带中的钾可以促进钠的排泄，有效降低血压，其中的钙与岩藻多糖可代谢血管中的胆固醇、扩张血管，达到调控血压、预防心血管疾病的效果。

吃海带其实不能治“大脖子”？

坊间俗称甲状腺肿大为“大脖子”，认为要多吃碘含量高的食物。但据研究发现，碘摄取过量或不足都能导致甲状腺肿大。医学调查显示，甲状腺肿大吃多了碘量高的海带，可能会使病情更恶化。

干海带
100克
▼
224千卡
新鲜海带
100克
▼
16千卡

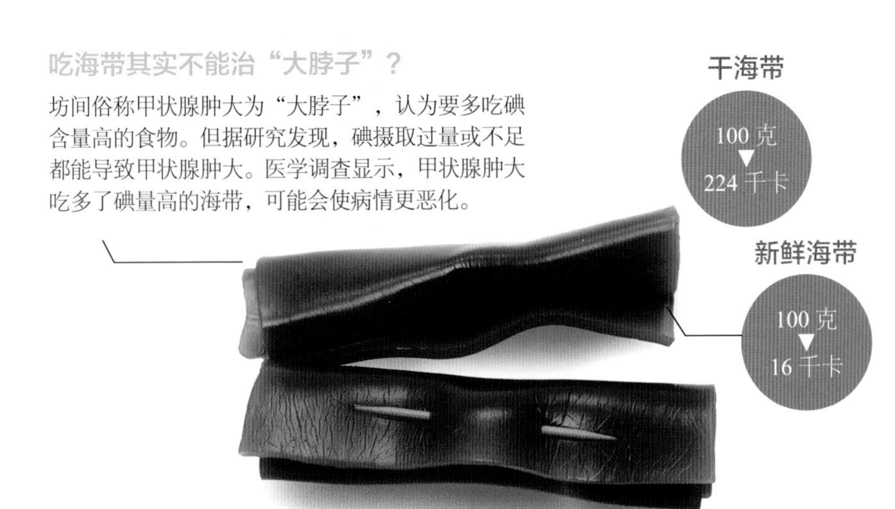

食品上 海带富有碘、硒、岩藻多糖和维生素A、B、K等

重要成分

海带中富含的碘可防治缺碘性的甲状腺肿大，其丰富的硒更有类似胰岛素的作用，可达到降血糖功能，岩藻多糖则是降血压高手。海带还含有维生素A、B、K和矿物质钠、钾、钙、铁、锌等。

餐桌上 为避免水质污染，食用海带前最好先浸泡

食用重点

由于海水污染原因，海带砷含量较高，根据研究显示，新鲜海带要泡水2小时以上，干海带至少要经水浸泡24小时，其含砷量才能达到食用安全标准，虽然这么做可能使海带流失一些水溶性营养素，但影响不会太大，尤其海带含碘量非常高，即使流失一些，人体摄取量仍足够。

身体内 海带可调节新陈代谢、预防贫血、保护皮肤头发、维持心血管健康

功效

海带碘含量非常高，能调节新陈代谢，并避免肥胖。海带含有铁质及维生素B_{12}，能协助造血，预防缺铁性贫血。其维生素B群与碘能促进毛发生长，维生素A可维护皮肤健康。

海带的岩藻多糖能促进代谢及减少胆固醇，加上钾能降低血压，因此可以预防中风、高血压等心血管疾病。

芹菜 Celery

富含钾质与植化素，是高血压的克星

芹菜富含植化素，保持血管弹性，预防心血管疾病

芹菜中的膳食纤维可增加胰岛素受体对胰岛素的敏感性，减少对胰岛素的用量；芹菜当中的钾可协助钠离子排出，有效预防高血压。

芹菜的植化素丰富，像是芹菜素、杨梅素、β-胡萝卜素，能彼此协同作用，形成强大的抗氧化物，避免细胞受到过氧化物的攻击，使男人延缓老化，还可以保持血管弹性，达到预防心血管疾病的功效。

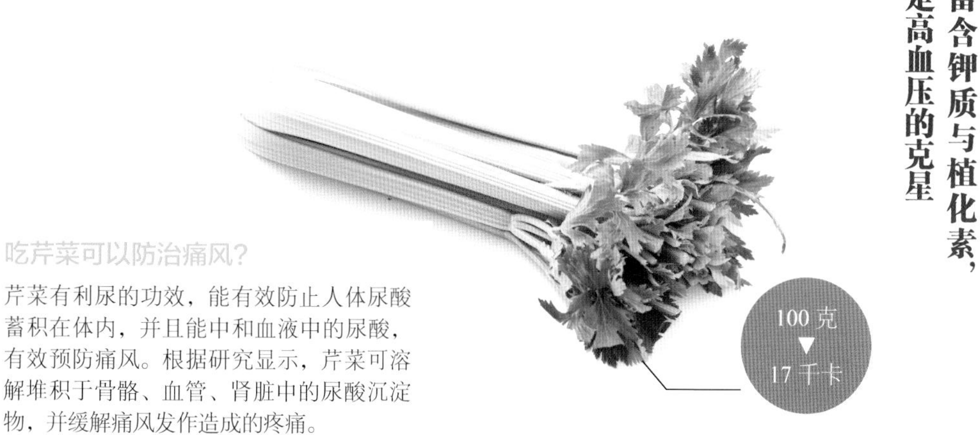

100克 ▼ 17千卡

吃芹菜可以防治痛风？

芹菜有利尿的功效，能有效防止人体尿酸蓄积在体内，并且能中和血液中的尿酸，有效预防痛风。根据研究显示，芹菜可溶解堆积于骨骼、血管、肾脏中的尿酸沉淀物，并缓解痛风发作造成的疼痛。

重要成分

食品上 芹菜含芹菜素、杨梅素、β－胡萝卜素及维生素C和钾等

芹菜中含有多种植化素像是芹菜素、杨梅素、β-胡萝卜素，能形成强大的抗氧化作用，其维生素C含量亦丰富。芹菜中的钾能有效预防高血压，其他还含有镁、钙、磷、铁、锌、钠等。

食用重点

餐桌上 芹菜的叶子不要丢弃，内含丰富的营养

许多人不喜欢芹菜叶的味道，每次食用时都将它丢弃，有研究指出，芹菜叶的营养比茎高出许多，芹菜叶的β-胡萝卜素、维生素 B_1、维生素C都是茎的好几倍，下次烹调芹菜不妨将叶子入菜，可摄取更多营养。

功效

身体内 芹菜可降胆固醇

芹菜膳食纤维及粗纤维相当丰富，能够促进胆酸、胆酸盐通过粪便排出，降低血清胆固醇。

手机扫一扫，立即看视频

“芹菜鲫鱼汤”怎么做？赶快扫扫我！

苦瓜 Balsam pear

富含苦瓜苷、三萜类化合物，是超级降糖明星

苦瓜可降血糖、降血压，预防心血管疾病

苦瓜含有丰富的苦瓜苷、三萜类化合物、多胜肽，这三者皆有降血糖功效，对高血糖患者或是第二型糖尿病人，都是最佳的降糖食物。苦瓜当中的钾和维生素C可以预防高血压，进而防止动脉硬化、降低中风的罹患率，能有效预防心血管疾病。

减轻苦瓜苦味，这样做！

将切好的苦瓜加盐腌渍，然后将水滤掉，可减轻苦味；或将苦瓜切块，先用热水煮熟，然后放进冷水中浸泡，就能去除苦味。若不怕辣的人，可将苦瓜和辣椒同炒，也能减轻苦味。

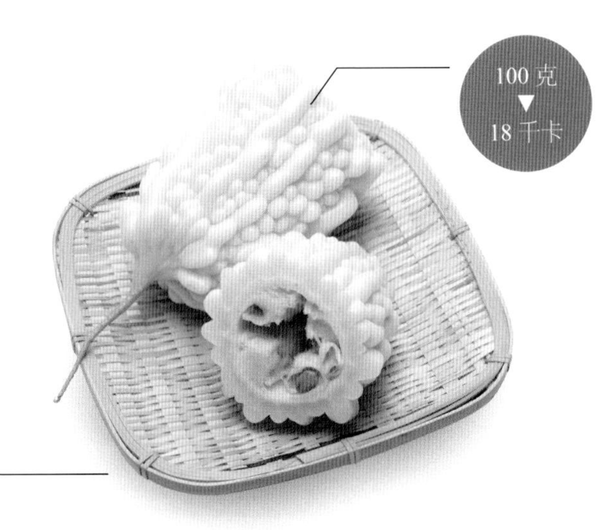

100克
▼
18千卡

重要成分

食品上 苦瓜含苦瓜苷、三萜类化合物、多胜肽及维生素C、钾、钙、镁等

苦瓜中的苦瓜苷、三萜类化合物、多胜肽都是降血糖高手，而维生素C和钾则是保护心血管的双杰，苦瓜还含有钾、钙、镁、磷等多种矿物质。

食用重点

餐桌上 绿苦瓜适合做沙拉；白苦瓜适合炒或煮汤

目前常见的苦瓜有2种。绿苦瓜比脆，较适合用来榨汁或是做成沙拉食用；白苦瓜的质地较软，较常用于炒菜或煮汤。

功效

身体内 苦瓜可以预防贫血、消暑解热、防癌抗老、预防心血管疾病

苦瓜中含有丰富的维生素C及叶酸，维生素C可以促进铁质吸收，叶酸可以预防贫血。苦瓜含有奎宁，能抑制体温中枢，因此能消暑、解热、退火。

苦瓜被称为“瓜中C王”，维生素C加上维生素A、奎宁、苦瓜蛋白等，都能提高人体免疫力，达到抗癌、防老功效。苦瓜中的钾、维生素C可以维护血管健康，让男人有效预防心血管疾病。

绿豆 Mung bean

能清热解毒，利尿消暑

富含钾质和植物甾醇，可降血压、降胆固醇

绿豆中的钾含量高，能促进钠的排泄，有效降血压；绿豆中含有植物甾醇可与胆固醇竞争酯化酶，使之不能酯化而减少肠道对胆固醇的吸收，降低血液中总胆固醇的含量。绿豆纤维质和维生素C含量丰富，能发挥保护心血管的作用，有效预防心血管疾病。

吃绿豆帮男人"碱"回健康

现代男人常常大鱼大肉，吃进过多酸性食物，绿豆则是碱性食物，能平衡一下体内过酸的体液。夏天时，人体水分流失较多，体内电解质遭到破坏，多喝点绿豆汤，可以维持水液电解质平衡。

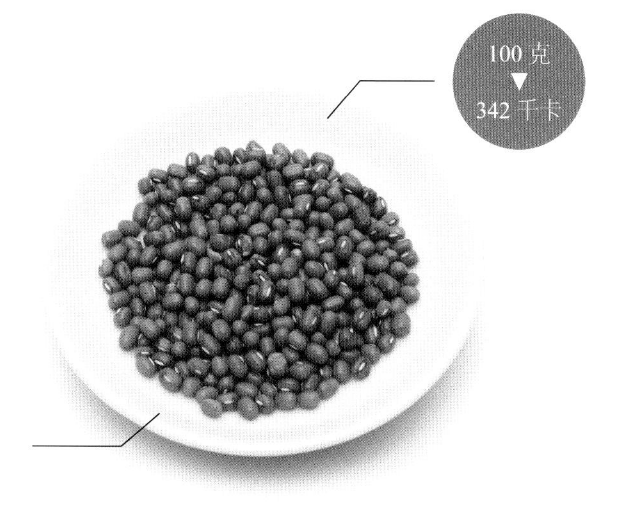

100克 ▼ 342千卡

重要成分

食品上 绿豆含皂素、蛋白质、维生素B、维生素C及钾、钙等

绿豆富含皂素、蛋白质和维生素A、B、C、E、K，皂素可以消水肿，蛋白质可以分解成人体更易吸收的氨基酸。绿豆还含有钙、铁、磷、钾、钠、镁、锌等矿物质。

食用重点

餐桌上 夏天可多饮绿豆汤，但频尿和胀气者不宜食用太多

夏天可多饮绿豆汤，可以起到清热消暑的作用，还具有解酒毒和药物毒的效果，但绿豆利尿，吃太多也容易胀气，所以频尿和胀气者不宜食用太多。

功效

身体内 绿豆可预防便秘、保护心血管

绿豆纤维质含量丰富，能促进胃肠蠕动，预防便秘，还含有钾，能清除体内粪便及胆固醇，同时还能降低血压，发挥保护心血管的作用。

手机扫一扫，立即看视频

"天麻红枣绿豆汤"怎么做？赶快扫扫我！

3. 帮助男人抗癌的超级食物

癌症一直是威胁现代人健康的一个强大杀手。多年来，防癌的药物一直推陈出新，其实只要吃对食物，就可以达到防癌胜于治疗的效果。许多蔬菜水果都可以防癌，是因为其中除了含丰富的维生素外，还含有植化素。

本章介绍的食物除了咖哩是调味料，其他都是蔬菜水果，并特别选录几种具有代表性的抗癌蔬果。

包菜

Cabbage

热量低、纤维高，是超级抗癌之王

包菜属于十字花科，含吲哚和硫配糖体，能预防癌症

包菜属于十字花科，含吲哚和硫配糖体，是抗癌高手，包菜富含的维生素C能和吲哚与硫配糖体形成强大的抗氧化作用，去除自由基，有效预防癌症生成。包菜的热量低、纤维高，吃起来有饱足感，可以促进胃肠蠕动，减少脂肪囤积，达到预防便秘、减肥瘦身的效果。

包菜是最佳护胃高手

包菜的维生素K能预防血液凝固；维生素U则具有保护黏膜细胞的作用，能改善胃溃疡和十二指肠溃疡，而维生素U也有解毒的功效。此外，包菜的硫配糖体，能有效预防胃癌，胃不好的人多吃包菜就对了。

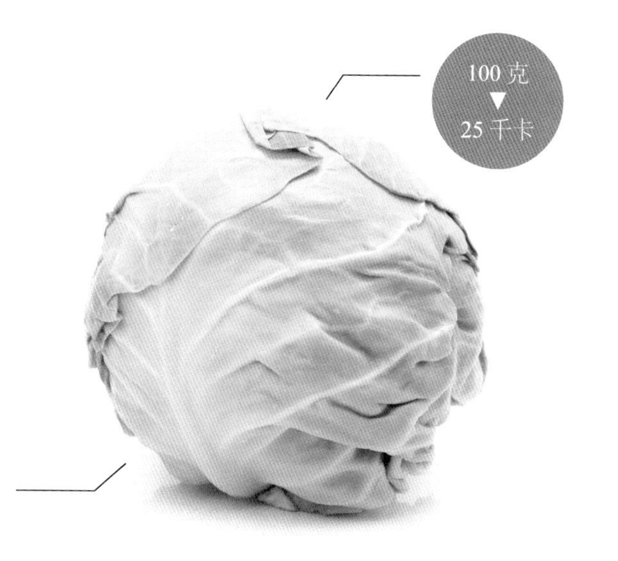

100克 ▼ 25千卡

重要成分

食品上 包菜含丰富吲哚、硫配糖体、维生素C及矿物质钾、钙、叶酸等

包菜含吲哚和硫配糖体，是抗癌双杰，还含有糖类、蛋白质、脂肪及维生素A、C、K、U，还有钾、钙、镁、锰、叶酸等，俗称厨房里的天然胃药。

食用重点

餐桌上 包菜可和富有动物性胶质食物一起搭配食用

含有维生素C的包菜可以与动物性胶质的食物一起食用，不仅可以保持皮肤弹性，两者协同预防癌症效果更佳。含有动物性胶质的食物有鸡脚、海蜇皮、猪脚等。

功效

身体内 包菜能护肤、预防癌症、保护肠胃

包菜富含的维生素C能促进胶原蛋白生成，使细胞间紧密结合，让皮肤呈现光滑与弹性。包菜的吲哚成分具有抑癌作用，含有的硫化物可抑制幽门杆菌，因为幽门杆菌是胃溃疡形成的原因之一，西兰花或包菜都有预防胃溃疡的功能。

大白菜 Chinese cabbage

含吲哚和萝卜硫素，是消灭癌细胞的尖兵

大白菜可增强免疫力，有效预防癌症

大白菜中的硒与锌皆为抗氧化物质，前者能够增强谷胱甘肽抗过氧化物的活性，后者具有促进细胞活性作用，两者作用相加，可以提高免疫力，并有效预防癌症。而大白菜当中的吲哚，也能有效抑制癌细胞的生长。

大白菜先洗后切可保有维生素

大白菜和一般蔬菜的处理程序一样，要先洗后切，以保证营养成分不会流失。如果先切后洗，会流失维生素C，因为大白菜中的水溶性维生素C容易流失于清洗的水中。

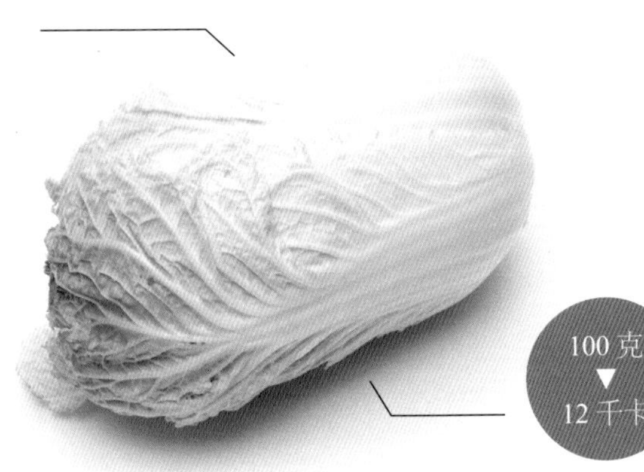

100克 ▼ 12千卡

重要成分

食品上 大白菜含吲哚、萝卜硫素、维生素C和硒、锌等矿物质

大白菜含吲哚、萝卜硫素与维生素C，三者都是抗癌、防老、预防慢性病的高手，其中的硒、锌除了抗癌作用，还可以预防心血管疾病。大白菜还含有维生素A、B群和矿物质镁、钙、磷、铁等。

食用重点

餐桌上 大白菜烹调时加点醋，用热开水烫一下能保有营养

烹调时加点醋可以使大白菜中的钙、磷、铁元素分解出来，有利于人体吸收，大白菜加热后，会产生一种氧化酶，它对维生素C有很强的破坏作用。这种氧化酶在温度65℃时活动力最强，而在85℃时就被破坏了。

功效

身体内 大白菜能解毒、促进生长发育，并预防心血管疾病与癌症

大白菜所含的异硫氰酸盐及萝卜硫素很高，有助于提高肝脏解毒酵素的能力，减少毒素对细胞DNA的干扰，所含有的锌、锰、铜等微量元素是青少年生长发育的必需营养，有助于小男孩长高、长壮。

大白菜含有丰富的维生素C和膳食纤维，可降低胆固醇，增加血管弹性，有效预防心血管疾病。而大白菜为美国癌症医学会推广的30种抗癌蔬果之一，有百菜之王的美誉。

甜椒 Sweet pepper

富含植化素及维生素C，防癌抗老之星

甜椒富含椒红素、β-胡萝卜素及维生素C，防癌抗老一级棒

甜椒含有椒红素、β-胡萝卜素及维生素C，三者能协同成为很强的抗氧化剂，去除体内多余的自由基，抗癌防老的效果堪称一流。甜椒的维生素C含量比柑橘类还高，能增强免疫力，且β-胡萝卜素能在体内转化为维生素A，也有防癌效果。

甜椒生吃或快炒可保留营养素?

甜椒含有丰富的维生素C，但维生素C不耐热，因此，想摄取甜椒的营养，不妨将甜椒制成沙拉。可先将甜椒洗净，并去掉蒂头、切块，沾点美乃滋或是自制的酱料就很好吃，如果不习惯生吃也可以用大火快炒。

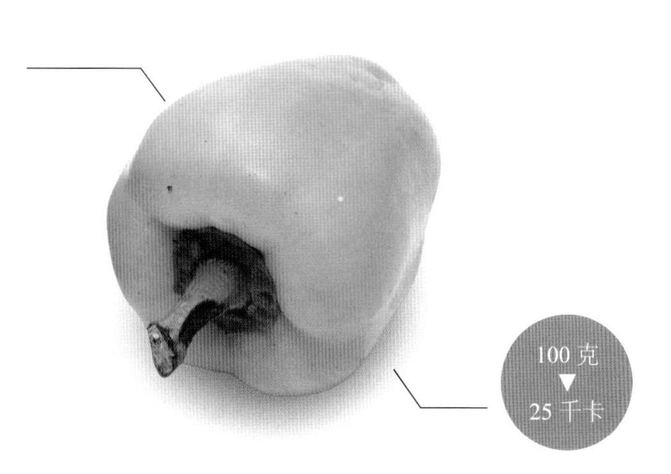

100克 ▼ 25千卡

重要成分

食品上　含丰富的椒红素、β－胡萝卜素及矿物质

甜椒含有丰富的椒红素及β-胡萝卜素，是护肤抗老、防癌抗癌的好帮手，还含有维生素B_1、维生素B_6、维生素C、烟碱酸、叶酸及矿物质钙、钠、磷、铁等。

食用重点

餐桌上　甜椒生吃比熟食更容易摄取维生素C

甜椒生吃比熟食更容易摄取维生素C，用来当配菜炒食也很美味，但不宜炒太久，容易流失营养素。

功效

身体内　甜椒可消除疲劳、增进免疫力、保护心血管、抗癌防老

甜椒含有维生素B群可以消除疲劳、增进免疫力。甜椒的维生素C可以活化免疫系统。维生素A、C能避免皮肤干燥、产生细纹，也具有抗衰老的功效。甜椒中的椒红素能使好的胆固醇——高密度脂蛋白（HDL）增加，坏的胆固醇——低密度脂蛋白（LDL）减少，有效降低心血管疾病的发生率。日本曾做过一项研究，发现甜椒抗癌能力超强，胜过番茄与大蒜的抗癌力。

南瓜 Pumpkin

调整体质，提升免疫力

南瓜含丰富的维生素 C、硒和植化素，是防癌的最佳帮手

南瓜含有维生素 C、硒及多种植化素，像是 β- 胡萝卜素、叶黄素、玉米黄素，都是超级抗氧化物，其中硒更参与了前列腺的新陈代谢，有助于男性预防前列腺癌。南瓜适合减肥的男性当主食用，热量是白饭的一半，营养却是白饭的好几倍，且丰富的纤维质可以通便润肠，促进排泄。

常吃南瓜有助于预防前列腺疾病

许多男性 50 岁以后，就有前列腺肥大的问题，南瓜籽里含有丰富的锌，对于前列腺具有保健作用。

100 克 ▼ 70 千卡

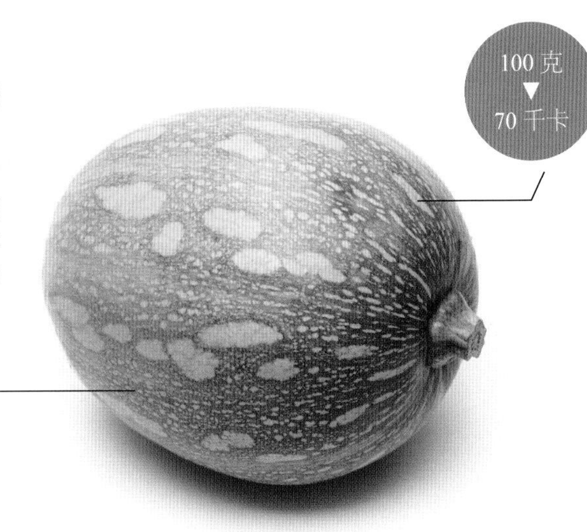

重要成分

食品上 在体内发挥抗氧化作用的维生素 A、铬、硒及植化素

南瓜富含维生素 A 及铬、硒、钴等微量元素，其中还有丰富的植化素，像是 β- 胡萝卜素、叶黄素、玉米黄素、阿魏酸等，可以说是一个抗氧化的宝库。

食用重点

餐桌上 南瓜连皮、籽一起吃营养更丰富

南瓜内种子旁的柔软部分和外皮，营养十分丰富，南瓜可说全身都是宝，建议不要去皮与籽，均可一起入菜。

功效

身体内 南瓜可预防癌症

南瓜含有 β- 胡萝卜素、叶黄素、玉米黄素、维生素 C 及硒，这些都是超强的抗氧化剂，可以达到抗癌、防癌效果。

手机扫一扫，立即看视频

"冰糖百合蒸南瓜"怎么做？赶快扫扫我！

黑木耳

Black fungus

活血、防止血管硬化

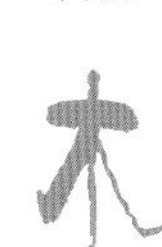

黑木耳含多糖体、硒和纤维质，蕴含抗癌的秘密

黑木耳含有多糖体和硒，两者皆具有良好的抗氧化作用，可去除自由基，提升免疫力，达到抗癌效果。黑木耳的膳食纤维可促进肠胃蠕动，缩减毒素与致癌物在肠内停留的时间，降低大肠癌的几率。

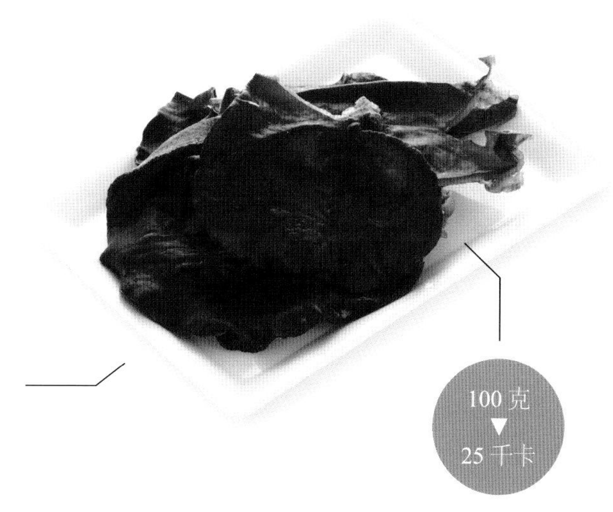

100克 ▼ 25千卡

黑木耳比白木耳营养

黑木耳堪称食品界的阿斯匹灵，黑木耳含有的蛋白质、维生素和铁的含量高出白木耳1～5倍，又被人称为素中之荤。黑木耳的铁质含量也是猪肝的5倍，可以说是天然的补血剂，也是身体的清道夫。

重要成分

食品上　黑木耳含多糖体、铁质和硒，还有维生素D及多种矿物质等

黑木耳含丰富的多糖体、铁质、硒，以及糖类、蛋白质、卵磷脂，还有维生素B、D和矿物质钠、钾、钙、镁、磷、锌等。物美价廉，堪称平民的燕窝。

食用重点

餐桌上　有伤口或手术前后要避免食用黑木耳

黑木耳可以汆烫后凉拌，或是搭配肉类、甜椒、胡萝卜等一起炒，也可以煮成鸡汤，提高免疫力。但黑木耳有抗凝血作用，有伤口及手术前要避免食用。

功效

身体内　黑木耳可以预防贫血、便秘、癌症，并保护心血管

黑木耳是所有菇蕈类含铁量最高的，其铁质含量是猪肝的5倍，可以有效预防缺铁性贫血，让男人充满活力。黑木耳含有丰富胶质及膳食纤维，能帮助肠胃蠕动，通便润肠，加速体内废物的排泄，有效预防便秘。
黑木耳中的多糖体能清除体内的自由基，可有效预防癌症，并能清除胆固醇和血脂肪，维护心血管的健康与弹性。

富含多糖体，抗癌效果一级棒

香菇的多糖体可以提升免疫力，对抗癌症

香菇含有多糖体，具有调节自然杀手细胞（NK 细胞）跟巨噬细胞的功效，能改善免疫系统，吞噬病菌，提升人体的免疫能力。其多糖体含有干扰素诱导物质，不但能对抗病毒，也有防癌的功效。

痛风与肾脏病患者不宜多吃香菇?

香菇是高普林、高钾质、高蛋白的食物，因为痛风患者食用高普林的食物会使尿酸更难排出，而香菇当中的高钾质和高蛋白也会加重肾脏的负担，所以痛风和肾脏病患者不宜多吃香菇。

鲜香菇
100 克
25 千卡
干香菇
100 克
221 千卡

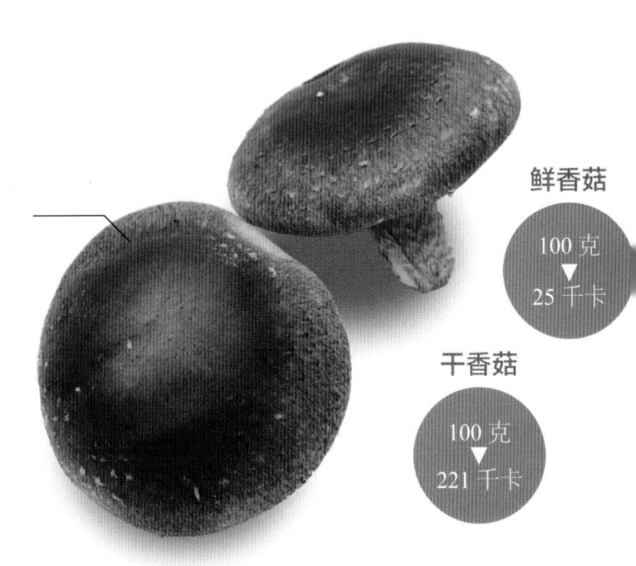

重要成分

食品上 含丰富的氨基酸、多糖体、维生素，是抗癌皇后

香菇含 10 多种氨基酸，其中有 7 种是人体必需的氨基酸，还有多糖体，具有活化巨噬细胞、增加免疫力的功能，还含有维生素 B、C、D，有“抗癌皇后”的美誉。

食用重点

餐桌上 泡过的香菇水不要倒掉

干香菇因受过日光曝晒，所以富含维生素 D，烹调前需先泡水发开，而泡过香菇的水营养非常丰富，不要倒掉，可加入菜中烹调，当成高汤使用。

功效

身体内 香菇可预防癌症、美容养颜、减肥、强化骨骼

香菇含有多糖体，可增加自然杀手细胞的数量，也能强化巨噬细胞的功能，抑制肿瘤成长、对抗癌症。香菇的维生素 D，可以强化骨骼，保护牙齿。

香菇中的核苷酸可以美容养颜，使皮肤白皙、光滑，充满弹性。新鲜香菇热量低，是减肥人士的圣品。

黄豆 Soybean

黄豆能抗癌、减肥、抗老化

黄豆含有大豆异黄酮和皂角苷，是抗癌双杰

根据研究显示，黄豆当中的类女性荷尔蒙——异黄酮，具有抗菌、抗氧化及干扰肿瘤细胞生长等功能，可以有效防治癌症。黄豆当中的皂角苷则能刺激免疫系统的功能，杀死癌细胞，尤其能有效降低皮肤癌及大肠癌细胞的生长几率。

黄豆有助于让男性皮肤更好?

男性也有类似女性的更年期症状，只是没有那么明显的年纪区隔。根据研究显示，黄豆当中的异黄酮素其化学结构与女性荷尔蒙相似，具有缓解并改善更年期症状的情况。从医学观点来看，男性如果也摄取了多量的雌激素，会出现女性特征，但如果适量食用，会使皮肤呈现光滑有弹性的效果。

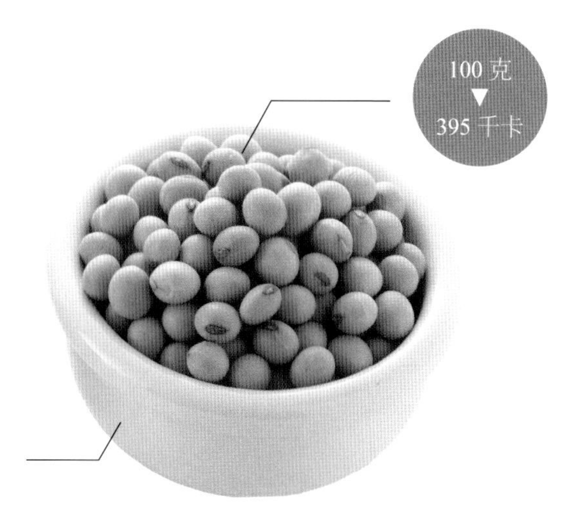

100克 ▼ 395千卡

重要成分

食品上 黄豆含大豆异黄酮、皂角苷及维生素A、B、C等

黄豆含大豆异黄酮、皂角苷、卵磷脂、植物固醇等，还有蛋白质、脂肪、糖类及维生素A、维生素B_1、维生素B_2、维生素B_6、维生素B_{12}、维生素C、维生素E，还富含钙、镁、磷、钾、钠、硒等矿物质。

食用重点

餐桌上 黄豆和米饭搭配，摄取的蛋白质更完整

由于米饭缺少必需氨基酸的离氨酸，而黄豆缺乏甲硫氨酸，因此黄豆与米饭以1∶4比例混合煮来食用，具有很好的互补作用，可吃到完整蛋白质。

功效

身体内 抗老化、预防心血管疾病

黄豆含有大豆异黄酮，是一种植物性雌激素，也是一种抗氧化剂，可以对抗老化，并抑制血小板聚集，防止血栓，降低心血管疾病发生的几率。

手机扫一扫，立即看视频

“苦瓜黄豆排骨汤”怎么做？赶快扫扫我！

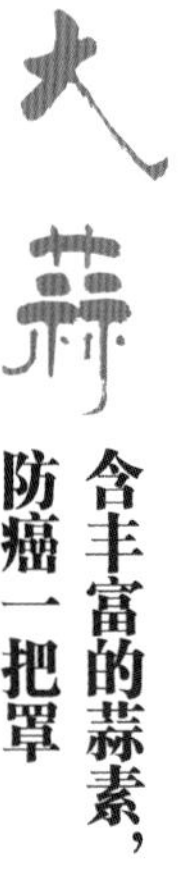

含丰富的蒜素，抗老防癌一把罩

大蒜中的蒜素、硒及植化素，能协同对抗老化、预防癌症

大蒜当中的蒜素、硒及植化素，像是杨梅素、芹菜素、槲皮素能一起协同作用，阻止自由基伤害人体细胞，不但能对抗癌细胞，也能延缓衰老。另外，大蒜中的香豆酸可以抑制香肠中的硝酸盐，使硝酸盐不能转变亚硝酸胺，可有效防治胃癌。

大蒜是一种天然抗生素

大蒜可以说是一种天然抗生素，根据研究显示，大蒜素可将肺炎球菌、链球菌、白喉杆菌、痢疾杆菌等病菌消灭，达到预防流行性感冒、防止伤口感染、抑制癌细胞增生的效果。

100克
▼
36千卡

重要成分

食品上 大蒜含蒜素、硒、植化素，还有维生素C及矿物质等

大蒜中的蒜素、硒、植化素及维生素C皆为防癌抗老的高手，也可以有效预防心血管疾病。大蒜中还含有维生素B群和矿物质钙、铁、磷、钾、镁、锌等。

食用重点

餐桌上 生吃大蒜能保留营养成分，但避免空腹食用

由于蒜素加热容易分解，在烹煮的过程会加速破坏，因此，生吃大蒜是最能保留完整营养素的吃法，但应免空腹吃大蒜，以免蒜素刺激肠胃道，引起胃肠痉挛，尤其胃溃疡或胃炎患者更不适宜空腹或多食用大蒜。

功效

身体内 大蒜可以抗癌、保护前列腺、消除疲劳、预防心血管疾病

大蒜含有较多的硒，能参与前列腺的新陈代谢，其抗氧化性也能避免细胞遭受自由基侵袭，保护前列腺。蒜素具有提神醒脑的作用，同时也能促进维生素B_1的吸收，增强代谢，有效消除倦怠感。此外，蒜素能扩张血管，具有防血栓、降血脂的作用，能有效预防心血管疾病。

咖哩 Curry

富含姜黄素，是防癌的尖兵，还能预防阿兹海默症

咖哩当中的姜黄素与硒可以防癌、抗老

咖哩中的姜黄素可抗氧化、清除自由基，能够提高免疫机制，达到防癌抗衰老的功效。咖哩也富含硒，硒更是抗老防癌的尖兵，根据研究显示，在男士的体内，一半以上的硒存在前列腺与精液中，多吃咖哩也可以保护前列腺，有效预防前列腺癌，让男人健康、活力旺盛。

吃咖哩可以预防老人痴呆症?

根据科学研究显示，多吃咖哩可以促进神经细胞生长，因为咖哩内含一种叫做姜黄的成分。而医学报导指出，如果每周吃1～3次咖哩，可以有效降低罹患失智症的风险，所以男人多吃咖哩可预防老人痴呆。

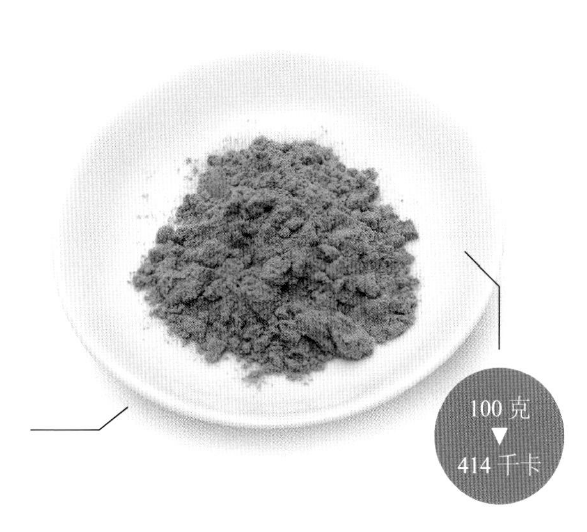

100克 ▼ 414千卡

重要成分

食品上 咖哩含姜黄素和硒，也富含维生素及矿物质等

咖哩中含姜黄素和硒两位抗癌防老大将，可协同让癌细胞凋亡。虽然每种咖哩可能因品牌与口味的配方成分不同，营养成分也略有差异，不过多数仍含辣椒素、姜黄酮或是维生素A、E等。

食用重点

餐桌上 想要缓和咖哩的辛辣味，配菜喝汤比喝冰水或冷饮好

很多人觉得吃咖哩很过瘾，如果在夏天配上一口冷饮或冰水来消除辛辣感更好，但是咖哩提高体温的效果会被冰水或冷饮抵消，使保健效果大打折扣，不如吃点蔬菜或喝汤，不仅可以缓和辛辣感，还可以达到营养加分的效果。

功效

身体内 咖哩可以促进食欲、保护心血管，并预防阿兹海默症与癌症

咖哩是由数种辛香料调制而成，能刺激胃液或唾液分泌，达到促进食欲、开胃的效果。咖哩的姜黄素能够降低胆固醇、抑制血小板凝结、防止动脉硬化，有效预防心血管疾病。另外，姜黄素的抗氧化性能让大脑受益，尤其在预防老人失智、阿兹海默症及癌症上，功效显著。

4. 提升排便力！天天顺畅的高纤食物

男人常因久坐办公室、外食、应酬等因素，造成少吃蔬果、少运动，而有便秘的困扰。以下介绍几种让男人可以预防便秘的食物，是从年轻到老年的男人都应该多吃的，这些蔬菜水果除了可以促进肠胃蠕动，预防便秘，也具有增进免疫力及预防三高等多种功效。

多吃以下食物、多运动，让男人天天顺畅，事业家庭也顺利。

番茄 Tomato

富含苹果酸和膳食纤维，是助便好帮手

番茄富含苹果酸和膳食纤维，是健胃整肠高手

番茄中丰富的纤维，可以促进胃肠蠕动，防止便秘。番茄可以说是健胃整肠高手，所含的苹果酸、柠檬酸能分解脂肪、去油解腻，对外食族男性而言，不但能帮助消脂，也有助于消化。

番茄酱其实有助于茄红素吸收？

番茄酱除了有含钠量较高的疑虑，摄取一些番茄酱其实有助于茄红素的吸收，因为番茄中的茄红素是属于脂溶性，而一般的番茄酱都需要添加一些油脂，才能加速茄红素的释放，而且番茄中的茄红素是属于反式结构，不易被人体吸收，但番茄酱有加油脂，并加热过，会变成顺式结构，可促进人体吸收。

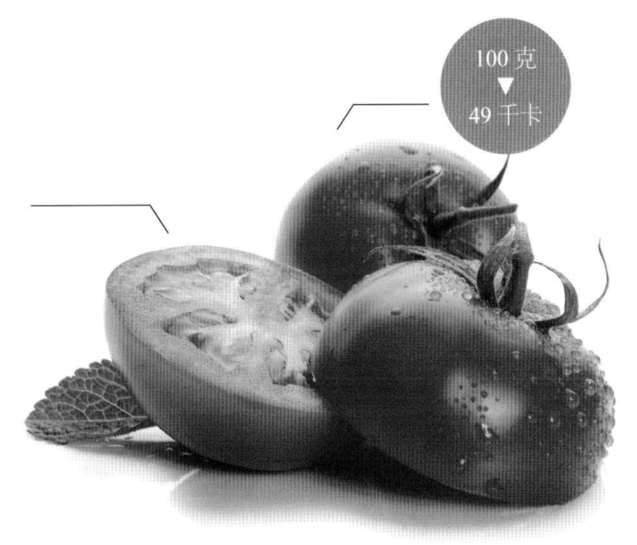

100克 ▼ 49千卡

重要成分

食品上 含丰富的维生素C、茄红素、β－胡萝卜素及矿物质等

番茄含丰富的糖类、膳食纤维、维生素A、维生素C、维生素E及茄红素、β-胡萝卜素，还有钠、钙、钾、磷、镁、铁等矿物质。

食用重点

餐桌上 番茄可搭配含胶原蛋白的食物一起食用

番茄中的维生素C能促进胶原蛋白合成，所以食用番茄时，可搭配富含胶质的食物，像是猪脚、鸡脚、软骨、鱼翅等。而番茄的茄红素是脂溶性的，且要加热后才会释出，番茄烹调过后营养会更丰富。

功效

身体内 番茄可预防便秘、美容养颜、保护心血管、对抗癌症

番茄的纤维质很丰富，可以促进胃肠蠕动、协助排泄，有效预防便秘。番茄当中的维生素C、茄红素、β-胡萝卜素，皆是强大的抗氧化剂，具有美容养颜、美白嫩肤的效果。

番茄中的茄红素具强大的抗氧化功效，能抑制自由基对细胞的伤害，保护心血管，让男人降低罹患心血管疾病的风险；而谷胱甘肽也能降低癌症的罹患率，达到抗癌的效果。

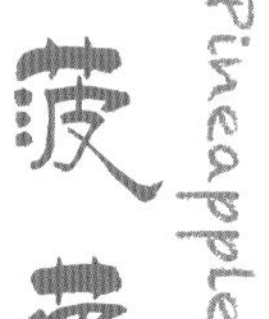

丰富的膳食纤维，预防便秘一级棒

含丰富的蛋白质分解酵素及膳食纤维，可帮助消化、预防便秘

明代李时珍《本草纲目》记载：“菠萝，补脾胃，固元气，制伏亢阳，扶持衰土……”菠萝中的蛋白质分解酵素，能协助消化蛋白质，饭后吃点菠萝，可以去油解腻，帮助消化。菠萝中的膳食纤维能促进肠胃的蠕动，帮助排便顺畅，预防便秘。

菠萝皮削掉后表面残留的黑点会引起过敏?

吃菠萝前需先削去菠萝皮，但很多人在削菠萝皮时没注意到皮削掉后可能会残留一些黑点（俗称果皮丁），一定要把它削干净，因为吃了有可能会引起过敏，或出现口舌发麻、全身发麻，甚至腹泻的现象。

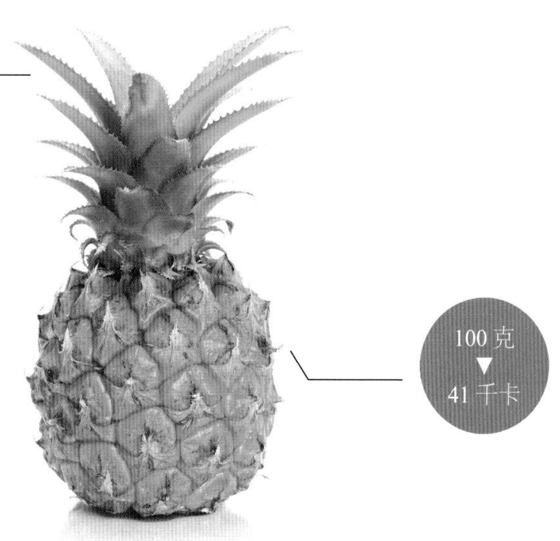

100克
▼
41千卡

重要成分

食品上　含丰富的菠萝酵素、β－胡萝卜素、维生素B群、维生素C及多种矿物质

菠萝可说是蛋白质分解酵素的宝库，还含有β-胡萝卜素、维生素B群、维生素C等，能一起协同，形成强大的抗氧化剂。菠萝还富含镁、钙、钾等矿物质。

食用重点

餐桌上　吃菠萝可抹少许盐在果肉上

有些人吃菠萝时，会觉得舌头涩涩的，可涂抹少许盐在果肉上，以减低涩感。少数人会对菠萝过敏，可能会出现嘴肿、腹泻、皮肤斑疹、全身瘙痒、口舌发麻等症状，有这种情形的人要避免食用。

功效

身体内　可清肠排毒、减肥，还能预防骨质疏松与心血管疾病

菠萝中的纤维质不仅可以促进废物的排泄，还有很强的分解油脂、减肥瘦身的作用。菠萝中的柠檬酸和锰，皆可以促进钙质吸收，预防骨质疏松。菠萝强大的抗氧化作用能保护心血管的健康，钾也可以帮助排除体内多余的钠，预防高血压。

木瓜

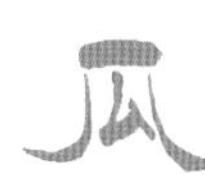

Papaya

木瓜的酵素可促进排便，是健胃整肠的高手

木瓜所含的木瓜酵素和膳食纤维，可以健胃整肠、预防便秘

木瓜所含的木瓜酵素可以促进蛋白质的消化吸收，慢性消化不良及胃炎的人皆可食用，而且青木瓜的木瓜酵素含量又比熟木瓜多。此外，木瓜中丰富的膳食纤维能促进肠胃蠕动，有便秘困扰的男人建议可每天食用半个至1个木瓜。

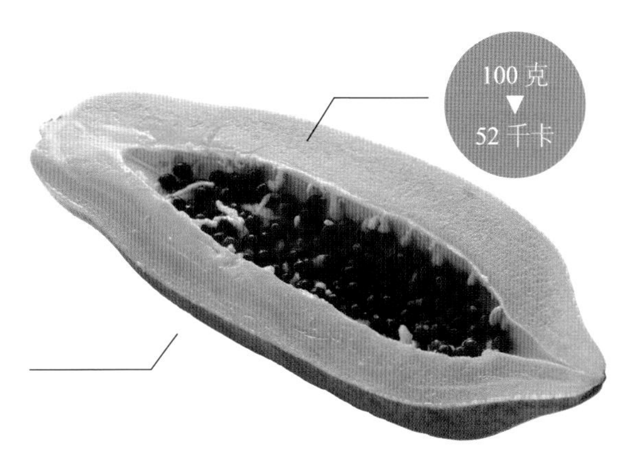

100克
▼
52千卡

吃木瓜能帮助男人保护前列腺？

木瓜含有丰富维生素E、维生素C、β-胡萝卜素、茄红素等，这些都是强大的抗氧化剂，能够提高精子质量，保护前列腺，降低前列腺癌发生率。

重要成分

食品上 木瓜含有木瓜酵素，维生素A、B、C及矿物质、植化素等

木瓜含木瓜酵素，是健胃整肠高手。木瓜还有丰富的糖类及维生素A、维生素B_1、维生素B_2、维生素B_6、叶酸、维生素C、烟碱酸，且富含矿物质镁、钙、磷、钠、钾、锌及植化素β-胡萝卜素、茄红素、隐黄素等。

食用重点

餐桌上 吃完肉类来片木瓜有助于消化吸收

木瓜中富含蛋白质分解酵素，吃完富含蛋白质的肉类，像是牛肉、猪肉等，再吃木瓜，可以协助蛋白质的吸收，或是吃完油腻的一餐，吃片木瓜亦有助于消化。

功效

身体内 木瓜能预防便秘、促进肠胃消化、增强免疫力、消炎抗菌

木瓜中丰富的膳食纤维，能促进肠胃蠕动。木瓜含有丰富的木瓜酵素，尤其是青木瓜，这是一种半胱胺酸蛋白质，具有提高蛋白质、糖类、脂肪的分解能力，协助肠胃消化。

木瓜所含的抗氧化物，具有很高的抗氧化能力，能减缓或防止氧化作用，消除有毒物质对身体的伤害，增强人体免疫力。木瓜所含的酵素及抗氧化物，具有保护免疫细胞能力，提高杀菌、抗菌能力及缓解疼痛等功效。

橙子 Orange

丰富的果胶及膳食纤维，能促进肠胃蠕动

橙子富含水分和膳食纤维，具利尿和预防便秘的功效

橙子的水分含量丰富，达88%的比例，早上起床后很适合喝1杯橙子汁来补充水分与营养。橙子也含丰富的果胶及膳食纤维，能促进肠胃蠕动，减少粪便与毒素停留在肠道的时间，有预防便秘的效果。橙子还富含维生素C，有抗氧化、防癌的功效，并能使皮肤光滑有弹性。

用橙子皮自制清洁剂，天然又环保

在大家眼中看似无用的橘子皮，其实是无价之宝，因为内含丰富的橘油。用橙子皮或橘子皮所煮出来的水，可以去除油污，一擦就干净，还带有淡淡的水果香，不仅省钱又环保，用起来也更安心。

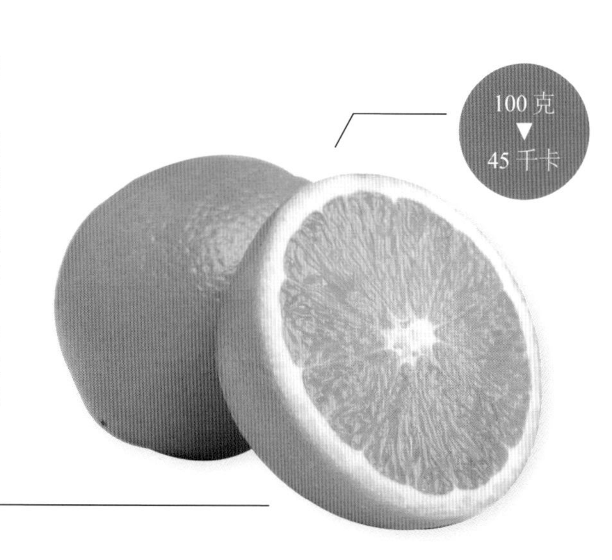

100克 ▼ 45千卡

重要成分

食品上 含丰富的糖类、蛋白质及维生素A、B、C等

橙子含丰富的糖类、蛋白质及维生素A、B、C，还有矿物质锌、钠、磷、铁及苹果酸、柠檬酸、橙皮苷、膳食纤维等。

食用重点

餐桌上 橙子搭配含有铁的食物，营养效果更佳

橙子富含丰富的维生素C，可以促进铁质吸收，含铁量高的食物像是黑木耳、紫菜、猪肝、红糖、葡萄干等，建议这些食物可搭配橙子一起食用，营养效果加倍。

功效

身体内 橙子可以预防便秘、减肥、防止动脉硬化、抗癌

橙子含丰富的果胶及膳食纤维，能促进肠胃蠕动，减少粪便与毒素停留在肠道的时间，能有效预防便秘。橙子热量低，且可以减少脂肪囤积，具减肥瘦身的功效。橙子当中的果胶能降低血中的胆固醇，增加血管弹性，预防动脉硬化。橙子中的橙皮苷，是强大的抗氧化剂，可以去除自由基，达到防癌、抗癌的功效。

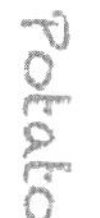
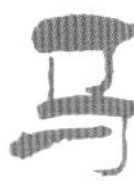
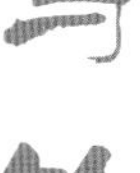
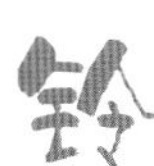
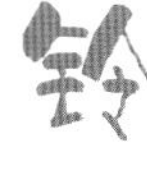
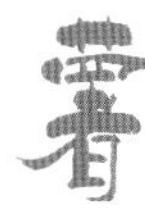

马铃薯 Potato

富含膳食纤维及维生素，让肠道通畅不塞车

马铃薯含丰富的膳食纤维及维生素 C，可预防便秘及胃溃疡

马铃薯中的膳食纤维有利于促进肠胃蠕动，有润肠通便的功效。通常维生素 C 易受热的破坏，但马铃薯所含的维生素 C 包裹在淀粉里，不容易受到加热而破坏，较能保存下来，对胃溃疡、十二指肠溃疡具有缓解效果。

马铃薯皮也很有营养

马铃薯皮的营养价值颇高，建议如果是买新鲜的马铃薯，可以连皮一起食用，食用前要用粗的菜瓜布轻轻刷洗干净。如果表皮有发绿或发芽的现象，就建议不要再食用了。

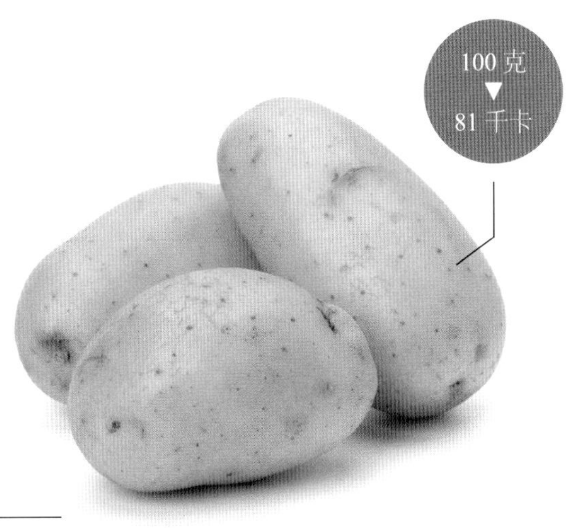

100 克 ▼ 81 千卡

重要成分

食品上　马铃薯含丰富的蛋白质、维生素 B_6 及钙、镁、钾等

马铃薯含丰富的蛋白质、糖类、膳食纤维及维生素 B_1、维生素 B_2、维生素 B_6、维生素 C、维生素 E 等，还有矿物质镁、钙、磷、铁、锌、钠、钾及植化素等。

食用重点

餐桌上　发芽的马铃薯不能吃

发现马铃薯发芽或有芽斑后一定要丢弃，不可以再吃，因为发芽的马铃薯会释放一种龙葵碱，产生喉咙干渴、瞳孔放大、恶心呕吐等中毒现象。

功效

身体内　马铃薯能预防便秘、延缓衰老、对抗癌症，并预防心血管疾病

马铃薯中的膳食纤维可以促进胃肠蠕动，有预防便秘的功效。马铃薯皮含丰富氯醛酸，是一种多酚类营养成分，与 β- 胡萝卜素、维生素 C、维生素 E 相互协同下，具有延缓老化、对抗癌症的功效。

马铃薯钾含量高，可以促进钠的排泄，净化血液，预防血管栓塞，降低血管破裂及中风发生率。

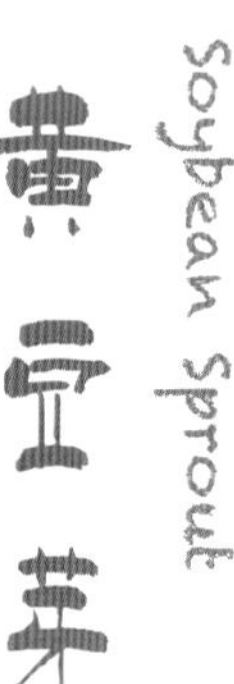

富含膳食纤维，能防止废物和毒素在肠道囤积

黄豆芽富含膳食纤维，可防止便秘和大肠癌

黄豆芽含有膳食纤维，具有促进肠道蠕动及增加粪便体积的作用，可以预防便秘，防止废物和毒素在肠道囤积，是肠道的清道夫，并且降低大肠癌的发生率。

黄豆芽也是抗癌小尖兵

黄豆芽中的干扰素诱生剂有极佳的抗癌效果，可抑制癌细胞的生长；黄豆芽芽中含有一种酶，可阻碍致癌物质亚硝胺在体内的合成，进而起到预防直肠癌等多种消化道恶性肿瘤的作用。

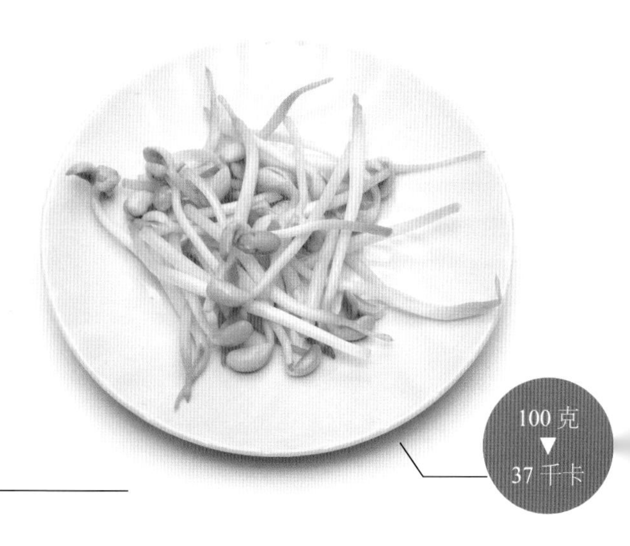

100克 ▼ 37千卡

重要成分

食品上 **黄豆芽含膳食纤维、大豆异黄酮素、皂苷、维生素及矿物质等**

黄豆芽含有膳食纤维、大豆异黄酮素、皂苷，可说是血管和肠道的清道夫，还有预防老化、癌症的效果。黄豆芽当中还含有维生素A、维生素B_1、维生素B_2、维生素C和矿物质钾、钠、钙、镁等。

食用重点

餐桌上 **黄豆芽宜煮熟，在烹煮的过程中可加点醋**

黄豆芽不宜生食，煮熟食用才好消化。在烹煮时可加点醋，让维生素B_2不致于流失太多，快炒及熬汤的时间不宜太久，否则容易破坏营养素。

功效

身体内 **黄豆芽可以预防便秘、降低胆固醇、提高免疫力**

黄豆芽含有膳食纤维，具有促进肠道蠕动的作用，能有效预防便秘，同时可以提高胆汁酸排泄量，以降低血液中的胆固醇含量。
黄豆芽所含的卵磷脂和皂苷，能够抑制脂肪吸收及促进分解，有降低脂肪囤积的功效，而且黄豆芽热量低，很适合减肥瘦身者食用。黄豆芽所含的蛋白质丰富，且蛋白质含量不输于肉类，素有“植物肉”称誉，能有效提高人体免疫力。

韭菜 Chinese Chive

韭菜是排毒通便的超级洗肠草

富含膳食纤维，俗称洗肠草，能有效预防便秘及大肠癌

韭菜的纤维含量很高，能够促进肠胃蠕动，增加粪便体积，有助于排便，预防便秘，能有效排出体内废物及有毒物质，避免其长时间与肠壁接触。韭菜有洗肠草之称，能有效降低大肠癌的发生率。

韭菜可以增进男人的性能力

古书记载韭菜能活血化瘀、温肾壮阳，古人称之为起阳草。现代医学则指出，因韭菜含有锌，能够防止前列腺肿大，有增进男性性能力及性欲的作用，又被称为天然的伟哥。

100克 ▼ 27千卡

重要成分

食品上 韭菜含膳食纤维、叶绿素、多种维生素和矿物质等

韭菜含膳食纤维及叶绿素，有洗肠草之称。韭菜也富含锌，故人称之为起阳草。韭菜中还含有维生素A、维生素B_1、维生素B_2、维生素B_6、维生素C、维生素E及钾、钙、镁、磷、铁等矿物质。

食用重点

餐桌上 韭菜适宜包水饺或和蛋、虾仁一起炒

韭菜纤维含量多又富营养，加点肉末一起包成水饺，风味佳又富营养。韭菜和蛋、虾仁一起炒，不仅风味佳，又可以协助男人保持充沛的活力。

功效

身体内 韭菜能防止冠状动脉硬化

韭菜的独特辛香味来自硫化物，其具有降低血脂的作用，且钙含量高，能使血管壁弹性增强，有预防动脉硬化的功效。

手机扫一扫，立即看视频

“猪红韭菜豆腐汤”怎么做？赶快扫扫我！

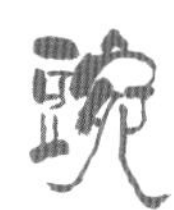
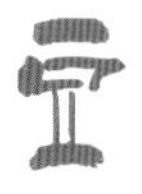

豌豆 Pea

富含膳食纤维，是肠道的超级清道夫

豌豆富含膳食纤维，可以预防便秘与大肠癌

豌豆中丰富的膳食纤维，能促进肠胃蠕动，有效减少废物与毒素附着在肠壁，可以增进粪便体积，有效预防便秘。豌豆的膳食纤维就好比大肠的扫把，能扫除大肠中的致癌物，有效预防大肠癌。

痛风可以适量吃些豌豆

过去，豆类一直是痛风患者的禁忌品，但现在有许多医学研究显示，均衡且适量地吃些豆制品，与痛风的发作并没有很大的关系。而且，痛风患者可适量吃些豌豆，豌豆中的维生素C反而能降低痛风发作的几率。

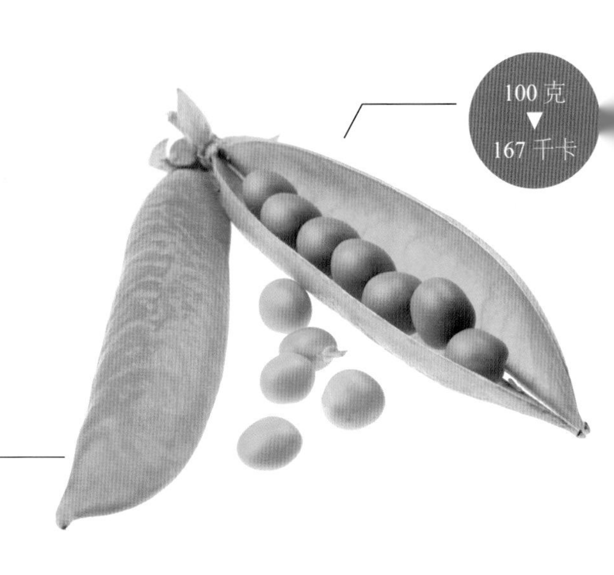

100克 ▼ 167千卡

重要成分

食品上　豌豆含膳食纤维、蛋白质及维生素、矿物质等

豌豆富含膳食纤维，可使男人排便顺畅，还富含优质蛋白质，最适合成长发育中的男孩，且含有维生素A、B群、C及矿物质钙、磷、铁、镁、锌、钾、硒等。

食用重点

餐桌上　烹煮豌豆的时间不宜过久，也不宜生吃

豌豆富含有水溶性维生素，所以烹调的时间不宜过久，其中维生素B及维生素C容易流失。豌豆含有皂苷，一定要煮熟后再吃，否则可能会造成肠胃不适。

功效

身体内　豌豆可以预防便秘、减肥、降低胆固醇，并减少男性不育几率

豌豆富含膳食纤维，可协助男人预防便秘；豌豆具有低热量、高纤维的特点，三高的男人最适合用豌豆来减肥瘦身；而豌豆中丰富的膳食纤维和维生素C，可说是血管的清道夫，能有效清除血液中的脂肪与胆固醇。豌豆所含的维生素A、C、叶酸及锌都能增加精子活力，减少男性不育的几率。

红薯叶

Sweet potato leaf

膳食纤维含量丰富，天天顺畅不卡卡

红薯叶膳食纤维含量丰富，既可预防便秘又能防癌

红薯叶是早期养猪的饲料，是乡间常见的蔬菜，过去廉价而不起眼。近年医学研究发现，红薯叶虽不容易被消化，却含有丰富的膳食纤维，可促进胃肠蠕动，预防便秘，以加速粪便及毒素排出，降低罹患大肠癌的几率。

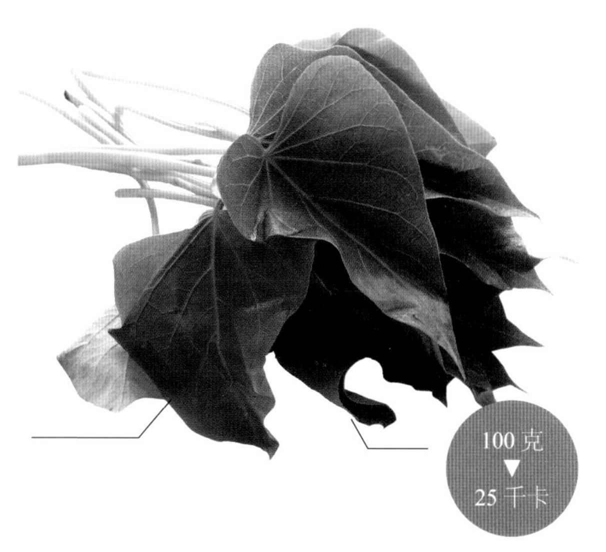

100克 ▼ 25千卡

红薯发芽还是可以吃，因为是红薯叶？

很多人知道，马铃薯发芽后会产生“龙葵碱”，因为有毒素，所以不能吃；但红薯发芽后，还是可以吃，只是养分全供应到芽根，发芽后的红薯吃起来比较不甜，且发芽的是营养的红薯叶，可以吃下肚。

重要成分

食品上 红薯叶含丰富的膳食纤维、维生素A及多种矿物质等

红薯叶近年被发现具有预防大肠癌及多种癌症的效果，可说是预防便秘的高手和抗癌克星。红薯叶也富含维生素A，可以保护眼睛，还含有维生素B、C、E及铁、钾、钙等。

食用重点

餐桌上 红薯叶无论是氽烫、清炒、煮汤都很合适

红薯叶全身都是宝，吃了好处多多。红薯叶也有很多吃法，可以氽烫后，加点蒜末与酱油；或是搭配肉类清炒，可以减少胆固醇的摄取；直接煮汤或加到面里煮，则清爽又可口。

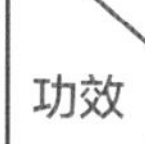

功效

身体内 红薯叶可以预防便秘、抗癌、减肥瘦身、预防贫血

红薯叶可以说是排毒防癌的高手，其丰富的膳食纤维可促进胃肠蠕动，预防便秘及大肠癌。红薯叶中丰富的多酚，也可以抑制癌细胞增生，达到抗癌效果。红薯叶的热量极低，用红薯叶来减肥，只要每天吃300克，就可以满足一天维生素A、C、E的需求，又不会堆积脂肪。红薯叶的铁质含量也很丰富，每100克就含有1.5毫克，能帮人体制造红血球，预防贫血。

奇异果 Kiwi

膳食纤维是香蕉的1倍多，排毒通便的高手

含丰富的膳食纤维，能有效缓解便秘、排毒瘦身

根据研究显示，奇异果当中的膳食纤维是香蕉的1倍多，而且有高度保水性，有助于软化粪便，并协助粪便排出。奇异果特有的含硫蛋白分解酶，也能帮助肠胃蠕动，而丰富的纤维素可协助排出体内毒素，并且增加饱足感，有助于减肥瘦身。

奇异果连皮一起吃更营养?

很多人一定不知道，奇异果最营养的部位就是果皮，里头的营养素跟果肉大多相似，只不过一个奇异果有80%的营养都在果皮中，因此吃奇异果建议连皮一起吃，先用刷子清洗果皮，把表面的绒毛刮掉后，连皮带肉吃掉。

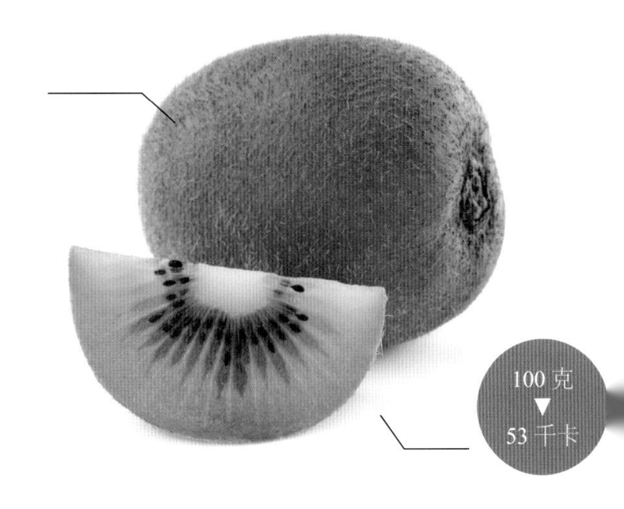

100克 ▼ 53千卡

重要成分

食品上 含丰富的膳食纤维及维生素B、C、E，还含β-胡萝卜素、酵素等

奇异果含丰富的膳食纤维，还有维生素B、C、E和β-胡萝卜素、叶黄素，这些维生素与植化素可产生强大的抗氧化作用，而奇异果中的的酵素既可协助消化吸收，又可以减肥瘦身。

食用重点

餐桌上 奇异果性寒，经常腹泻者应减量食用

奇异果属于寒凉性食物，经常腹泻、经期过久以及有流产症状者，不宜食用太多。

功效

身体内 奇异果能护肤减肥、保护眼睛，并预防便秘与大肠癌

奇异果中的维生素与植化素有强大的抗氧化作用，能维持皮肤的弹性与健康，且其中的酵素可以加速蛋白质消化，降低脂肪囤积的几率。

奇异果含有丰富的β-胡萝卜素，是维生素A的前驱物，可有效预防夜盲症，并降低大肠癌的发生率；另外，亦含叶黄素、玉米黄素，可预防视网膜黄斑部的病变，有助于保护双眼的明亮。奇异果富含膳食纤维，能有效排出体内废物，减少毒素囤积于肠道中。

草莓 Strawberry

热量低、纤维高，排毒助便有一套

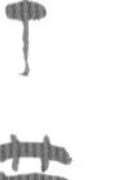
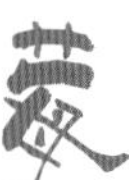

含丰富的有机酸、果胶及木质素，可促进消化，预防便秘

因为草莓中含有多种有机酸、果胶，可刺激消化液分泌，增进食欲，帮助消化。草莓富含果胶及木质素，能促进肠蠕动，降低粪便及废物停留在肠道的时间，有效预防便秘。草莓是抗氧化物，能够中和自由基，让细胞避免受到自由基的氧化，有助于预防癌症及对抗老化。

吃草莓可以降胆固醇?

草莓含有植物甾醇化合物，可促进胆固醇的分解代谢，抑制胆固醇的生化合成，且草莓中的果胶可结合胆固醇，随着人体排出，降低人体对胆固醇的吸收，有三高的男人很适合多吃草莓。

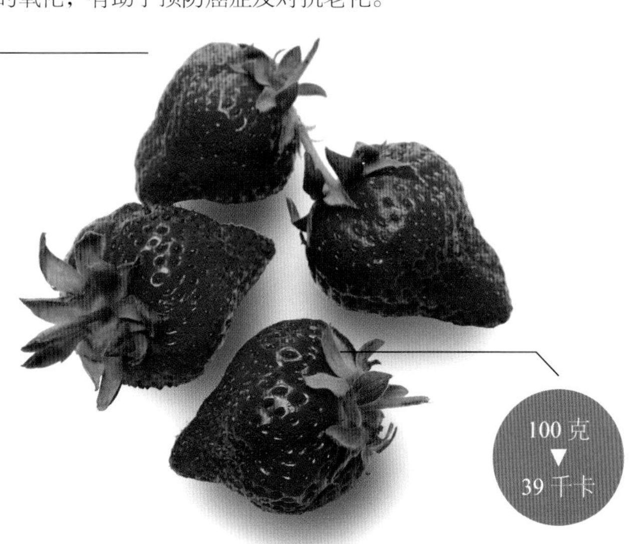

100克 ▼ 39千卡

重要成分

食品上 含丰富的膳食纤维、维生素、植化素及矿物质等

草莓含丰富的膳食纤维及维生素A、维生素B_1、维生素B_6、维生素C、维生素E等，还含有多种植化素，如鞣花酸、阿魏酸、麸胱甘肽，以及镁、钙、磷、钠、钾等矿物质。

食用重点

餐桌上 选购草莓应于盛产期较好，市售草莓果酱少吃为宜

许多果农为了抢鲜上市，可能会替草莓施打化学药剂，建议选购草莓应该在盛产期，既便宜又新鲜。不宜用草莓果酱代替草莓，因为市售果酱含糖量高，还可能加入不明的人工添加剂，若真的喜欢吃不妨自制草莓酱。

功效

身体内 草莓可预防便秘、减肥瘦身、防癌抗老，并促进伤口愈合

草莓中的果胶会吸收水分，形成胶状物质，刺激肠道蠕动，有助于预防便秘，也可减少脂肪的吸收。草莓热量低、纤维高，很适合控制体重的人食用。
草莓含丰富的维生素C、鞣花酸、阿魏酸、花青素，能预防癌症及对抗老化。
草莓中还含有泛酸，是软骨和关节胶质合成的重要元素，可加快伤口愈合的速度，其丰富的维生素C也可以参与体内胶原蛋白的合成，促使伤口愈合。

5. 使男人“性”福美满的超级食物

许多男人认为，性生活是维持家庭幸福美满的一个重要因素，而美满的性生活，除了夫妻之间良好的默契，吃对食物也是很重要的一环。到底，有哪些食物可以助性呢?

能助性的食物通常都富含蛋白质、锌或是精胺酸，而这几种营养素大多存在海鲜及肉类当中。男人均衡地吃以下几种食物就可以达到增强体力、活力及助性效果。

虾

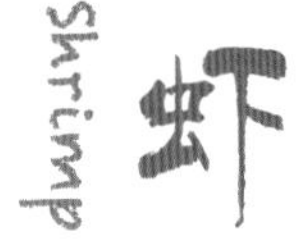

虾具有补肾壮阳、滋阴健骨的功效

虾富含氨基酸及锌、镁、钙等，可促进生育能力

从中医的角度来看，虾具有补肾壮阳、滋阴健骨的功效；而从现代医学观点来看，虾含丰富的氨基酸、锌、钙、镁、铁等，可以帮助男人维持充沛量的体力，并提升精子品质，促进生育力。

如何挑选新鲜的虾？

选择虾头尾完整、紧密相连，而虾身摸起来有弹性，且虾壳透明的。如果虾头虾身已分离，环节处呈现白色带状，则表示不新鲜，不要购买。

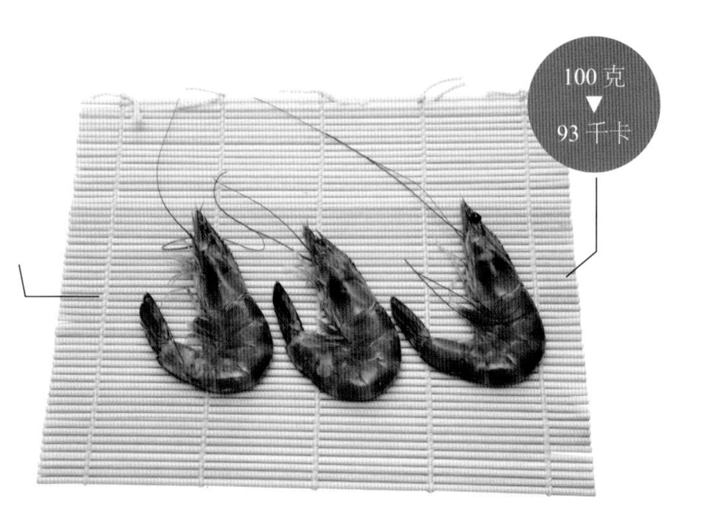

100克 ▼ 93千卡

重要成分

食品上 虾含蛋白质、锌、虾红素及甲壳素等

虾含虾红素、甲壳素，还有维生素A、维生素 B_1、维生素 B_2、烟碱酸、维生素 B_6、维生素 B_{12} 及矿物质钙、磷、铁、锌、钠、钾、镁。

食用重点

餐桌上 鲜虾加蛋一起食用，可增加性欲，预防阳痿

鲜虾剥壳和韭菜或鸡蛋一起炒，在中医里，具有补肾壮阳的效果。虾和鸡蛋中皆含有微量元素锌，可以提高性欲，且还含有优质蛋白质，可协助男人维持旺盛的精力。

功效

身体内 虾可增强体力、提高性能力、提升免疫力、防止动脉硬化

虾含有优质蛋白质，是人体所需要摄取的氨基酸，可以维持身体正常生长，并含有维生素B群，能有效增强体力，消除疲劳。虾所含的锌、镁、钙丰富，可以强化肌肉的收缩反应，提高男人性能力。

虾富含蛋白质、虾红素及多种矿物质，可以提高身体免疫力。虾含丰富的钾与镁，钾能促进钠的排出，镁能降低血液中胆固醇含量，有效预防高血压，防止动脉硬化。

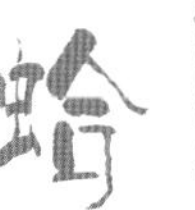
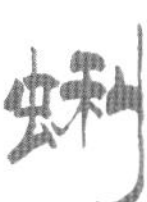

蛤蜊 Clam

蛤蜊富含男性增进性能力所需的三大营养素

蛤蜊含丰富的蛋白质、锌及核酸，可增进男性性功能

蛤蜊中富含蛋白质及锌，可协助男人保持充沛的体力和良好的性欲，且还富含核酸，是制造遗传因子与精子时不可缺少的物质，故经常吃蛤蜊可以增强男性的性功能。

蛤蜊还含有丰富的铁质与维生素 B_{12}，能促进人体的造血功能，预防贫血。

如何选购新鲜的蛤蜊？

新鲜的蛤蜊，用手触碰外壳，会马上紧闭，如果是不会闭壳，或是壳已经张开的，表示蛤蜊已经死亡，不要购买。

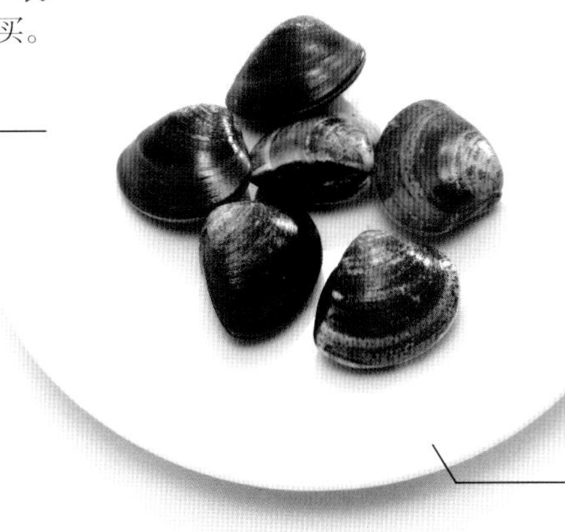

100克 ▼ 70千卡

重要成分

食品上　蛤蜊含丰富的核酸、蛋白质、锌及维生素和矿物质等

蛤蜊含丰富的蛋白质及核酸、锌，还有维生素 A、维生素 B_1、维生素 B_2、烟碱酸、维生素 B_6、维生素 B_{12}、维生素 E 及矿物质钙、磷、铁、钠、钾等。

食用重点

餐桌上　蛤蜊开壳后不要马上关火

贝类海鲜具有浓缩水中病原体的特性，建议烹煮蛤蜊至开壳后，继续滚煮 3 ~ 5 分钟再食用比较安全，这样才能更确实地阻隔微生物及病原体的传染。

功效

身体内　蛤蜊能提升性功能、预防贫血、保肝护肝、提升免疫力

蛤蜊中的蛋白质、核酸及锌三者都是男性增进性能力的重要营养素，且其丰富的铁质可协助预防缺铁性贫血；另外，蛤蜊中的牛磺酸有修护肝细胞作用，可达到保肝护肝的效果，适合经常熬夜、应酬的男性食用。

Beef 牛肉

富含维生素B群，能消除疲劳，维持性福好体力

牛肉含精胺酸、维生素B群及锌，可协助男人性致高昂

牛肉是精胺酸的重要来源，锌能预防睾固酮低下，让男人维持高昂的“性趣”。牛肉中还富含维生素B群，可促进代谢、消除疲劳，让男人不会容易觉得累，时时保持良好的体力。

肠胃功能不佳的人不宜食用太多牛肉？

牛肉含有较粗的肌肉纤维，尤其是牛腩与牛小排含有较高的脂肪，所以老人及幼儿、肠胃功能较差的人都不宜多吃，但老人与幼儿可以适当地吃些嫩牛肉。

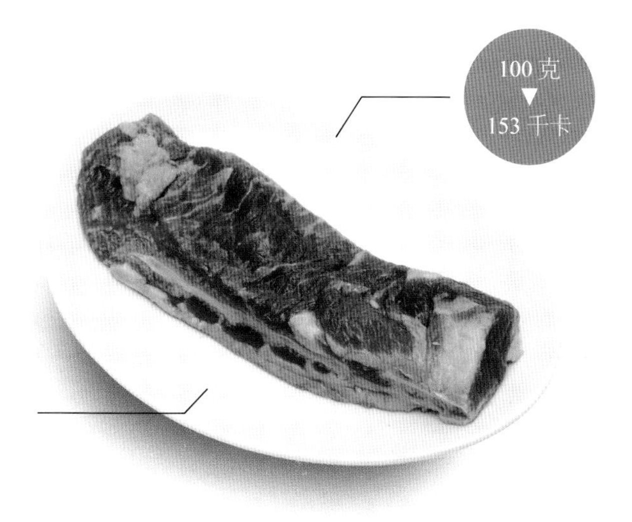

100克 ▼ 153千卡

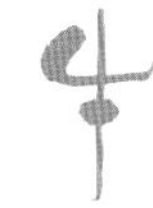

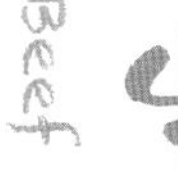

重要成分 食品上 **牛肉含精胺酸、维生素B_6、维生素B_{12}及钙、铁、锌等**

牛肉所含的精胺酸及锌非常丰富，两者都可促进男人的性欲。另外，牛肉亦含有丰富的维生素B_6、维生素B_{12}以及矿物质镁、钙、磷、钠、钾、铁、锌等。

食用重点 餐桌上 **牛肉不易煮软，可以将肉腌制在葡萄酒中**

因为牛肉不易熟软，可以将肉腌制在葡萄酒中，使肉质变软；如果是红烧或煮汤，可以适当放点木瓜或陈皮，或是放点山楂和茶叶也可以使牛肉更易熟烂。

功效 身体内 **牛肉能提高性功能、预防贫血**

牛肉中的锌与精胺酸，可协助男人提高性功能。牛肉含丰富的铁质及维生素B_6、维生素B_{12}，而且很容易被身体所吸收，可以帮助预防缺铁性贫血。

手机扫一扫，立即看视频

“黄芪红枣牛肉汤”怎么做？赶快扫扫我！

羊肉 Mutton

吃羊肉能补肾壮阳，『性』福又美满

羊肉含精胺酸、维生素 B 群及锌，可让男人更“性”福

羊肉性温热，能温补气血，增强体力，从中医的观点来看，吃羊肉能补肾壮阳。羊肉含精胺酸，可以改善勃起障碍，还富含维生素 B 群，能补充体力，消除疲劳，恢复元气，而羊肉当中的锌也是促进男性生育能力的重要营养素。

如何去除羊肉腥味?

羊肉去腥可以用加醋的沸水氽烫，然后再加蒜、姜、葱或料理米酒一起烹调，即可去腥；也可以准备一锅水，加入胡萝卜与白萝卜一起煮 10 分钟，将红、白萝卜及水倒出，即可去除腥味。

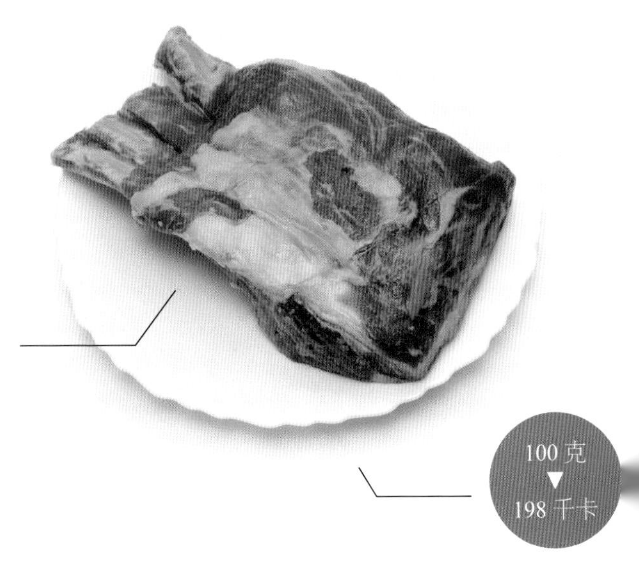

100 克 ▼ 198 千卡

重要成分

食品上 含丰富的蛋白质、维生素 B 群及钙、铁、磷、锌、硒

羊肉含丰富精胺酸及维生素 B 群，是男人维持体力、创造“性”福的重要营养素，其中铁质及钙质的含量均优于牛肉、猪肉，还含有丰富的矿物质磷、锌，可以提升免疫力。

食用重点

餐桌上 羊肉燥热，炎热夏季不宜经常食用

羊肉性温热，是冬季进补的理想食材，但炎热的夏季最好不要太常食用，才不会太燥热。有牙痛、嘴破、急性肠炎者也不宜食用。

功效

身体内 羊肉能协助男人有“性”福感、保护胃部、增强体质、帮助御寒

中医认为多吃羊肉能补肾壮阳；此外，羊肉也是精胺酸的来源之一，可以改善勃起障碍，让男人更“性”福。羊肉可增加消化酶的分泌，起到保护胃壁、帮助消化的作用。

羊肉富含蛋白质、脂肪及矿物质，能促进发育、增强体质。另外，羊肉可以益气补虚，寒冬时节吃羊肉能促进血液循环，协助御寒，不畏寒冬。

牡蛎 Oyster

天然的威而钢，助性又能增强体力

牡蛎丰富的蛋白质与锌，可增强体力，提高受孕几率

牡蛎富含蛋白质与锌，锌可以促进蛋白质的合成，增强体力、消除疲劳，且牡蛎含有的锌是一种壮阳矿物质，对于活化生殖器官及提高精子品质、数量有帮助，可提高受孕几率。

要如何保存牡蛎?

牡蛎有分带壳的生蚝和从壳中挖出来的青蚵。生蚝可以直接放冷藏室，并用重物压住，防止牡蛎壳打开，约可保存 2 ~ 3 天；青蚵则应尽速食用完毕。

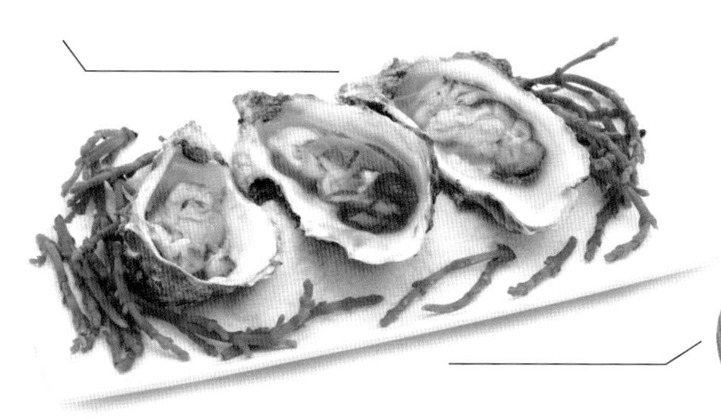

100 克 ▼ 77 千卡

重要成分 食品上

牡蛎含丰富的EPA、DHA、牛磺酸及矿物质锌、硒、铜等

牡蛎富含 EPA、DHA、氨基酸、牛磺酸及维生素 B_2，还有铁、锌、铜、钙、锰等矿物质，营养非常丰富，在西方有“海洋牛奶”之称。

食用重点 餐桌上

牡蛎不宜生食，要用热水汆烫过

有些人好吃生牡蛎，但由于现在水污染较严重，且生牡蛎有细菌，尤其免疫系统不佳的人更不应该生食牡蛎。建议食用牡蛎时，可先用热水汆烫过。如果怕加热过度，失去鲜美的口味，可以先烫过，再放入充满冰块的水中，热胀冷缩后，可以保有肉质的鲜甜。

功效 身体内

牡蛎能增进性欲、促进生长发育、预防骨质疏松、维护肝脏机能

牡蛎中的锌，可协助精子的制造，提升性欲。牡蛎富含钙、磷，可以有效促进孩童的生长及预防中老年男性的骨质疏松。

牡蛎中含有肝糖，具有修复肝脏细胞作用，所含蛋白质是优良蛋白质，其中的牛磺酸能够改善肝脏代谢功能，维护肝脏机能。

猪肉 Pork

富含精胺酸及锌，天天都『性』福

猪肉含精胺酸及锌，可以协助男性更性福

猪肉中的锌，能维持睪固酮的浓度，而精胺酸有“天然伟哥”之称，根据医学临床研究证实，具有改善性功能障碍，并有效提高精子数量及活动力的作用，能避免勃起不全的情况，让男性拥有更“性”福的人生。

男人应该多吃猪瘦肉少吃肥肉

猪瘦肉可以提供蛋白质，而肥肉则提供热量，现代男人肥胖与三高的比例节节高升，建议多食用猪瘦肉，因为肥肉当中含有较多的脂肪与胆固醇，对控制体重及心血管疾病较不利。

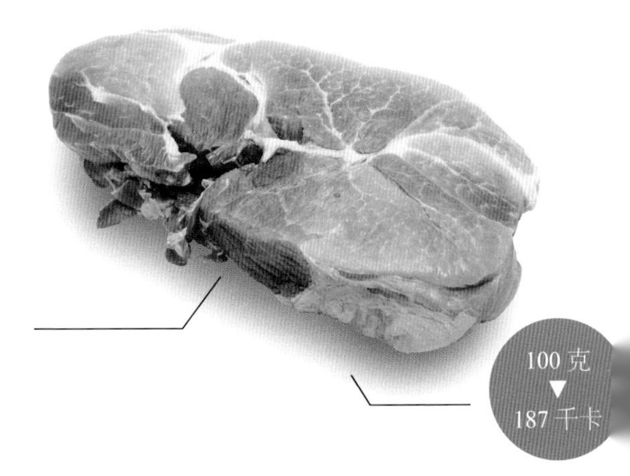

100克 ▼ 187千卡

重要成分

食品上 猪肉富含蛋白质和锌，还有维生素B群及矿物质等

猪肉属于完全蛋白质，可补充豆类蛋白质不足之人体必需氨基酸，而猪肉中的精胺酸能改善男人性障碍。猪肉中还含有维生素B_1、维生素B_2、维生素B_6、维生素B_{12}及矿物质铁、钙、磷、钾等。

食用重点

餐桌上 猪肉可以和含蒜素的辛香料一起烹调

猪肉最好和大蒜、葱等，含蒜素的辛香料一起烹调，有利于提高维生素B_1的吸收率。猪肉和富含维生素C的蔬菜一起食用，像是包菜、西兰花、苦瓜，可以美肤抗癌。

功效

身体内 猪肉可以提高性能力、促进发育、增强体力，并改善缺铁性贫血

猪肉中的锌与精胺酸，可以提高性能力。猪肉含有蛋白质与脂肪，是建构身体组织不可或缺的营养素，能协助小男孩发育，变成强壮的男人。

猪肉中的维生素B_1居肉类之冠，能帮助蛋白质、脂肪及糖类代谢成能量，让男人精力充沛、活力十足。另外，猪肉富含铁质及维生素B_{12}，可促进造血机能，有效改善缺铁性贫血。

山药 Yam

能补充身体耗损的能量，增强活力

山药含丰富皂苷，可以提高性功能

山药含皂苷，可作为体内生成荷尔蒙的前驱物，有促进精子活力作用，可改善男性更年期性欲衰退的现象。根据现代医学研究显示，山药中也含有精胺酸，能有效预防男人性能力下降。

100克 ▼ 70千卡

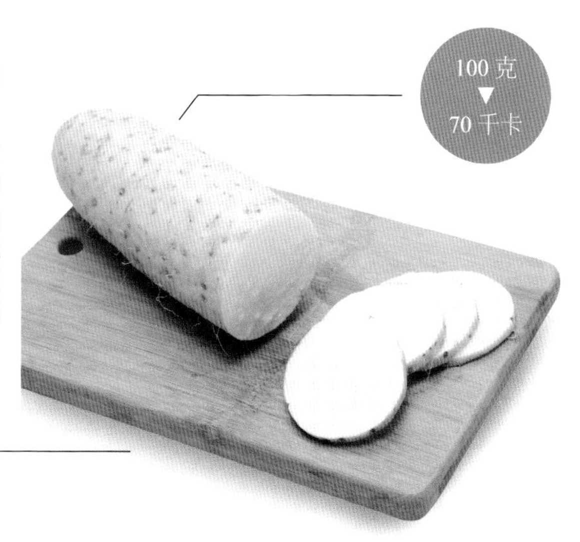

山药在削皮时，会手痒？

山药含植物碱，削皮时，最好戴上手套。若直接用手触摸时，手会发痒、发红。若有此现象，先将手擦干，再用含酸味的苹果皮、梨皮、橘子皮内层擦拭，能有效止痒。

重要成分

食品上 山药含丰富的蛋白质、皂苷、植物性雌激素及维生素C、矿物质等

山药含丰富的蛋白质、糖类、维生素B_1、维生素B_2、维生素C、维生素E，还有矿物质镁、磷、铁、锌、钾及植物雌激素、皂苷等。

食用重点

餐桌上 山药削皮后请浸入盐水中，避免氧化

部分山药在削皮之后，因接触空气会有红褐色氧化现象，可浸泡在盐水中，避免氧化。山药具有收敛作用，有便秘的人不宜多食。

功效

身体内 山药能提高性功能、补充体力、预防心血管疾病、促进食欲

山药含有皂苷，可作为体内生成荷尔蒙的前驱物，有促进精子活力作用，有助于提高性功能，且山药含有大量淀粉、蛋白质。

山药的黏液是一种黏液蛋白，是多糖蛋白混合物，具有水解为蛋白质的功能，可降低血中胆固醇，预防心血管疾病，并滋养身体，补充身体耗损的能量，增强活力。山药所含的淀粉酶容易消化，易被人体吸收，可促进食欲。

松子 Pine nut

松子能提高性能力，充分享受性福人生

松子含丰富的锌与硒，是男人“性”福的重要元素

根据研究显示，松子含丰富的锌与硒，锌是存在于精液中的一种重要微量元素，硒则是精子发育过程中不可缺少的重要组成部分，对精子功能相当重要，锌与硒能有效改善男性的性功能障碍，让男性能享受“性”福人生。

吃松子可以活化脑力？

松子中所含的不饱和脂肪可增强脑细胞代谢，维护脑细胞功能和神经功能的作用，而其中的谷胺酸有很好的健脑作用，可增强记忆力，建议考生或老年人可以多食用松子。

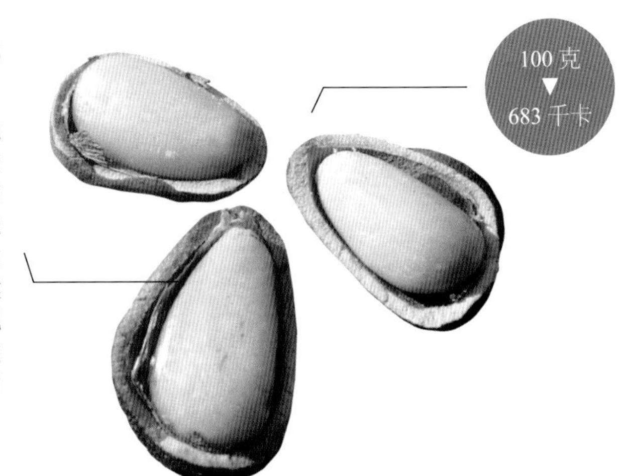

100克
▼
683千卡

重要成分

食品上 **松子含不饱和脂肪及锌、硒，还有维生素E及多种矿物质等**

松子含亚油酸、亚麻油酸、花生四烯酸等不饱和脂肪，还有协助男性“性”福的锌及硒。松子中也富含维生素E，可以滋养皮肤，还含有多种矿物质。

食用重点

餐桌上 **每次食用松子宜控制在20～30克之间**

由于松子脂肪含量高，属于高热量的食品，每100克的松子可在体内产生683千卡的热量，所以，松子吃多了很容易发胖，建议每次食用在20～30克之间。

功效

身体内 **松子可以提高性能力，还能润肠通便、滋润皮肤、预防心血管疾病**

松子中的锌与硒，是男人提高性能力不可或缺的两项重要元素。松子富含不饱和脂肪，主要为亚油酸和亚麻油酸，具有润肠通便、预防便秘的作用。松子中的不饱和脂肪酸和维生素E，可以滋润皮肤，让皮肤呈现光滑有弹性。

松子所含的不饱和脂肪和大量矿物质如钙、铁、磷等，有助于软化血管，增加血管弹性，能有效降低血脂，预防心血管疾病。

牛蒡

Burdock

富含菊糖及锌，性致高昂不沮丧

牛蒡能促进精胺酸分泌，提高性功能

牛蒡含有菊糖，具有促进精胺酸分泌的作用，可促进血管内平滑肌细胞弹性，能扩张血管，促进阴茎勃起，提高性功能。牛蒡也含微量元素锌，锌是合成男性荷尔蒙重要的元素，也是增强性功能不可或缺的营养素。

牛蒡茶喝错反伤身？

因为喝牛蒡茶有预防便秘、控制体重、降血脂等养生功效，因此变成是大众青睐的养生饮品，但牛蒡性寒，吃太多容易腹泻，牛蒡中的钾、磷过多，也会造成肾脏负担。

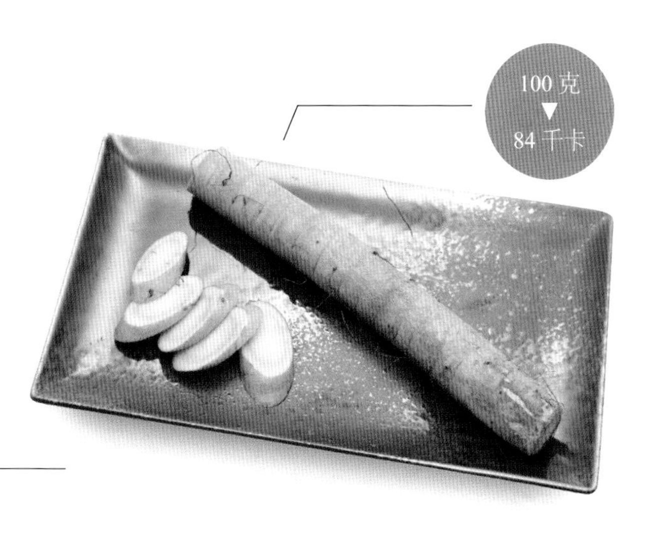

100 克 ▼ 84 千卡

重要成分

食品上 牛蒡含有菊糖、膳食纤维，还有维生素 B、C、E 及多种矿物质等

牛蒡含有丰富的菊糖，可提高男性性能力，其丰富的膳食纤维可预防便秘。牛蒡还含有维生素 B_1、维生素 B_2、维生素 B_6、维生素 C、维生素 A、维生素 E 及矿物质镁、钙、磷、铁、锌等。

食用重点

餐桌上 牛蒡皮营养丰富，和猪肉一起食用，可摄取更多的维生素 B_1

牛蒡皮的营养丰富，料理时其实不用削皮才可吃到更多营养，牛蒡和含有维生素 B_1 的猪肉一起烹调食用，能强化人体对维生素 B_1 的摄取量。

功效

身体内 牛蒡可以提高性功能、维护肠道健康、调节血糖、预防心血管疾病

牛蒡中的菊糖可以提高性功能，其丰富的膳食纤维可促进肠道蠕动，做好体内环保，能有效排除毒素和废物，并维护肠道健康。另外，菊糖也是调整血糖的重要物质，在消化系统中不易被分解消化，有助稳定血糖值，避免高血糖。牛蒡还含有丰富的膳食纤维，可提高含胆固醇成分的胆汁排泄量，降低血液中的总胆固醇。牛蒡中的钾也有助于降低血压，可预防心血管疾病。

6. 脂肪 Out!
帮男人减肥的明星食物

近年来，肥胖不再是一种福气，而是伤害健康的一种前兆，而且肥胖有碍观感，无论是穿衣服或是在工作上都会使人损失自信。如果你已晋升肥胖一族，平时多吃以下这些食物，可协助你减肥瘦身。

以下这些食物大多有低热量、高纤维，却营养丰富的特点，让男人除了可以控制体重外，还能维持良好的体力，不会因减肥而减去了大半的营养。

空心菜 Water spinach

高纤维、低热量，摆脱鲔鱼肚的好帮手

空心菜高纤维，可以增加饱足感，提高新陈代谢

空心菜属于低热量、高纤维食材，可以增加饱足感，避免热量囤积体内，并帮助男人减重。空心菜中也含丰富的维生素 B 群，可提高新陈代谢，协助燃烧脂肪，是摆脱鲔鱼肚的好帮手。

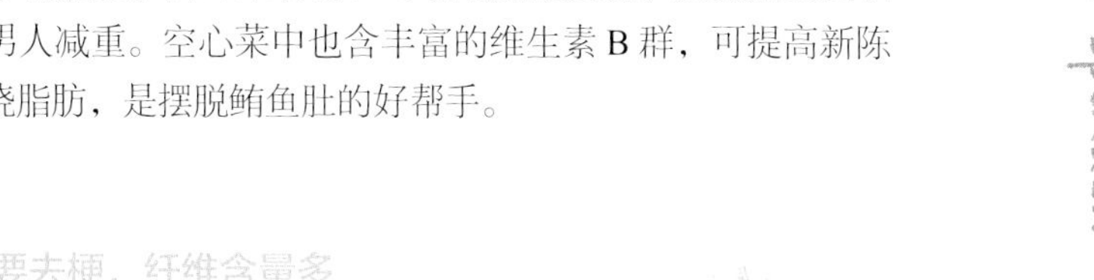

吃空心菜不要去梗，纤维含量多

有些人吃空心菜只吃叶子不吃菜梗，嫌菜梗粗，其实菜梗含有很多粗纤维，吃了可以让排便更顺畅，有助于维护肠道健康呢！

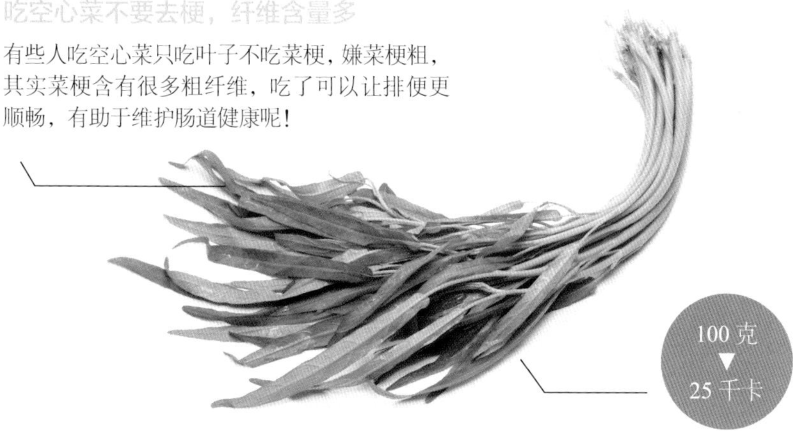

100 克 ▼ 25 千卡

重要成分

食品上 空心菜富含膳食纤维、维生素 B 群及多种植化素、矿物质等

空心菜富含膳食纤维及维生素 B_1、维生素 B_2、维生素 B_6、维生素 C，还有多种植化素像 β-胡萝卜素、叶绿素、叶黄素、玉米黄素，以及矿物质镁、钙、磷、铁、锌、钾等。

食用重点

餐桌上 炒空心菜时加点醋或柠檬汁才不会变黑

很多人有过这样的经验，刚炒完的空心菜不是呈现翠绿色，而是呈现暗绿偏黑色，建议炒空心菜时可加点醋或柠檬汁，使空心菜保持鲜绿的色泽。

功效

身体内 空心菜可帮助减肥、降胆固醇、维护视力健康、提升免疫力

空心菜属高纤维、低热量食材，有助于协助减肥瘦身。空心菜中的纤维质可与胆酸及胆盐结合，并随粪便排出，降低血中胆固醇含量，避免胆固醇停滞在血管壁，造成动脉硬化。

空心菜含有丰富叶黄素及玉米黄素，这两者是预防视网膜病变的重要营养素，具有吸收紫外线及抵挡对人体有害的蓝光、红光的功能，以维持视力的健康。

空心菜含多种维生素及 β-胡萝卜素、叶绿素、叶黄素、玉米黄素等植化素，有助于提升免疫力，避免疾病侵袭。

菠菜 Spinach

低热量又营养，控制体重的小尖兵

菠菜是高纤维的好食材，能促进肠胃蠕动，帮助排便通畅

菠菜属低热量、高纤维食材，可以增加饱足感，避免热量囤积体内，让男人摆脱鲔鱼肚。菠菜含丰富的叶酸、维生素C及多种植化素，可避免男人在减肥时，有贫血或免疫力低下的情况发生。

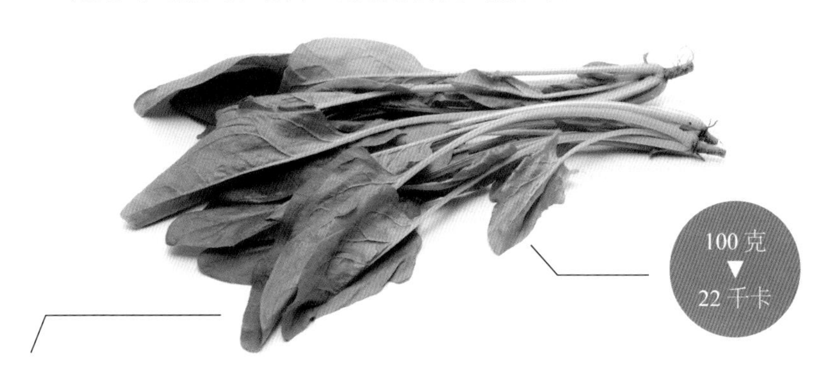

100克
▼
22千卡

菠菜可预防贫血及强健骨骼

菠菜含有丰富的叶酸、铁质和钙质，女性月经过后，多食用有助于预防缺铁性贫血，而菠菜丰富的钙、磷，则有益于强健骨骼，预防骨质疏松症。

重要成分

食品上　菠菜含叶酸、铁质及维生素B、C、E等

菠菜含有丰富的叶酸、铁质，都是造血的营养素，还含有维生素B群、维生素C、维生素E及矿物质镁、钙、磷、铁、锌、钼等，并富含植化素，像是β-胡萝卜素、叶黄素、槲皮素等。

食用重点

餐桌上　菠菜搭配猪肝或蛋食用，营养加倍

菠菜含叶酸，猪肝含铁质，两者一起食用，对预防贫血更能发挥效用。菠菜因钙含量比磷含量高，因此在与其他食材搭配时，应搭配含磷量较高的食物，像是鸡蛋，可维持体内钙磷平衡。

功效

身体内　菠菜可以增强免疫力、预防心血管疾病、帮助减重、预防便秘

菠菜中所含的β-胡萝卜素、叶黄素、槲皮素、麸胱甘肽都是植化素，属于优良抗氧化剂，能够增强免疫力。叶酸及维生素B群有助于降低心脏病的发生率，能有效预防心血管疾病。

菠菜高纤维、低热量，能帮助减重。菠菜中富含膳食纤维，可以促进肠胃蠕动，帮助便秘的男性排便通畅。

芦笋 Asparagus

含维生素 B_1 与 B_2，协助脂肪代谢

芦笋能协助脂肪代谢，排除体内毒素与废物

芦笋当中富含维生素 B_1 与 B_2，能促进脂肪、蛋白质、糖类的代谢，具有燃烧脂肪、避免脂肪囤积的作用。芦笋也具有低热量、高纤维的特点，可以协助排除体内毒素与废物，避免热量在体内囤积。

痛风的人不宜多吃芦笋？

痛风是一种因普林代谢障碍，使得血中尿酸浓度过高而堆积在大拇趾关节、膝关节等处。因为芦笋的普林含量较高，食用后容易使尿酸增加，而使得痛风发作。

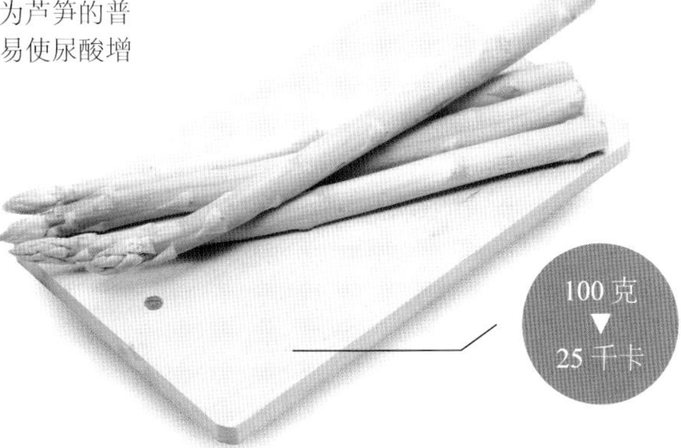

100克 ▼ 25千卡

重要成分

食品上 芦笋含叶酸，维生素 A、B、C 及矿物质、植化素等

芦笋含叶酸及维生素 A、维生素 B_1、维生素 B_2、维生素 C，还富含镁、磷、钠、钾、钙、铁、硒等矿物质，还有丰富的植化素像是 β-胡萝卜素、谷胱甘肽等，其抗氧化的功能显著。

食用重点

餐桌上 芦笋不适宜高温或长时间烹调

芦笋不宜长时间高温烹调、熬煮，会让芦笋中的叶酸和其他营养素流失，所以建议芦笋要快速汆烫，凉拌食用，既可口又营养。

功效

身体内 芦笋能减肥瘦身

芦笋所含丰富的维生素 B 群及天门冬素，则有助于消除疲劳、促进新陈代谢的功效。芦笋高纤维、低热量的特点，很适合减重的男士食用。

手机扫一扫，立即看视频

"芦笋银鱼汤"怎么做？赶快扫扫我！

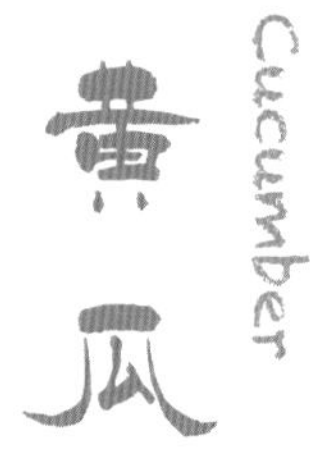

黄瓜

富含膳食纤维，减肥瘦身一把罩

黄瓜富含水分、丙醇二酸、膳食纤维，可说是减肥圣品

黄瓜水含量高，可增加饱足感，达到抑制食欲、控制体重的目的。黄瓜含有丙醇二酸，具有抑制糖类转化为脂肪的作用。黄瓜的钾，可以加速体内废物、盐分的排除，有些人口味较重，造成下半身肥胖，多吃黄瓜可以消肿减肥。

三高患者不宜食用腌制黄瓜

腌制的黄瓜虽然爽口，但其含盐量高，不仅会加重对高血压、心血管疾病患者的病情，而糖尿病患者常并发高血压或心血管疾病，也要忌口。水肿型肥胖的人如果要吃黄瓜减肥，也不宜食用腌制的，会使体内钠离子含量高，致使身体的水分不易排出。

100 克 ▼ 25 千卡

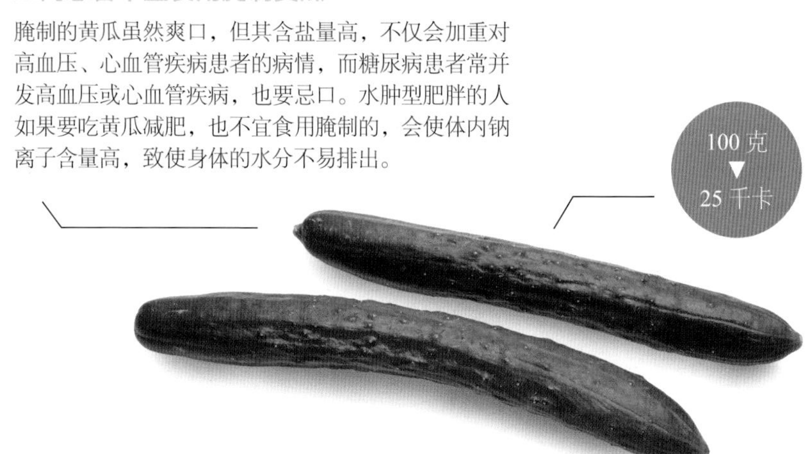

重要成分

食品上 黄瓜含维生素 B 群、丙醇二酸及多种植化素等

黄瓜含维生素 B 群及丙醇二酸，两者皆有避免脂肪堆积的功效。黄瓜还含有维生素 C 及多种植化素，像是 β-胡萝卜素、芸香素、槲皮素、绿原酸等，都是抗氧化高手。

食用重点

餐桌上 吃黄瓜可以解酒

黄瓜可利尿、消水肿，也具有解酒的功能，德国人习惯在一夜狂欢后，吃黄瓜或洋葱来解酒。如果你刚应酬完，或是不小心喝太多而宿醉，或许可以吃点黄瓜或是喝杯小黄汁来解酒。

功效

身体内 黄瓜能减肥消肿、对抗老化，并能降血压、降血糖、降血脂

黄瓜中所含的丙醇二酸及维生素 B 群，都是减肥的好帮手。黄瓜的含水量达 90%，有利尿功效，可消除体内多余水分，避免水分滞留，形成水肿。
黄瓜中的植化素像是 β-胡萝卜素、芸香素、槲皮素，能防止过氧化物堆积体内，延缓细胞老化。黄瓜富含丰富的钾，可以改善高血压的症状，其丰富的纤维质能抑制脂肪和胆固醇的吸收，有利于心血管疾病的防治，且富含矿物质铬，能控制血糖，预防并改善糖尿病。

胡萝卜 Carrot

富含粗纤维，是控制体重的高手

吃胡萝卜能增加饱足感，是减肥圣品！

胡萝卜含维生素 B_1、维生素 B_2、维生素 B_6，能参与体内糖类、蛋白质、脂肪的代谢，并能协助燃烧脂肪。另外，胡萝卜中的粗纤维可以促进肠胃蠕动，增加饱足感，预防便秘、帮助排毒，使脂肪不易囤积体内，可说是减肥的圣品。

胡萝卜和胡萝卜一样吗？

台湾产的胡萝卜体型大，摸起来坚硬；国外进口的则体型较小，味道却比台湾的清淡温和。

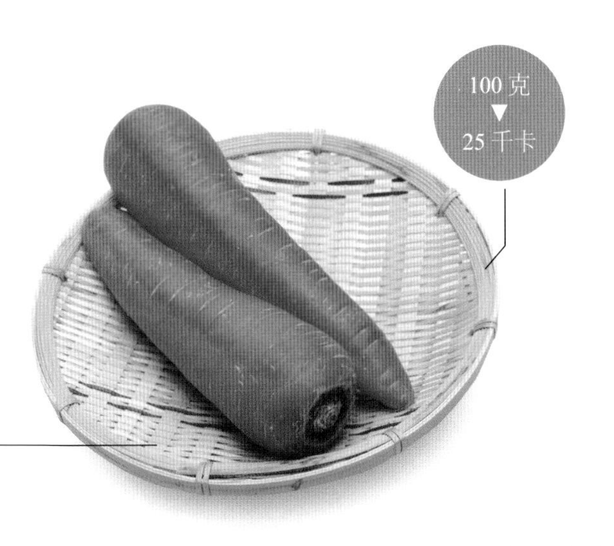

100克 ▼ 25千卡

重要成分

食品上 胡萝卜含 β－胡萝卜素及维生素 B 群，也富含粗纤维和矿物质等

胡萝卜含丰富的 β-胡萝卜素及维生素 B_1、维生素 B_2、维生素 B_6、维生素 B_{12}，还含粗纤维及矿物质镁、钙、磷、铁、锌、钠、钾等，营养丰富，故有“小人参”的美誉。

食用重点

餐桌上 胡萝卜熟食比生食更能获得 β－胡萝卜素

胡萝卜中的 β-胡萝卜素抗氧化力很强，但它属于脂溶性，需要溶在油脂中才能被人体吸收，加热后也不易被破坏，而且抗氧化物比新鲜生食多出3倍以上，建议食用胡萝卜以熟食为佳。

功效

身体内 胡萝卜能减肥、增强视力、预防心血管疾病、降低前列腺癌发生率

胡萝卜具有高纤维、低热量的特点，适合减肥人士排毒瘦身。胡萝卜含有丰富的 β-胡萝卜素，是维生素 A 前驱物，可转化成维生素 A，协助男人保护视力、预防夜盲症、降低干眼症的几率。

胡萝卜的 β-胡萝卜素有防止脂肪氧化、降低坏胆固醇及低密度脂蛋白的氧化作用，能减少血液凝块，有助于男性预防心血管疾病。胡萝卜中的 β-胡萝卜素、茄红素是强大的抗氧化剂，可降低男性罹患前列腺癌的几率。

橘子 Tangerine

能预防感冒、对抗癌症，还能有效预防心血管疾病

橘子富含维生素 B_2，热量低、纤维质高，是很好的减肥水果

橘子富含维生素 B_2，可以加速新陈代谢，协助脂肪燃烧。橘子的热量低、纤维质高，可以增进饱足感，降低对甜腻食物的欲望。橘子中的纤维质还可以帮助排除体内毒素，让身体不囤积废物。

橘子皮妙用多

吃完橘子后，不要急着把橘子皮丢掉，因为橘子皮妙用多，不只可以晒干后用来泡热开水，具有开胃提神的效果，还可治风寒感冒。橘子皮也可以用来泡澡，有促进血液循环的作用。

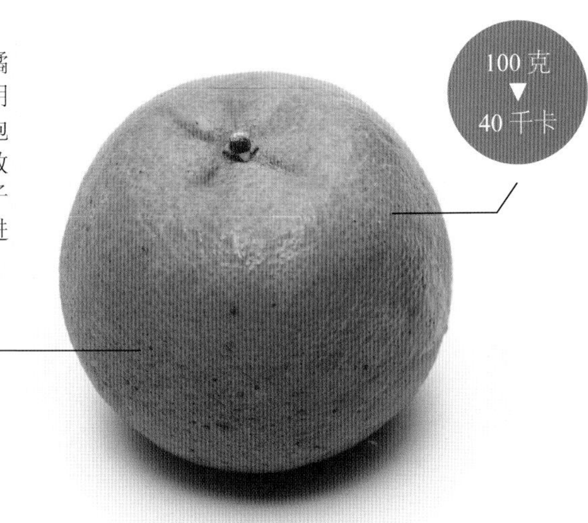

100 克 ▼ 40 千卡

重要成分

食品上　橘子含 β－胡萝卜素、维生素 B_2、纤维质及各种矿物质等

橘子富含 β-胡萝卜素、叶黄素、橘皮素及维生素 B_2、维生素 B_6、叶酸、维生素 C、维生素 E，还含有镁、钙、磷、钠、钾等矿物质。

食用重点

餐桌上　橘子的白色筋络也可以吃，很有营养

橘子的白色筋络，含有维生素 P，可和维生素 C 协同，达到降血压、软化血管的效果。所以，吃橘子时别急着把白色筋络撕掉，可以将白色筋络和果肉一起吃下去，以获取更多营养。

功效

身体内　橘子可以减肥、预防心血管疾病、预防感冒、对抗癌症

橘子纤维高，热量低，水分多，吃起来很有饱足感，可协助减肥瘦身的人降低食欲。橘子所含维生素 C、β-胡萝卜素、类黄酮植化素是抗氧化剂，可以强化血管壁弹性，降低胆固醇的浓度，有效预防心血管疾病，且其中的维生素 C 可以增强免疫力，预防感冒。橘子的 β-胡萝卜素和隐黄素含量丰富，皆是抗氧化重要成分，能有效降低癌症发生率。

紫菜 Laver

紫菜营养含量可说是海藻家族的佼佼者！

紫菜含丰富的甘露醇和纤维质，可以协助男性维持理想的体重

紫菜含有甘露醇，是天然的利尿剂，能利尿、消水肿，有助于预防水肿型肥胖。紫菜的纤维质含量丰富，能促进肠胃蠕动，可协助粪便与废物的排出，减少脂肪的堆积，中年发福的男性尽量多吃紫菜，可以维持理想的体重。

紫菜的铁质含量高于肉类

一般来说，人体对于动物性的食物铁质吸收率较高，像是羊肉、猪肝、牛肉。但其实，根据研究显示，紫菜的铁质含量遥遥领先这3种食物呢！如果你是素食者，可以多吃紫菜补充铁质。

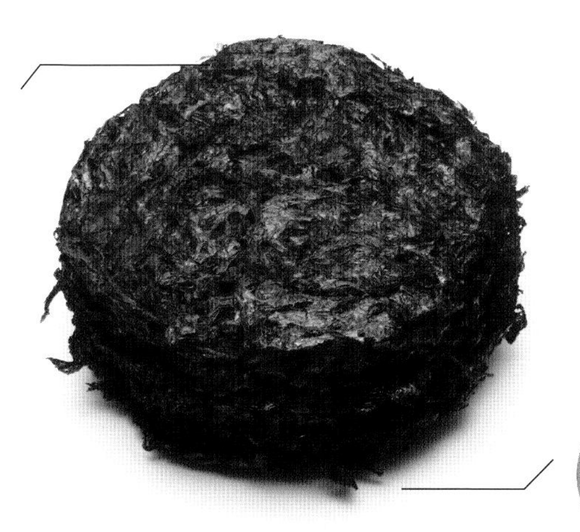

100克 ▼ 230千卡

重要成分

食品上 紫菜含丰富的铁、碘、维生素B群及矿物质等

紫菜含丰富的膳食纤维、β-胡萝卜素及维生素B群、维生素C，还有矿物质钾、钙、磷、铁、锌、铜、硒等，其营养含量可以说是海藻家族的佼佼者呢！

食用重点

餐桌上 紫菜可以搭配维生素C含量高的蔬果

紫菜含有钙质及铁质，而维生素C有助于钙质和铁质的吸收。维生素C含量高的蔬果有西兰花、青椒、番石榴、奇异果、橙子等。

功效

身体内 紫菜有助于减肥、强健骨骼、利尿消水肿、增强免疫功能

紫菜中富含碘和维生素B群，可以调节新陈代谢，避免脂肪的囤积。紫菜中钙质含量也很高，有益骨骼跟牙齿的强健。

紫菜含有甘露醇，能利尿、消水肿，而所含的膳食纤维及胶质能促进排便，排除体内的废物，可预防水肿型肥胖。紫菜还含有紫菜多糖，可以提升细胞的免疫功能，增进免疫力。

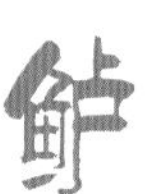

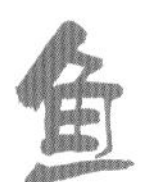

鲈鱼 Bass

热量低、含维生素B群，控制体重有一套

鲈鱼热量低、脂肪含量少，且含维生素 B 群，适合减肥男士食用

鲈鱼蛋白质含量高，且每 100 克的鲈鱼仅 125 千卡，热量不高，脂肪含量低，其中更富含维生素 B_1、B_2，有助于新陈代谢，加速燃烧脂肪。鲈鱼中含不饱和脂肪酸，很适合三高的男人减肥时选用，兼具防治心血管疾病的功效。

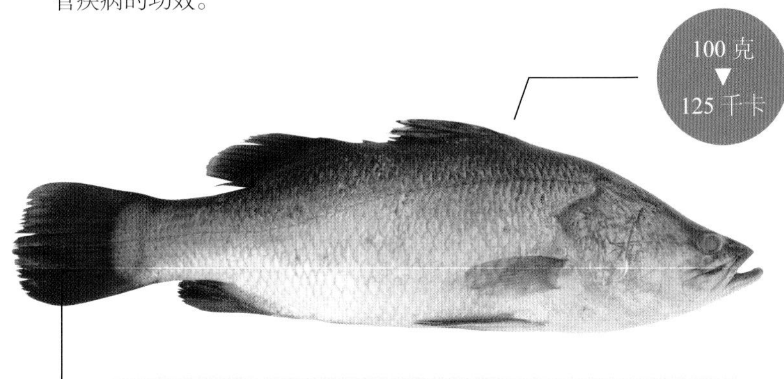

手术后的病人最适合吃鲈鱼?

鲈鱼俗称“开刀鱼”，是因为鲈鱼含有蛋白质及锌元素，能促进伤口的愈合，所以手术后的病人食用鲈鱼最适合，尤其是手术后的 3 天之后再食用，会使愈合的伤口更美观不留疤痕。

重要成分

食品上 鲈鱼含丰富的蛋白质、DHA、EPA 及钙、铁等

鲈鱼含蛋白质、不饱和脂肪酸和维生素 A、维生素 B_1、维生素 B_2、维生素 D，还含烟碱酸、钙、磷、铁、铜等。

食用重点

餐桌上 鲈鱼在煮前可加点水果醋或柠檬

鲈鱼铁质含量高，在煮之前可以加点含有维生素 C 的水果醋和柠檬，有助于铁质的吸收。

功效

身体内 鲈鱼能减肥、提高免疫力、加速伤口愈合、预防骨质疏松

鲈鱼具有低热量、低脂肪的特点，并富含不饱和脂肪酸，很适合减肥的男性食用。
鲈鱼中的维生素 A 也可以提高免疫力，增加皮肤的抵抗力，延缓老化。
鲈鱼含有优质的蛋白质及不饱和脂肪酸，是建构身体组织的基本元素，根据日本研究发现，鲈鱼促进伤口愈合的能力，比其他鱼类好。另外，鲈鱼含丰富的维生素 D，可以帮助钙质吸收，捍卫男人的骨骼跟牙齿的健康。

鳕鱼 Codfish

鳕鱼的不饱和脂肪酸及牛磺酸能降低体内胆固醇

鳕鱼有低热量、高蛋白质的特点，适合用来减肥瘦身

减肥男士可多选择清蒸的鱼肉，尤其是清蒸鳕鱼，每100克不到200千卡的热量，而且鳕鱼有高蛋白质的特点，不用担心男性减肥时期营养不良、全身无力的情形，而且鳕鱼中的牛磺酸有助于胆固醇的代谢，适合肥胖合并有三高情形的男士食用。

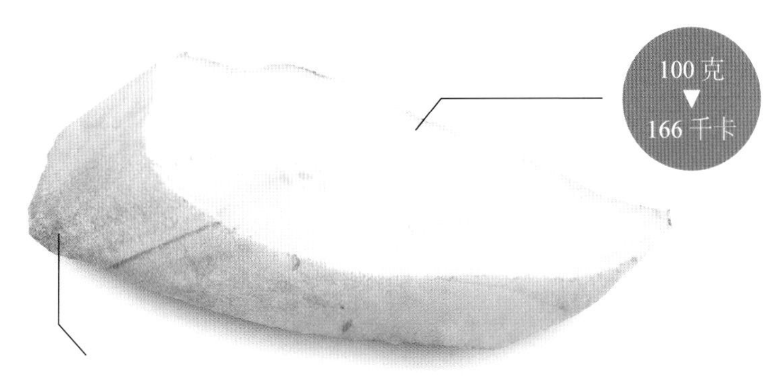

100克 ▼ 166千卡

从鳕鱼上面覆盖的冰判断新鲜度

要如何判断鳕鱼的新鲜度呢？鳕鱼上面覆盖着一层冰是要保护鳕鱼及维持其新鲜度，挑选鳕鱼时，如果上面覆盖的冰愈薄表示愈新鲜，如果盖着一层厚冰有可能是加过水，或是已经再度加工了。

重要成分

食品上 含丰富的蛋白质、Omega-3不饱和脂肪酸、牛磺酸及钾、钙、磷等矿物质

鳕鱼含丰富的蛋白质、Omega-3不饱和脂肪酸、牛磺酸、维生素A、维生素D等，还有矿物质钾、钙、磷、镁、铁、硒，营养丰富。

食用重点

餐桌上 鳕鱼容易消化，以清蒸或煮汤为宜

鳕鱼肉质松软，又容易消化，而最好的烹调方式就是清蒸及煮汤，可以保有肉质的原味，也不会破坏其营养素，并且不需要加太多盐或调味料，才不会加重人体的负担。

功效

身体内 鳕鱼可以协助减肥瘦身、增强脑力，还能保护心血管、控制血糖

鳕鱼低热量、高蛋白质的特点，有利于减肥瘦身。鳕鱼富含Omega-3不饱和脂肪酸，能活化脑细胞膜，协助男性增强脑力，让思路更清晰。
鳕鱼中的Omega-3不饱和脂肪酸及牛磺酸能降低胆固醇跟血压，减低罹患心血管疾病的风险。另外，鳕鱼的胰腺含有丰富的胰岛素，能有效地控制血糖，鳕鱼中的硒也有类似胰岛素的功能，可有效降低血糖。

鲑鱼 Salmon

低热量、高蛋白质，是减肥瘦身圣品

鲑鱼含 Omega-3 不饱和脂肪酸，是协助减重很好的食材

鲑鱼富含 Omega-3 不饱和脂肪酸，根据南澳大学的研究结果，长期摄取足够的 Omega-3 不饱和脂肪酸，可以降低体脂肪、体重，而且 Omega-3 会在身体内转化成 EPA 和 DHA，具有降低胆固醇的特点，兼具减肥和预防心血管疾病双重效果。

烟熏鲑鱼不宜多吃?

鲑鱼在烟熏的过程中，食物的炭火与油脂容易产生致癌的物质，所以不宜常食用烟熏鲑鱼。

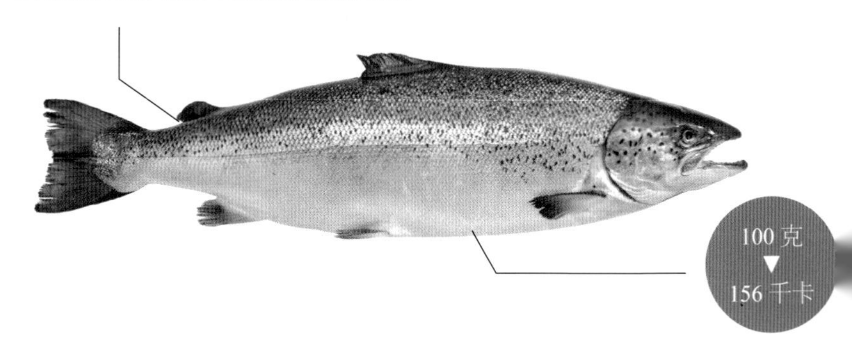

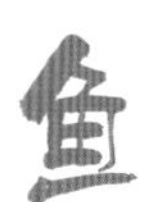

100 克 ▼ 156 千卡

重要成分

食品上 富含 Omega-3 不饱和脂肪酸、维生素及矿物质等

鲑鱼富含 Omega-3 不饱和脂肪酸及维生素 A、维生素 B_6、维生素 B_{12}、维生素 D、维生素 E，还有钙、磷、铁、锌等矿物质。

食用重点

餐桌上 鲑鱼适合做生鱼片或煮汤

鲑鱼很适合用来做生鱼片，吃起来 Q 弹可口，但生吃鲑鱼一定要选择新鲜的、肉质呈橘红色，并经过低温冷冻杀菌处理的鲑鱼。鲑鱼也很适合煮汤，可搭配洋葱或豆腐，营养又可口。

功效

身体内 鲑鱼可活化脑力、保护视力

鲑鱼的 Omega-3 不饱和脂肪酸里的 DHA，能协助男人活化脑力、预防老年痴呆。鲑鱼中的维生素 A 能保护眼睛，很适合常坐在电脑前或经常滑手机的人食用。

手机扫一扫，立即看视频

“洋葱鲑鱼炖饭”怎么做？赶快扫扫我！

蘑菇 Champignon

富含多糖体，能增加人体对病菌的防护力，提升免疫力

蘑菇低热量、营养丰富，很适合减重的人食用

蘑菇的热量比较低，每100克新鲜蘑菇不到100千卡的热量，是一种品质优良且热量低的食物。蘑菇营养丰富，含多糖体、蛋白质、维生素及多种矿物质等，很适合减重的人食用。不过想减肥的人，还是要均衡摄取营养，多搭配其他食材，光吃单一食材健康是很容易出现问题的。

蘑菇是抗癌高手

蘑菇被誉为上帝的食物，现代医学研究，蘑菇中含有干扰素诱导剂，能诱发干扰素的产生，有对抗癌症的效果，且蘑菇中的多糖体也是防癌、抗癌的高手。

100克 ▼ 91千卡

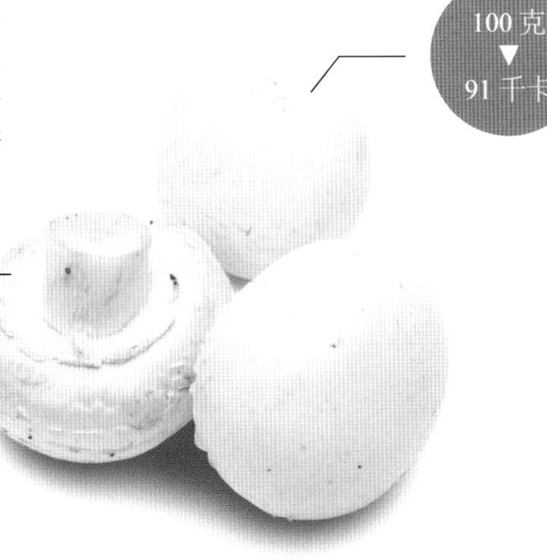

重要成分

食品上 含多糖体、蛋白质及维生素、多种矿物质等

蘑菇含多糖体，可以调节免疫机制，而其丰富的蛋白质更可以维持生理机能，蘑菇当中富含维生素A、B、C及钾、磷、镁、钙、钠、锌、硒等矿物质。

食用重点

餐桌上 蘑菇维生素C含量丰富，搭配肉类或木耳营养加倍

蘑菇富含维生素C，可搭配铁质含量丰富的食物，像是木耳、紫菜、猪肝一起食用，可以促进铁质吸收，或搭配富含胶质的食物，像是猪脚、鸡脚、海参、猪皮、鱼肉等一起食用，可吸收更多胶原蛋白。

功效

身体内 蘑菇可以减肥、预防心血管疾病、保护肝脏、提升免疫力

蘑菇具有高纤维、低脂肪、低热量的特点，可以减肥瘦身。蘑菇含钾，有助于降低血压，其高纤的特性可以促使胆固醇排出，有助于降低血中的胆固醇，能有效远离心血管疾病威胁。蘑菇含有微量元素硒，可以强化肝脏的解毒功能。蘑菇中的多糖体能增加人体对病菌、病毒的防护力，可有效调节免疫机制，不但能提升对疾病的抵抗力，也可以防治癌症。

番石榴

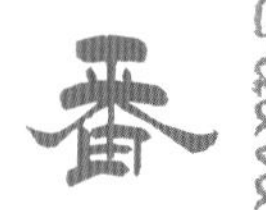
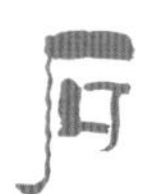

Guava

纤维高，热量低，减肥瘦身佼佼者

番石榴是维生素 C 的宝库

根据医学报导显示，番石榴维生素 C 含量为苹果的 50 倍、奇异果的 4 倍。而营养学专家建议，成人每日维生素 C 摄取量为 100 毫克，1 粒 100 克的番石榴维生素 C 含量高达 225 毫克，可说 1 个番石榴就可以满足 2 日维生素 C 的需求，堪称维生素 C 宝库。

番石榴纤维高、热量低，是很适合减肥瘦身的水果

番石榴膳食纤维非常丰富，易有饱足感，可降低食欲，而且番石榴热量低，可达到控制体重的效果。番石榴所含的番石榴多酚可以降低淀粉的分解与葡萄糖的吸收，其中的维生素 B_1 及 B_2 也有助于新陈代谢，加速燃烧脂肪，很适合用来瘦身减肥。

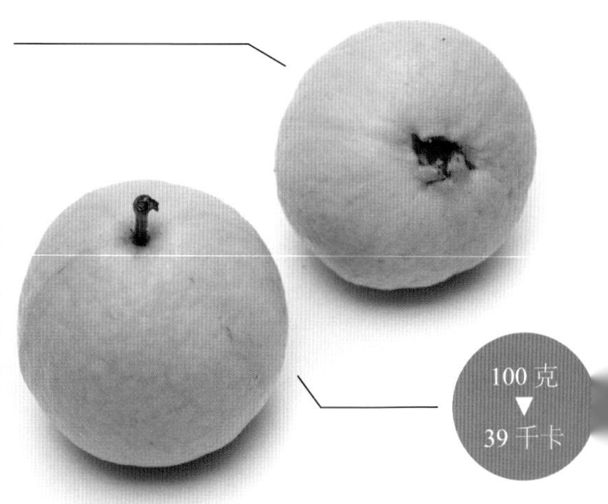

100 克 ▼ 39 千卡

重要成分

食品上 含膳食纤维、维生素 B 群及多种植化素和矿物质等

番石榴纤维含量高，并且含维生素 B_1、维生素 B_2、维生素 B_6、叶酸、维生素 A、维生素 C、维生素 E 及多种植化素，像是 β-胡萝卜素、鞣花酸、杨梅素，还含有镁、钙、磷、铁、锌、钠、钾等矿物质。

食用重点

餐桌上 吃番石榴可抹点盐，或是将籽打碎饮用

吃番石榴时，可抹点食盐，因为番石榴含钾丰富，和食盐中的钠结合，可以维持人体的酸碱质平衡。而番石榴籽铁质含量丰富，若怕吃了消化不良或便秘，可以和果肉一起放入果汁机中打碎饮用。

功效

身体内 番石榴可减肥，并预防高血压、糖尿病，降低癌症发生率

番石榴高纤维、低热量，易有饱足感，可降低食欲，能协助肥胖的男士瘦身。

番石榴含丰富的 β-胡萝卜素、鞣花酸、杨梅素等抗氧化成分，能去除自由基，预防高血压、糖尿病等。

番石榴中的维生素 C 能与多种植化素协同达到强大的抗氧化作用，维护细胞正常分裂，避免癌细胞的分裂及增殖，以降低癌症发生率。

蓝莓 Blueberry

富含维生素C和花青素，能保护心脏，维持心血管健康

蓝莓抗氧化能力位居蔬果榜首，其中的多酚可以分解脂肪

蓝莓有北美蓝宝石的美誉。蓝莓含有丰富的维生素、矿物质及植化素，而根据美国农业部研究显示，蓝莓的抗氧化能力，高居40多种蔬果之冠。蓝莓热量低，且其中所含的多酚可以分解脂肪，减少脂肪囤积。

蓝莓可以保护血管

蓝莓含丰富的维生素E和花青素，具有天然抗氧化剂之称，两者一起协同具有强大的抗氧化功能，可以促进血液循环，能预防脑中风，并对眼部之微血管功能有所帮助，预防视网膜病变。

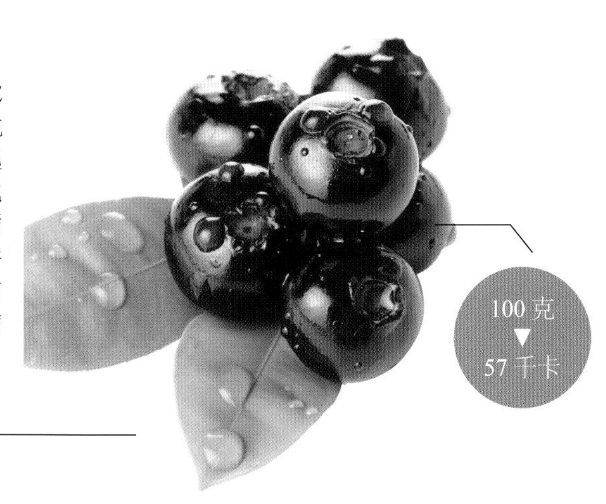

100克 ▼ 57千卡

重要成分

食品上 蓝莓含维生素A、B群、C、E及矿物质、植化素等

蓝莓含有丰富的维生素A、B群、C、E及矿物质钠、钾、钙、镁、磷等，还含有花青素、前花青素、绿原酸等。

食用重点

餐桌上 可将蓝莓打成果汁饮用

由于蓝莓很酸，直接食用很多人无法接受，坊间常拿蓝莓来烘焙点心，这时蓝莓的营养素通常已经流失很多。建议若无法直接食用新鲜的蓝莓，可以加点糖或是优酪乳打成汁，口感佳又可摄取营养素。

功效

身体内 可以瘦身、增进免疫力，并预防大肠癌、保护心血管

蓝莓热量低，吃了不容易发胖。当中的多酚类可协助男人分解腹部脂肪，而丰富的纤维素也可以促进废物排泄，降低对脂肪吸收的几率。

根据研究显示，蓝莓的抗氧化能力是蔬果当中的佼佼者，其抗氧化能力能中和体内的自由基，增强免疫力。

蓝莓的纤维素很丰富，可以促进肠胃蠕动，减少致癌物停留在肠道，降低大肠癌的几率。蓝莓也具有减少低密度脂蛋白（俗称坏的胆固醇）卡在血管壁的作用，可协助预防血栓，起到血管扩张、维持血管弹性的作用。

Chapter

5

饮食与营养对策，改善男人烦恼的10大病症

实践简单的饮食与营养方针，赶走困扰男人的 10 大病症

根据研究显示，由于女性有雌激素保护，所以男性心脑血管疾病的发病时间比女性约早 10 年；而肝癌与肺癌则分别居男性 10 大死因的首位和第 2 位；男性独有的生理结构，使得年纪大的男性特别容易罹患前列腺炎或前列腺癌；而痛风更是容易找上暴饮暴食的男人……本章特别探讨困扰男人的 10 大病症，并结合饮食与营养方针，让你当个健康幸福的男人。

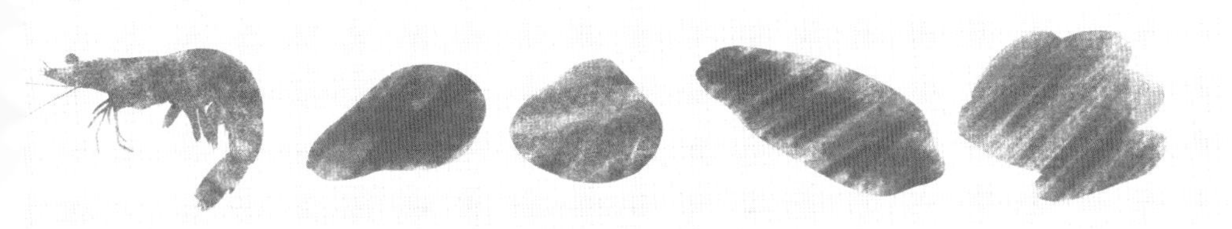

大肠、直肠癌

预防大肠和直肠癌，首重良好饮食习惯及生活作息

近年来，大肠和直肠癌在癌症发生人数高居第1，大肠和直肠癌好发于50～60岁年龄层，其成因与饮食习惯有相当的关系。

哪些人易罹患大肠、直肠癌？

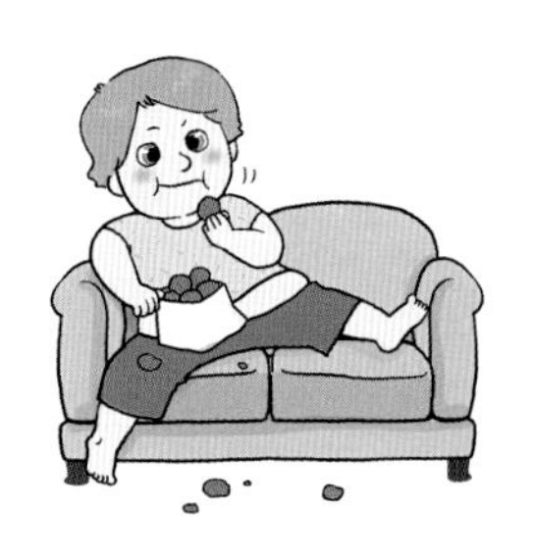

男性平时工作应酬多，出门在外往往是高动物性脂肪饮食，尤其烧烤、油炸的食物容易刺激肠道细胞引发癌化，加上蔬菜和水果纤维摄取量少之又少，尤其时常久坐办公族及严重缺乏运动族群，或是常坐着看电视，边吃高热量食物的人等，皆为罹患大肠、直肠癌最高风险族群。

远离大肠、直肠癌，定期免费粪便潜血筛检

有大肠和直肠癌家族史、家族性大肠息肉症以及罹患大肠息肉的患者，都是大肠和直肠癌的高度危险群。卫生福利部国民健康署从1999年开始推行50到69岁民众免费粪便潜血筛检，3年的初期报告已经显示粪便潜血筛检阳性个案，再经大肠镜确诊者约有6成有息肉，经由息肉切除，可以降低3成大肠和直肠癌的发生率，因为经由粪便潜血筛检出的癌症期别普遍较为早期，因此可以提高治愈机会，降低大肠、直肠癌的死亡率。今年开始免费扩大为50到74岁民众，每2年接受1次筛检，降低罹患大肠、直肠癌风险。

尽早手术切除治疗，存活率愈高

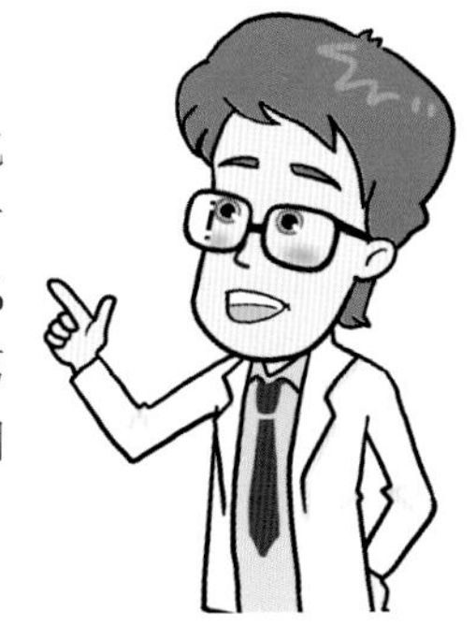

大肠、直肠良性息肉往往要经过3年才会癌化为大肠、直肠癌，病患有5年时间，只要在这段时间内发现，并且切除治疗，其5年存活率可以达90%以上，随着罹癌期别的增加，存活率也就愈来愈低，第二期的5年存活率约为87%，第三期则为70%，第四期则只约有10%。

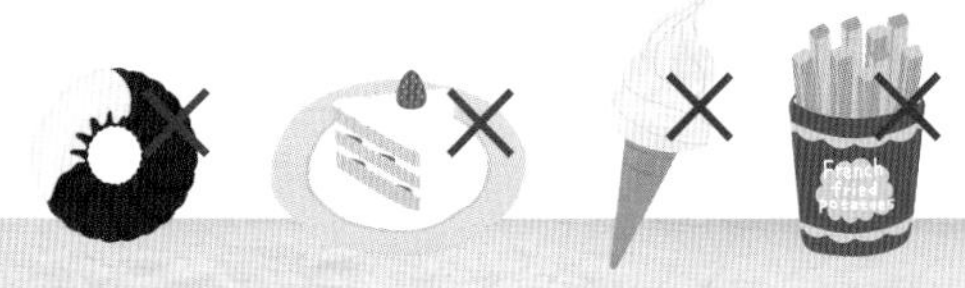

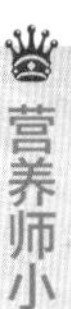

营养师小叮咛

根据研究显示，不当饮食习惯，尤其偏爱动物性高脂肪饮食、油炸食物及精致食物的人，相对的纤维质和钙质的摄取比例愈低，得大肠癌的几率愈高。高脂肪饮食会产生较多的胆酸，胆酸到了肠道会被细菌分解产生二级胆酸（致癌物质），反复刺激肠壁，导致大肠和直肠癌的发生。饮食上建议减少脂肪摄取比例，避免加工食品，每天摄取5份以上的蔬菜水果及全谷类，并增加纤维质；生活上保持大便畅通，避免便秘及培养规律的运动习惯，都是远离大肠和直肠癌的不二法门！

POINT!

有益肠道健康的营养摄取重点

除了高纤蔬菜水果、五谷杂粮、油脂类等食物也是预防便秘不可或缺的好食材，能让肠道充满益菌的优酪乳、寡糖，更是预防大肠、直肠癌的小帮手。

1 食物纤维

食物的膳食纤维能增加粪便体积，促进肠道蠕动，帮助粪便早日排出，亦能降低致癌物浓度，减少致癌物与肠壁接触时间，且膳食纤维素经过肠道细菌分解后产生的短链脂肪酸，对于癌细胞的生成有抑制作用，因此每日摄取足够的膳食纤维，有助于减少大肠和直肠癌机会。富含高纤食物有蕃薯、菇类、蒟蒻、苹果及香蕉等。

2 维生素

维生素A（萝卜、甜菜、大番茄、木瓜等）可强化上皮细胞；维生素B_1、B_2（五谷类、毛豆、鱼肉、蛋黄等）是抗氧化酵素的辅助因子；维生素C（新鲜水果，如柑橘类）及维生素E（深绿蔬菜、胚芽、蛋、坚果等）则有抗氧化作用及抗癌作用，保护细胞及抑制自由基生成。

3 发酵食物

发酵食物因富含有益细菌，具有整肠促进消化作用，发酵食物有醋、纳豆、味噌、泡菜等。

4 益生菌

如比菲德氏菌、乳酸菌，可使糖类发酵、制造乳酸，能有效抑制有害菌生长，维持肠道菌相平衡。

5 钙质

钙质会与肠道中之胆酸、脂肪酸结合，形成不可吸收的钙盐，降低胆酸与脂肪酸的作用，进而减少大肠壁与二级胆酸接触的时间，降低致癌的机会，预防大肠癌发生。

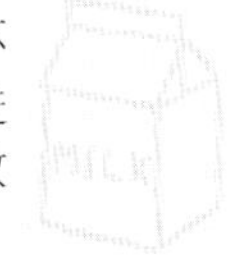

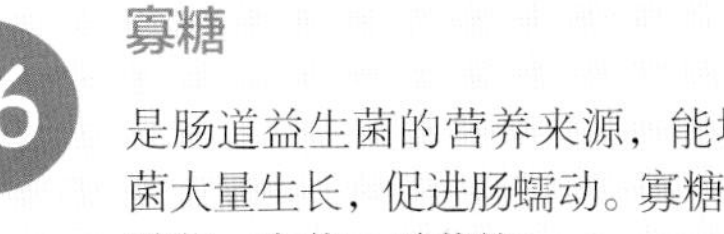

6 寡糖

是肠道益生菌的营养来源，能增加肠道益生菌大量生长，促进肠蠕动。寡糖存在于大豆、洋葱、牛蒡、香蕉等。

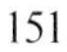

心脏病

毫无预警地发生猝死的可怕疾病

当时序迈入冬天，进入冷冽的寒风吹起、气温骤降的时刻，对于心脏血管疾病患者来说，正是个人健康的残酷考验。

心脏病发生的主因

成人心脏病最常见的是冠状动脉狭窄和阻塞，也就是所谓冠状动脉疾病，俗称的冠心症。心脏需要靠动脉供给含氧血液，当冠状动脉血管壁的内膜下有脂性物质沉积并逐渐硬化，形成动脉粥状硬化时，将造成血栓，尤其在冬天低温状态下，周边血管收缩，会造成血管阻力及血压上升，使心脏负荷增加，尤其在心脏血管已有动脉硬化狭窄处，更易受寒冷而缩紧，造成血流不顺畅，阻断了血液对心脏的氧气供应。

心脏病的常见症状

心脏病最常产生的症状就是心绞痛，严重时心肌因缺氧进而抑制心肌收缩及坏死，使心脏不能搏出正常量的血液，甚至会损害控制心律的传导系统，引起心律不整、心脏衰竭，甚至导致死亡，临床上称此现象为心肌梗塞，必须立即送医急救。类似案例常发生在有心脏病的长者身上，然而在正值身强体壮的青年身上也时有所闻，甚至来不及挽救宝贵生命，令人不胜唏嘘。

想要远离心脏病，你应该维持这样的生活及饮食习惯

预防高血脂症

可降低心脏病风险，关于高血脂症详情，请见高血脂症篇（P158）。

少喝酒及戒烟

专家估计30%的心脏病发作与抽烟有关，烟中的有害物质使小血管狭窄，血液中一氧化碳含量的增加，心脏及身体其他组织供氧量降低，且烟草中的尼古丁会使脉搏加快，造成心律不整。

减少压力、熬夜及生活作息不正常

找出压力来源，并设法避免，保持心情愉快，少生气及发怒，平常规律作息及睡眠充足。

维持理想体重

体重控制在理想状态，维持BMI在18.5～24。多项研究指出，体重过重甚至肥胖，会增加罹患各种慢性病的风险。

良好饮食习惯

少盐、少糖、少油，多吃蔬菜及多摄取纤维质。

保持规律运动及注意冬季保暖

适度运动，可以加速新陈代谢，促进血液循环，并增加肌肉与血管的弹性。尤其冬季清晨起床或外出时要特别注意保暖。

POINT!

有益心脏血管的食物

有多项食物经研究证实，适度摄取对心脏血管的保健很有帮助。

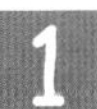

1

燕麦及黄豆

燕麦的水溶性纤维（β-聚葡萄糖）及黄豆的异黄酮素，都具有降低总胆固醇、低密度胆固醇、三酸甘油脂的效果。

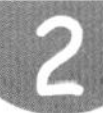

2

深海鱼类

如鲑鱼、秋刀鱼、鲔鱼、鲭鱼、海鳗等鱼类，含有丰富的脂肪酸，可降低三酸甘油脂浓度，减缓血液凝集速率，发挥保护心血管的作用，建议每周至少吃2份以上鱼类。如果是高三酸甘油脂患者，不妨以深海鱼类当成主要的肉类来源。

3

单元不饱和脂肪酸

食用油脂来源，以含有大量单元不饱和脂肪酸的橄榄油为主，可使心血管疾病危险度降低25%。另外，花生油也具有降低16至20%心血管疾病危险度的作用。

4

坚果类

杏仁、花生、核桃、腰果等坚果类含有多元不饱和脂肪酸，可以降低胆固醇，且含有钙、镁等矿物质，能维持动脉血管健康和弹性。此外，坚果类含有维生素E，可以预防脂质氧化，降低罹患心血管疾病危险。

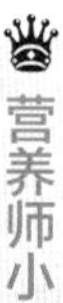

营养师小叮咛

心脏病的高危险族群有男性、年龄增长、心肌梗塞家族史、抽烟、肥胖及腰围大于90厘米、缺乏运动、熬夜、压力、生活作息不正常及三高族群患者（高血压、高血脂症、糖尿病）等，要格外小心。心肌梗塞发作时常见的症状为，胸口觉得有如巨石压迫般的压力，压力感来自身体上半部，包括颈部、下巴、胸口或身体上半部觉得疼痛、灼热、紧迫感、呼吸困难，甚至会冒冷汗、恶心呕吐、晕眩及全身疲倦感。

肺癌

预防肺癌，戒除香烟、远离二手烟乃是首要之务

在10大癌症死因，肺癌已名列前茅。空气污染和吸烟人口的增加，是促使肺癌人数直线上升的重要因素。

肺癌分为4种主要的类型

肺癌是指长在气管、支气管与肺脏的原发上皮性恶性肿瘤。肺癌在病理组织学上可分为4种主要类型：小细胞癌（占25%）、鳞状上皮细胞癌（占25%）、腺癌（占30%）以及大细胞癌（占15%），后三者则统称非小细胞癌。

长期吸烟是导致肺癌发生的主因

吸烟是导致肺癌的原凶，主要是因为烟草中含有许多致癌物质会伤害肺部及支气管粘膜上皮细胞，变成癌细胞，如鳞状上皮癌和小细胞癌；然而对于无吸烟嗜好者，却也时而所闻罹患肺癌，以肺腺癌较为常见。引发肺癌的其他可能危险因子，例如肺结核、癌症家族史、长期接触致癌物的危险行业（铀、氡放射性化学物、金属致癌物、镍铬砷、石棉、煤焦油等）、空气污染（车辆燃料废气苯、多环芳香烃）、二手烟、烧香纸钱、厨房油烟等。因此为了我们的健康，大家应立刻响应戒烟、拒吸“二手烟”及致力维持良好的环境空气品质。

肺癌的长期存活率比其他癌症低，预防保健很重要

由于肺癌初期症状不明显，早期发现不易，所以很难做到预防。早期的肺癌病患常常是因为其他检查照射胸部X光时，被医生无意间发现。当病人肿瘤逐渐变大，惊觉身体不适，症状明显而就医接受进一步检查时，很多已经是晚期或肺癌远端转移了，这时接受肺癌治疗的效果便大打折扣，也造成肺癌一直是癌症死因排名的前1、2名，通常第四期肺癌的平均存活率约仅剩1年。

因此建议要达到良好的肺癌防治效果，除了自己本身要有良好的健康意识，如有不适情况（包含长期不明原因咳嗽、咳血、胸痛、呼吸困难、反复性肺炎或支气管炎、骨头疼痛、体重减轻、全身倦怠等）要及早就医。除了定期做健康检查之外，必要时仍需以痰液和胸水细胞学、胸腔镜淋巴结切片及较先进癌症检查设备，如磁振造影、正子摄影电脑断层扫描（PET/CT）做彻底的肺癌筛检。

从生活中预防肺癌

预防肺癌可借由不吸烟、拒吸二手烟及避开空气污染环境（烹饪时开启排油烟机、宗教敬神仪式不烧香纸钱、远离夜店等密闭空间）等措施开始着手，并且保持规律的运动习惯，以强化心肺功能，强健体魄。同时运动场所的挑选也很重要，建议避开大马路或拥挤市中心，尽量挑选公园或绿地等较多空旷地的场所进行，如此才可以真正达到预防癌症及运动强身的效果。

POINT!

均衡营养，迈向抗癌成功之路

医生会依照病人癌细胞类型、疾病分期及病人的身体状况等考量因素，给予最合适的治疗方法。肺癌治疗的方式有手术治疗、放射线治疗、化学治疗、标靶治疗或是合并疗法等。病人可能因为疾病本身或治疗产生的不适，体重减轻与营养不良的情形相当普遍，积极地维持良好营养状况，也是抗癌之路成败的关键。

接受化放疗期间，常见的问题及改善方法

1 恶心、呕吐

改善方法

清凉饮料及酸味、咸味食物可以减轻症状，避免同时进食冷、热的食物和太油腻或太甜的食物，以免刺激造成呕吐。以少量多餐方式进食。尽量远离厨房，以免煮食所产生的气味引发恶心和呕吐。早上起床后症状未明显前，尽量就食。呕吐情况严重者，可请医师处方止吐剂，于进食前半小时服用。

2 口腔溃疡、吞咽困难

改善方法

避免酸性、粗糙生硬、刺激性的食品或调味品。食物和饮料以室温为宜，可利用吸管吸吮液体食物。选择流质或加以芶芡的软质细碎食物，如羹汤类、粥类，有助于吞咽。

3 腹泻

改善方法

选择嫩肉、精致谷类、过滤的果汁、蔬菜汁或低纤维的蔬果，避免油腻、油炸或太甜的食物，以免增加肠胃负担。以少量多餐方式进食。腹泻严重时可采清流饮食，如过滤米汤、清肉汤、果汁等。注意水分及电解质的补充，多选用含钾高的食物，如蔬菜汤、橘子汁、番茄汁。

POINT 1 摄取6大类食物

可请营养师为您设计饮食。要注意饮食均衡，每日饮食建议应包括各种6大类食物，以获得足够的营养素。

POINT 2 少量多餐

多采营养密度热量高、体积小的食物，少量多餐。多鼓励自己积极进食，以预防体重下降。

POINT 3 多变化烹调方式

加强色、香、味的调配。因为治疗会导致味觉改变，可加强甜味及酸味，避免苦味食物。

POINT 4 尽量增加每餐食物的蛋白质和热量含量

像是在烹煮汤品时，添加牛奶、起司或肉汤；吐司面包抹些花生酱或奶油；沙拉或蔬菜上淋些美乃滋；甜点类如布丁、派、果冻中加点鲜奶油等技巧，确保营养摄取完整性。

POINT 5 保持愉快的心情

用餐时保持心情愉快及轻松的用餐环境，适度的餐前运动可以增加食欲。

脂肪肝

肝『生病了』的警讯！改善饮食内容，远离脂肪肝

脂肪肝，即俗称的『肝包油』，也就是肝脏细胞囤积了太多脂肪。成人脂肪肝盛行率约3成（25%～33%之间），远高于B型肝炎的15%～20%以及C型肝炎的2%～6%，可谓为台湾最盛行之『肝病』。

你的肝生病了吗？

脂肪肝是相当常见的疾病，其形成的原因有体重过重、肥胖、血脂肪过高（尤其是三酸甘油脂过高）、酗酒、糖尿病控制不佳、药物（例如类固醇、治疗免疫风湿药物）等。大部分的患者为单纯脂肪肝，经过多年的追踪后肝脏功能并无太大的变化，只有少数脂肪性肝炎（患者可能有食欲不振、疲惫、倦怠、恶心、右上腹部不适等症状），检查发现肝肿大、血清 GOT 及 GPT 数值异常升高（正常上限的 2 倍以内），会有进行性肝病，有可能进展为肝硬化、肝衰竭、肝癌等严重肝疾，因此脂肪肝仍然具有潜在危险性，也是一种警讯，不可当作一个完全良性的疾病看待。

定期做检查，远离脂肪肝

超音波是现今诊断脂肪肝最安全准确的工具。脂肪肝合并肝功能异常的病人，最好每 3 个月抽血、每半年做 1 次超音波，若为单纯脂肪肝，半年追踪 1 次即可。大多数的脂肪肝都有一定的成因，运用各种不同的治疗模式矫正其病因，通常可以获得改善，所以必须针对形成原因加以控制，对症下药，才能减轻脂肪肝的程度。如果是饮酒造成脂肪肝，应该戒酒；C 型肝炎引起脂肪肝，则应以抗病毒药物治疗 C 肝；若是高血脂患者，必要时服用降血脂药物把血脂降下来。

想要远离脂肪肝，你应该维持这种生活及饮食习惯

运动治疗

运动能促进肝内脂肪消耗，达到降脂减肥的效果。

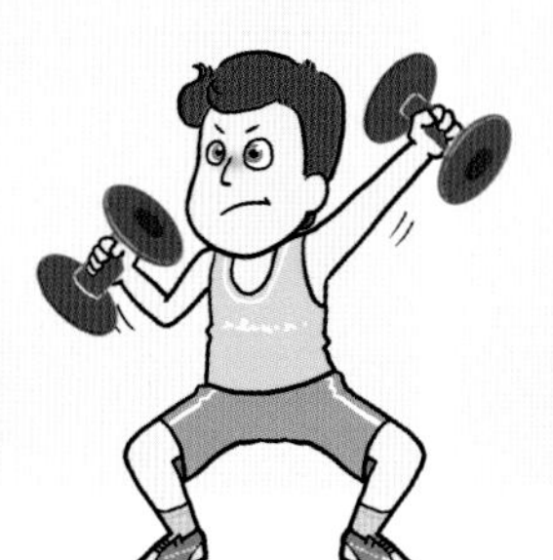

2

终结肥胖

现代上班族常有摄取过量营养及热量的现象，加上运动量不足、过多热量无法消耗，自然会转化成脂肪，囤积于脂肪组织及肝脏内。脂肪肝多半是由于肥胖所引起，针对单纯的脂肪肝，减重就是最好的特效药！要靠自己努力，从饮食控制、运动、规律作息来减肥最理想。

避免饮酒过度

酗酒可能会产生急性或慢性脂肪肝炎，脂肪肝炎若合并肝纤维化，甚至肝硬化后，可能会产生肝癌。酗酒患者若合并慢性B型或C型肝炎病毒感染，则会加重肝脏的恶化，所以爱惜生命的人应该避免饮酒过度。

POINT!

想要远离脂肪肝，首先要改善饮食内容

由于肝脏没有神经分布，因此即使『生病了』也几乎很少表现出来，仍然坚守岗位默默地工作，这也是为什么多数肝病患者在初期无法自我察觉的原因。

1 高纤维类食物

有助于增加饱腹感及控制血糖和血脂，这对于因营养过剩引起的脂肪肝尤其重要。膳食纤维来源有麦片、糙米、全谷类、豆类、香菇、海带、木耳、水果等。

2 多吃新鲜食物

平常多吃一些新鲜食物，不要乱服成药，以减少肝脏负担。

3 均衡饮食，增加蔬果的摄取量

蔬菜及水果中，富含多种抗氧化物质，如维生素 C、维生素 E 等，还有植化素如多酚、花青素、胡萝卜素等，抗氧化剂能对抗体内自由基的作用，避免身体细胞受到自由基伤害，降低癌症发生率。每天尽量吃各种颜色的蔬果，儿童需要 5 份，女性需要 7 份，男性则要 9 份。

4 三餐规律

脂肪肝患者应改掉不良的饮食习惯，如不吃早餐、过量摄食、吃零食、宵夜，以及过度追求高热量重口味的食物，都会引起身体内脂肪过度蓄积。

5 减少高脂肪及高糖分食物的摄取

现代人外食机会大增，饮食往往过于油腻，很容易形成脂肪肝，应以低脂饮食为宜，选择单元不饱和脂肪酸（如橄榄油、菜籽油、茶油等），少吃饱和脂肪酸（如猪油、牛油、羊油、黄油、奶油等），同时限制胆固醇（内脏、脑髓、蛋黄、鱼卵、鱿鱼等）的摄食量，不仅要避开油煎、油炸的食物，巧克力、冰淇淋、糕饼类点心等高油脂及高糖类食物也要能免则免。就算是素食者不吃动物性脂肪，但若常用煎炸的烹调方式，或为了让食物美味放较多的油，还有吃太多坚果类食品，一样会因为吃进过量油脂或营养过剩变成脂肪肝。

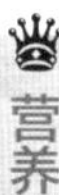

营养师小叮咛

肝病的发生通常要等到肝脏已达崩溃边缘，再也无法继续工作时，才会有明显症状产生。肝脏是人体最大的解毒器官，也担任重要的身体机能及新陈代谢工作，所以肝脏保健及治疗非常重要，养成适当的饮食模式、规律的生活作息、适度的运动、不滥用药物、定期的健康检查，且不随便尝试他人提供偏方，以免造成终身遗憾，不要让人生变黑白。

高血脂症

认识高血脂症类型，预防心血管疾病

高血脂症的形成和生活及饮食脱离不了关系，因此维持健康饮食、体位控制及良好生活形态（如运动、戒烟等），你才能跟高血脂症说『NO』。

高血脂的类型与致病原因

高血脂症指的是血液中脂肪物质如胆固醇、三酸甘油脂及血脂蛋白代谢异常的疾病。高血脂症又可分为高胆固醇血症、高三酸甘油脂血症及混合型高血脂症 3 种，也就是俗称的“血浊”。血脂过高在大部分的情形下是没有征兆的，需通过抽血检查得知。高血脂症的致病原因有家族性遗传、次发性的疾病因素所导致（如糖尿病、肥胖症、库欣氏症候群、肾病症候群、甲状腺低能症）、某些药物（如利尿剂、女性荷尔蒙、避孕药丸、类固醇、或 ß-阻断剂的使用）等，亦会造成血脂过高，当然最常见的是肥胖及长期饮食习惯不良因素所导致的。

想要远离高血脂症，你应该要这么做

轻度的高血脂症患者若没有冠心症等高危险因子，则建议依据美国国家胆固醇教育计划成人治疗第 3 版，利用“治疗性生活形态改变”（简称 TLC， therapeutic lifestyle change），先进行为期 3 个月、2 阶段（Step II）的 TLC，即体重管理、运动及饮食控制来控制血脂。而饮食方面的限制，如下表所示，且每周最少运动 150 分钟或每周运动 5 天，每次至少 30 分钟。若 3 个月后，血脂肪无法恢复正常值，再施以降血脂药物治疗，若已是糖尿病患者、有动脉硬化、心血管疾病患者或家族史者，专家建议可考虑提前使用降血脂药物治疗。

治疗性生活形态改变的饮食建议

营养成分	饮食建议
总脂肪	占总热量的 25% ~ 35%
饱和脂肪	< 7% 总热量
多元不饱和脂肪	≤ 10% 总热量
单元不饱和脂肪	≤ 20% 总热量
碳水化合物（糖类）	占总热量的 50% ~ 60%
蛋白质	< 15% 总热量
纤维素	每天摄取 20 ~ 30 克
胆固醇	每天 < 200 毫克
总热量	以达到理想体重或防止体重增加所需的热量为准

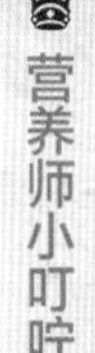

营养师小叮咛

长期血脂肪过高，容易造成血管内皮细胞功能异常，致使浸入内皮层的低密度脂蛋白胆固醇增加，引起局部发炎反应，巨噬细胞反复吞食经氧化的低密度脂蛋白胆固醇，导致死亡而形成泡沫细胞，最后形成动脉硬化斑块，沉积于血管壁上，造成血流受阻；巨噬细胞还会分泌一些细胞激素，刺激血管壁上平滑肌细胞增生，使斑块纤维化，加速动脉硬化，使血管管腔变小，血液流通困难即造成血管阻塞，容易引起心血管疾病，常见病症如动脉硬化、脑中风 、高血压、心肌梗塞、冠状动脉心脏病等。

想要远离高血脂症，首先要改善饮食内容

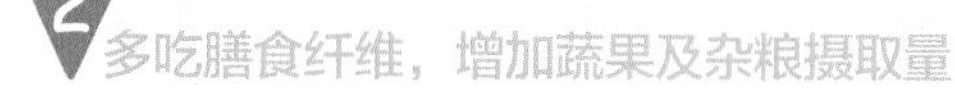

1 采用地中海饮食形态

多吃以橄榄油、水果、蔬菜、鱼组成的“地中海饮食形态”，采用地中海饮食能够获得健康的单元不饱和脂肪酸、丰富的类黄酮及抗氧化的维生素，可有效阻止低密度脂蛋白胆固醇（坏胆固醇）被氧化产生的动脉粥状硬化。

2 多吃膳食纤维，增加蔬果及杂粮摄取量

增加水溶性纤维的摄取，每日量为20～30克，膳食纤维的好处多多，不但可以增加饱足感，减少摄取过多的热量，还可以预防便秘、稳定血糖，还有降低胆固醇的效果，尤其是水溶性纤维，像燕麦、红薯、水果及豆类、菇蕈类、海藻类，都是对身体很好的高纤食物。

3 多吃富含抗氧化剂的食物

自由基会让血管老化发炎，造成低密度脂蛋白被氧化形成斑块，危害血管的健康，只有从饮食充分摄取天然来源的抗氧化剂，才能清除体内自由基。建议多摄取天然抗氧化剂，如β-胡萝卜素、维生素C、维生素E、维生素B群及硒、锌、锰、铜，还有多酚及类黄酮来源食物，以草莓、蓝莓、葡萄、苹果、胡萝卜、菠菜、大蒜、洋葱、西兰花、全谷物、黑巧克力、茶等含量最多。

4 多吃富含Omega-3脂肪酸的海水鱼类

鲭鱼、鲑鱼、秋刀鱼及虾等，富含Omega-3脂肪酸（即DHA），对心血管疾病有相当显著的预防效果，是比红肉好的优良蛋白质来源。

5 小心油脂的摄取种类

烹调用油，少用猪油、牛油等动物性油脂，多选以橄榄油、芥花油、苦茶油、芝麻油、花生油等单元不饱和脂肪酸高的植物性油脂替代，可降低血脂肪，并调整健康的烹调方式，减少油炸、煎的次数。

6 选择优良的蛋白质来源

多食用黄豆及豆制品，这类食物含有异黄酮、植物雌激素等植物性化学物质，有捕捉自由基与抗氧化的特性，可防止过氧化脂质的生成。用黄豆和豆制品如豆腐、豆浆等，来替代部分肉类更健康。

7 尽量减少胆固醇的摄取

去除肉皮及少吃内脏类（脑、肝、腰子等）、蛋黄、蟹黄、虾卵、鱼卵等高胆固醇食物。

8 避开油炸食物或高油脂点心

植物性油脂虽比动物性油脂好，但当液态植物油经过“氧化”程序成为“反式脂肪”，其性质就和饱和脂肪相同。这些不利于心血管健康的反式脂肪，常隐藏在人造奶油、沙拉酱、油炸食物（如薯条、炸鸡等）、烘焙食物（如蛋糕、西点饼干、酥油点心等）中，所以最好避免食用这类食物。

9 适量摄取坚果类食物

坚果类富含维生素E及单元不饱和脂肪酸，每日可选择以1份坚果类（约1汤匙量）来替代油脂含量，有益健康。

10 避免饮酒过量

有研究指出，小酌红酒可以提升高密度脂蛋白胆固醇（好的胆固醇），但要避免饮酒过量。

高血压

高血压患者应减少盐分摄取，并控制血糖、血压

高血压前期，必须在饮食及生活上力求改善，以预防高血压及动脉硬化疾病进一步发生。健康的饮食生活形态对高血压的预防及控制有很大的帮助，特别是对于高血压合并血脂质异常或糖尿病患者而言，饮食生活形态调整疗法更是格外重要。

高血压的诊断

根据 2003 年美国监测评估及治疗高血压国家联合委员会第 7 版高血压处理准则（JNC 7）对于成人血压的分类标准及定义：正常血压的范围是收缩压在 120mmHg 以下，舒张压在 80mmHg 以下。血压介于 120 至 139/80 至 89 mmHg 者称为前期高血压（prehypertension）。另外，代表大血管阻力及弹性的“脉压差”（= 收缩压 / 舒张压），俨然成为血压的另一种指标，正常脉压差为 20 至 60 mmHg 之间，可能与心血管疾病之发生有正相关性。高血压的影响重大，与之相关的并发疾病如脑中风、冠状动脉心脏病、主动脉剥离、心脏衰竭、肾脏衰竭等，都是造成死亡或残疾的重要原因。

男性为什么较容易有高血压呢?

1 **工作负担重、心理压力大**

男人是一家之主及家庭的主要经济支柱，社会对男人寄予高度的希望。现代忙碌及竞争激烈的生活，使得男人往往处于超负荷的工作状态，失业威胁、现实压力、精神紧张及工作劳累，直接导致血压增高。

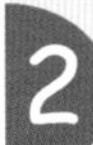

有打鼾习惯

有打鼾习惯的人，于平躺时喉部松垂，导致阻塞气道呼吸不畅，因为打鼾时吸入的氧气减少，导致中枢神经系统缺氧，可致交感神经兴奋，释放肾上腺素升压物质，使血压上升。这类患者血压波动幅度大，睡眠时血压不下降，甚至有时后夜间血压大于白天血压。据调查，打鼾的人有 50% 以上并发有高血压，而原发性高血压病人中，有 30% 的人合并打鼾，有打鼾习惯的人最好赶快测量一下自己的血压。

应酬多，累积许多不良的生活习惯

男人为了事业能更上层楼，天天交际应酬累积了许多不良的生活习惯。许多男士常烟不离手，香烟的尼古丁刺激心脏和肾上腺释放大量的儿茶酚胺，使心跳加快，血管收缩，血压升高，长期下来，小动脉壁的平滑肌变性，血管内膜渐渐增厚，形成小动脉硬化。饮酒对于血压的影响仍有争议，然而可以确定的是，酗酒与高血压的发生有明确的关系。不健康的饮食，经常大吃大喝，吃入过多脂肪与热量，会造成营养不均衡、体重增加，不仅会发生高血压，还会产生高血脂、脂肪肝等很多疾病。

营养师小叮咛

每人每天钠的摄取量

一日钠摄取量建议不超过 2.4 克（等于 6 克的食盐），钠最主要来源是烹调用食盐及加工食品。应学习认识加工食品包装上的营养标示钠含量的高低，慎选低钠的食物，改变烹调方式，将饮食习惯导向低钠健康饮食。

POINT!

想要远离高血压，首先要改善饮食内容

① 适合高血压的饮食方式——得舒饮食（Dietary Approach to Stop Hypertension Diet）

DASH饮食是由美国国家卫生研究院国家心肺及血液研究中心（National Heart, Lung, and Blood Institute，NHLBI）所提出，将一般富含肉类的美式饮食改变为特别强调富含蔬菜、水果、低脂乳品和坚果，同时避免食用含高脂、高饱和脂肪酸及高胆固醇食品的饮食，减少肉类食品，增加鱼类、种子及干豆类食品的分量（关于得舒饮食详细说明请见第1章）。

② 减少盐分摄取格外重要

肾脏对钠盐的排泄异常，也会导致血压飙高，在饮食上限制钠盐的摄取，是早期预防血压升高最简便、最好的非药物治疗方法。许多的饮食试验发现，不论是短期或中长期采用减盐饮食，的确可使平均血压下降，而且血压降低的幅度也和盐量减少的多寡有关。

想要远离高血压，你应该维持这种生活习惯

1. 戒烟

烟草中含有多种致病因子，尤其是尼古丁和一氧化碳，会加速冠状动脉粥样硬化，还会导致高密度脂蛋白胆固醇下降。吸烟已被证实是导致心脏血管疾病的重要危险因子。

2. 饮酒宜适量

过度饮酒会增加身体氧化压力及让血压上升。

3. 维持理想体重

以6月内减轻10%体重为目标，不宜一次减掉过多体重。

4. 增加身体活动量

养成规律的运动习惯，有心脏病或较严重健康问题者，宜先请教专科医师。

5. 学习放松

工作紧张时，交感神经常处于过度激活状态，这时就容易心跳增快，周围血管收缩血压升高，因此学习驾驭紧张，也是抗压战的重点调整项目。

肾脏病

肾脏病高危险群应接受筛检，预防胜于治疗

现代上班族常有的不良生活习惯，包括长期待在冷气房中又喝水不足、经常外食而摄取过多的蛋白质与盐分等，都是造成慢性肾脏病盛行率提高的重要因素，应该定期接受筛检，防范肾病于未然。

小便有泡泡或混浊，表示肾脏不好？

小便有泡泡或混浊，若发生在男性身上，常把这现象当成是“肾亏”而紧张不已。尿中有泡泡，通常是因为尿液里的有机溶质，最主要成分为尿素，改变了尿液的表面张力活性的现象。解尿时尿液从膀胱排出压力释放，冲激到马桶而产生泡沫，当尿液的尿素浓度愈高、表面张力活性愈高时，产生的泡沫也愈多。这种情形最明显也最常出现在早晨第一泡尿，因为经过一整晚睡眠没有喝水，尿液浓缩导致尿液浓度增加。所以小便混浊并不等于就有蛋白尿情形，要确认是否异常，建议做一次尿液常规检查即可分辨，以免徒增不必要的烦恼。

如何分辨是正常现象还是异常蛋白尿？

小便混浊常见的原因可能是乳糜尿、细菌感染或尿液中磷酸盐及尿酸沉淀过多等因素，亦有可能只是肾血管血流变化所造成的暂时性变化，例如发烧、大量剧烈运动、饮食摄取较多蛋白质等，临床上最常见的是因为短时间摄取大量蛋白质所致。而肾脏是排除蛋白质代谢产物的主要器官，所以当摄取较多蛋白质的时候，造成小便中的磷酸盐及尿酸排泄增加，小便也容易出现泡泡，一般人不容易判断，但大致上可以用肉眼观察来做分辨的是：若是蛋白尿，泡泡比较细且黏稠，不会马上化开；若因溶质较多造成的泡泡比较大、较容易化开。

肾脏病早期症状与检验

由于肾脏病在早期症状容易被忽略，包括多尿、频尿、水肿、疲倦及下背痛等，所以通过定期测量血压、抽血检查（验血糖、尿素氮和肌酸酐）、尿液检查（看有无潜血反应、蛋白尿），才有机会早期发现早期治疗。蛋白尿有可能是因为糖尿病肾病、高血压肾病与妊娠子痫前期疾病因素，是早期肾脏受损的表征，必须以更小心谨慎的态度来面对蛋白尿。临床检验方法有，检测尿液白蛋白跟肌酸酐比值（urinary albumin-creatinine ratio, UACR）和尿液蛋白跟肌酸酐比值（urinary protein-creatinine ratio, UPCR）。但是尿液白蛋白测量的变异度大，当剧烈运动、泌尿道感染、发烧等情形，亦会增加白蛋白流失，最好根据3至6个月期间内2次以上阳性检验值来确立诊断。

营养师小叮咛

“防治”是减少慢性肾脏病及洗肾发生的根本之道，2002美国肾脏基金会NKF-KOQI准则建议所有肾脏病高危险群病人皆应接受筛检，包括糖尿病、高血压、具肾脏病家族史、老年人（55岁以上）、心血管疾病、自体免疫疾病（如全身红斑性狼疮、类风湿性关节炎）、服用肾毒性药物（非类固醇抗发炎药物NSAID、锂盐）、恶性肿瘤（多发性骨髓瘤、淋巴癌）、抽烟者。

POINT!

想要远离肾脏病，首先要改善饮食内容

肾脏病的饮食原则就是就是少盐、少钾、少钠、少蛋白、少磷。

1 平时多谨“肾”，健康才有保障

正确的饮食管理可延缓肾功能恶化。平时就应该饮食节制，尤其是蛋白质及盐分，不过度大鱼大肉，每日蛋白质摄取建议量，以每千克体重约0.9至1克，建议正常人每天5份豆鱼肉蛋奶类，慢性肾脏病患摄取4份已经足够。食物中的盐分，95%由肾脏排泄出去，过量的盐分摄取将会造成肾脏负担，许多人外食，动辄叫“老板，加辣椒、加酱油”，应该改掉这种坏习惯。

2 摄取足够的蛋白质和营养素

尿毒症患者通过所谓洗肾的人工肾脏透析，来延长生命，提高生活品质。接受透析治疗后饮食限制较为宽松，蛋白质及热量摄取反而需要提高，病人必须注意摄取足够的高生理价蛋白质和营养素，并控制水分、盐分、钾、磷、胆固醇的摄取，以降低透析并发症的发生率。

3 肾脏病的饮食应掌握“限蛋白质、低钠、低钾、少磷”

限制蛋白质食物，选择优质蛋白质，如牛奶、鸡蛋、瘦肉、鱼等；采取低钠原则，避免食用腌渍物、泡菜、咸蛋等食品，勿使用低钠盐，以免电解质失衡造成全身无力；限制含钾高的食物，果汁、咖啡、茶、运动饮料皆含钾，需特别注意，且蔬菜宜切小段以热水余烫后再用油炒或凉拌，以减少钾的摄取，因钾会流失于汤汁，勿食用汤汁中；过多磷堆积会造成骨骼病变，减少酵母类、坚果类、全谷类、动物内脏、鱼浆炼制品、巧克力、可乐等的摄取。

想要远离肾脏病，你应该维持这种生活习惯

①不抽烟或吸入二手烟

抽烟或吸入二手烟会伤害动脉健康，长期下来会破坏肾功能。

②小心服药

中西药都必须谨慎服用，不用偏方、草药、来路不名药丸、包装标示不明的中药，可能含马兜铃酸，或含铅、汞等重金属，皆具肾毒性，可能造成中药肾病变。止痛药、抗生素、利尿剂、减肥药等需经医师处方规律服药。

③不憋尿并喝足够的水

可预防肾脏发炎和结石，避免细菌经由输尿管侵袭肾脏。水可以促进新陈代谢，有助于体内的废物如尿酸、结石排出体外。建议一天至少2000毫升，提醒长时间坐办公室的上班族可以准备定量的水瓶，记得补足一天需要的水分。

④保持理想体重和适量运动

建议每周运动5天，每天至少30至60分钟，最好是中等强度的有氧运动，例如快步走，每天至少1万步。

⑤严格控制三高

控制血糖、血压、蛋白尿、血脂肪及尿酸，严格控制三高。糖化血色素应该控制在7%以下；高血脂的坏胆固醇应控制在小于100mgdl；而血压标准最好控制在130/80mmHg以下。

⑥感冒应尽早治疗

感冒、反复发作的扁桃腺炎，都容易使病菌入侵肾脏，应尽早治疗。

糖尿病

想要管控好糖尿病，首先要改善饮食内容，以『固定糖类分量』来管控血糖

糖尿病是指糖类代谢异常的疾病，常见症状为吃多、喝多、尿多及体重减轻等。在2014年10大死亡原因排名中，糖尿病已悄悄爬升至第4名，所以绝对不可以忽视糖尿病的严重性！

糖尿病患者应每年接受多发性神经病变的筛检

当糖尿病病程愈久，神经病变机会愈大，患者以感觉变差为主，像对痛觉及温度的感觉变差，还有肢体的异常感，犹如戴手套穿裤袜般，甚至肢体被衣服碰触也会引发疼痛，其他还有腕隧道症候群、尺神经及腓神经等肢体单一神经病变，或是颅神经病变，一个病人可能出现不同种类的神经病变。因此早期诊断及治疗糖尿病的神经病变是很重要的。依美国糖尿病协会的建议，当诊断罹患糖尿病时，患者就应每年接受多发性神经病变的筛检，如半定量音叉及单股尼龙纤维、碰触脚掌及脚背有无感觉变差、肌腱反射下降、肌肉萎缩无力、足部是否有伤口或湿痒的变化等，治疗糖尿病神经病变的根本之道在于，将血糖控制在正常范围内，有助于延缓或预防周边神经病变。

性功能障碍为糖尿病并发症之一

“医生，最近我怎么觉得房事有点力不从心呢？跟糖尿病有没有关系啊？”性功能障碍是一种常见的糖尿病并发症，大约有35%至75%的男性糖尿病患者会有勃起功能障碍的问题，甚至早在糖尿病发病的前10年内就发现有某些程度的性功能障碍，而糖尿病患者性功能障碍的比例又比同年龄层正常人高，归咎原因为糖尿病患者发生了血管病变及副交感神经的自主神经病变，阴茎小动脉血管硬化样改变及阴茎海绵体肌松弛机制产生障碍，而影响了勃起功能。

想要管控好糖尿病，你应该维持这种生活及饮食习惯

POINT 1 规律运动 至少每周150分钟中等强度运动或每周运动3次，每次30分钟以上（年纪大者可采缓和运动，如柔软体操、健走等）。

POINT 2 饮食节制 注意饮食均衡，少吃会让血糖急遽上升的食物（如甜食）。

POINT 3 控制体重 对于体重过重或肥胖的病人，需维持在理想范围内（$18.5 \leq BMI < 24$），可以选择适度热量、低脂饮食来进行减重。有研究指出当减轻7%体重有助于降低HbA_1C。

营养师小叮咛

糖尿病治疗重点，首重饮食调整、规律运动、体重控制、药物治疗及良好的血糖控制，血糖的指标为HbA_1C，通常每3个月检查1次。当糖尿病病人血糖控制HbA_1C在$< 7\%$，有助于减少大小血管病变、肾病变、视网膜病变的风险，鼓励患者最好能每天自我血糖监测管理，规律操作血糖机测量血糖，控制目标为餐前血糖70～130毫克/分升（mg/dl），餐后2小时则为< 180毫克/分升（mg/dl）。持续性的监测血糖能预防并得知低血糖的发生。

想要管控好糖尿病，首先要改善饮食内容

在饮食部分如何吃才能控制血糖以达到稳定目标，进而避免及延缓糖尿病并发症的发生呢？许多医院或诊所都有所谓的糖尿病共同照护网服务，建议所有的糖尿病患者都能在回医院看诊拿降血糖药的同时，和营养师谈谈，由营养师为您规划饮食计划，以均衡健康摄取6大类食物为导向。

① 限制热量摄取，采取高纤、低油、少量多餐方式，进行体重控制

对于糖尿病外食族而言，尽量选择以“低油”餐点烹调方式，如凉拌、蒸、煮、炖、卤、烧、烤方式，以取代炒、煎、炸，减少额外的热量摄取。家庭用油首选富含单元不饱和脂肪酸的植物油，如橄榄油、花生油、苦茶油、芥花油等，可以减轻心血管的负担，使其低于总热量摄取的7%，尤其要避免反式脂肪的来源。多食用各式蔬菜类，深色或浅色蔬菜都要，虽然蔬菜类含些许糖，但因为同时富含膳食纤维，有助于延缓血糖上升，所以通常可以忽略不计。若您喜爱在用餐同时摄取大量蔬菜达250克以上者，才需将蔬菜类的含糖量并入饮食计划中。

② 量身打造饮食计划，以“固定糖类分量”来管控血糖

均衡摄取6大类食物，尤其要认识含糖食物，主要有全谷根茎类（主食类）、水果类和奶类，另外的豆蛋鱼肉类及油脂类虽然不含糖类，也需限定分量，以免影响总热量摄取。糖尿病患者在营养师咨询门诊时，可以学习到“糖类计算”，了解各类食物的含糖量与食物代换方法（见表）。固定糖类分量可以让血糖趋于稳定状态，尽量让每餐次的总糖量都能固定或接近。在进食前先确认哪些食物是含有糖类，例如：每餐固定吃8分饭碗者，可以代换成1又1/2碗的面条，若配菜中也含有主食类，如玉米、山药、南瓜、红薯、芋头、红豆、绿豆等食材，则饭量需再酌量减少摄取。水果类或奶类建议可以放在点心餐，和正餐分开食用，以符合少量多餐方式。新鲜水果有纤维质、维生素及矿物质，每日建议量为2至3份，每次进食1份为宜。奶类则选择低脂奶。

简易的食物代换表

1份主食
（15克糖 热量70千卡）

= 1/4碗饭 = 1/2碗稀饭
= 1/4个台湾馒头 = 1/10个山东馒头
= 1片土司 = 1个小餐包 = 1片芋头糕
= 1/2碗面条 = 1/2碗米粉 = 1/2碗冬粉
= 2张春卷皮 = 4张饺子皮 = 7张馄饨皮
= 2片苏打饼干（大）= 10粒小汤圆
= 1/4碗红薯（或马铃薯、芋头、红豆、绿豆）

水果
（15克糖 热量60千卡）

= 1个苹果（小）
= 1个奇异果
= 1个桃子
= 1个水蜜桃（小）
= 1个加州李
= 1个橘子（橙子）
= 1/2个葡萄柚
= 1/2根香蕉
= 1/6个木瓜（中）
= 3粒莲雾
= 1个土芒果

奶类

1份全脂
（12克糖 热量150千卡）
= 1杯鲜奶（236毫升）
= 4平匙全脂奶粉

1份低脂奶
（12克糖 热量120千卡）
= 1杯低脂奶（236毫升）
= 3平匙低脂奶粉

1份脱脂奶
（12克糖 热量80千卡）
= 1杯脱脂奶（236毫升）
= 3平匙脱脂奶粉

头颈癌

戒除烟、酒、槟榔，打击威胁健康的杀手

头颈癌泛指位于头颈部位，除脑癌以外的其他恶性肿瘤，其中口腔癌约占6成、鼻咽癌占2成，以及口咽癌、下咽癌、喉癌、鼻窦癌、唾液腺癌、甲状腺癌等。

每天多花 1 分钟，自我检查口腔及颈部状况，定期接受筛检

男性千万不要因为工作忙碌的理由，常小病不看，拖到大病才就医，若发现口腔黏膜有红色或白色斑点且对热敏感，或是长期溃疡不愈，千万不要心存侥幸或是刻意逃避。这些中壮年阶段的男性，原本是家庭重要经济支柱，忽略自己健康的结果，不论是对个人、家庭或社会，都造成极大的冲击与伤害。建议最少应每 2 年接受防癌筛检及口腔黏膜检查，若能在第一期及早发现及接受治疗，5 年平均存活率高达 9 成以上，可惜的是常看到许多患者拖到第三四期才就医，不仅需要接受较复杂的治疗过程，长期存活率也下降到 5 成左右。

烟、酒、槟榔瘾君子为头颈癌高风险族群

头颈癌患者之中，除甲状腺癌外，侵袭的对象多为男性，且有患者人数持续上升与年轻化两大趋势，危险因子有家族遗传、基因变异、EB 病毒感染，以及个人生活习惯不良，像是长期吸烟或吸二手烟、酗酒、嚼食槟榔等恶习者。

想要远离头颈癌，你应该注意以下事项

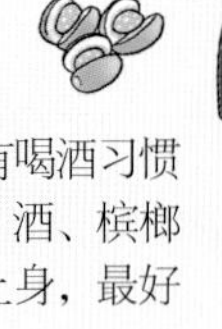

戒除不良的嗜好，远离烟、槟榔、酒文化

根据研究显示，嚼食槟榔者罹患口腔癌的几率比一般人高出 28 倍，有喝酒习惯的人罹病几率是一般人的 10 倍，有抽烟习惯的人为 18 倍；如果烟、酒、槟榔都来的话，罹患口腔癌的几率是一般人的 123 倍。因此要防范癌症上身，最好的方法就是及早戒除不良嗜好。

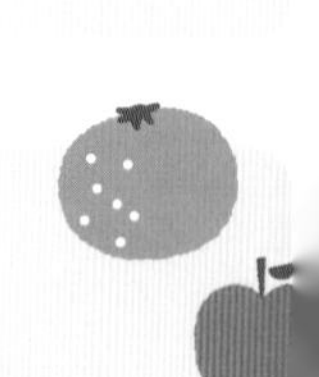

多补充维生素

依医师或营养师的建议，补充适量的维生素 A、维生素 B 群。

POINT!

治疗副作用的饮食重点

尽早通过医师团队介入，针对患者做全盘性考量，拟定适合的治疗策略，以提升治疗成功率。头颈癌的治疗方式有手术切除、放射线治疗、化学治疗、标靶药物治疗或合并采用上述多种疗法等。依治疗副作用的不同症状，调整饮食或供应方式，使食物易于进食，并达到足量，避免营养不良。

1 吞咽困难

换个食物烹调方式，将食物切成细碎、煮软，或使用果汁机将食物打成流质，以帮助吞咽。市售的食物增稠剂，可以方便改变黏稠度，食物就会比较好吞咽。

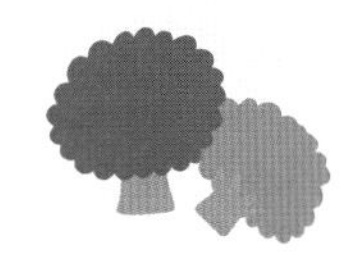

2 食欲不振

❶ 以流质饮食为主，可以体积小但热量及蛋白质高的食物供应，少量多餐，每天约 6 ~ 8 餐次。若由口进食的摄取量不足时，可考虑使用市售营养品，如双卡牛奶来补充营养；必要时，需考虑使用鼻胃管或胃造口来提供足够营养。

❷ 选择高生理价值的蛋白质（例如奶类、肉、鱼、蛋、黄豆制品），至少应占每日蛋白质总量的一半以上。

❸ 以糖饴、粉饴、麦芽糊精来取代蔗糖，因其甜度低也可增加患者的接受性，进而提高热量的摄取。

3 口腔溃疡

❶ 避免粗糙、生硬、酸味强、太咸、太烫食物，及刺激性如辣椒、胡椒的调味品。

❷ 选择较柔软或细碎的食物，正餐以稀饭、面、冬粉、绞肉（鱼）、豆腐、蒸蛋、软质蔬菜（瓜类或嫩的叶菜类）为主，点心选择煮烂的麦片、红豆、绿豆、布丁、奶昔、软质水果、豆花较为理想。

可使用吸管以减少食物对口腔黏膜的刺激，保持口腔清洁，但不可滥用漱口药水，在治疗前一周，即可开始补充麸酰胺酸，一天约 20 ~ 30 克，以帮助口腔黏膜之修复，建议少量多次，涂抹或泡水含在溃疡处。精胺酸和鱼油可帮助减少发炎反应、促进伤口愈合和维持身体肌肉量，使用这些营养补充品前，建议先行请教营养师，适量补充，多食无益。

营养师小叮咛

尽早咨询营养师，搭配高热量、高蛋白的均衡饮食计划，并每周监测体重。通过营养师营养评估与介入饮食计划，以摄取足够的营养来增强免疫力、保留肌肉量及提高身体对治疗的耐受力与完成率。但治疗期间容易因作用或肿瘤引起能量消耗较多，进而造成体重减轻情形。积极摄取高热量、高蛋白的均衡饮食，并且每周监测体重，达到维持体重或增加体重的目标。

前列腺疾病

做好饮食调理，多从天然食物摄取抗氧化剂，为熟男的健康做把关

前列腺疾病可以说是一种中老年人专属的疾病。根据国外研究显示，男人从20岁开始，前列腺就会慢慢起变化：青春期男性的前列腺像是腰果或栗子那么大，但40岁以后，前列腺体开始增生变大，甚至像鸡蛋或鸭蛋般。

最常见的前列腺疾病分为3大类

前列腺又称为前列腺，男性随着年龄的增长，容易因为泌尿系统问题而有难以启齿情况，因此前列腺问题往往也成为许多困扰的来源。最常见的3种问题为前列腺炎、良性前列腺增生以及前列腺癌。

前列腺炎

泛指前列腺处于发炎状态，好发年龄为30～50岁，大多由尿道感染而来，常伴随有类似前列腺肥大的症状，如排尿痛，甚至发烧、畏寒等，需要接受合适的抗生素治疗。

良性前列腺增生

是一种高盛行率的疾病，好发于40岁以后的中老年男性，年龄的增长和男性荷尔蒙的刺激是导致良性前列腺肥大发生和进展的2大因子。因为受荷尔蒙活跃，影响了前列腺细胞中的生长因子，而使腺体发生增生现象，当前列腺细胞持续增生肥大，便可能压迫到它所包围的尿道，患者可能会出现急尿、频尿、尿柱细小、尿流中断、无法完全排尽尿液、解尿困难等症状，尤其是夜间频尿关系，连带使得睡眠品质大受影响，造成生活上的诸多不便。

前列腺癌

在美国，前列腺癌已跃居男性癌症发生率的首位，且为癌症死亡率的第2位。近几年来，在台湾，前列腺癌的发生率与死亡率均明显逐年增加，到2010年时已跃升至男性10大癌症死因的第7位。前列腺癌好发年龄群是65～75岁，因为发病进程缓慢及症状和缓，所以早期的前列腺癌常是没有症状的，但一旦肿瘤侵犯或阻塞尿道、膀胱颈时，则会发生严重的下泌尿道症状，甚至出现急性尿滞留、血尿、尿失禁情形。前列腺癌常转移至骨骼，尤其是脊椎骨，因此骨头痛也是前列腺癌的可能症状之一。前列腺癌90%在早期并无明显的特征，因此建议若有家族史、年纪大的男性，每年应定期到泌尿科检查，定期诊疗，前列腺癌的5年存活率可达70%左右。前列腺癌的诊断方式为肛门指诊或血液血清PSA检测2项。前列腺抗原（PSA）的一般标准值为小于4.0ng/ml，泌尿科学会建议标准值如下：40～49岁定为2.5ng/ml以下，50～59岁定为3.5 ng/ml以下，60～69岁为4.5ng/ml以下，大于70岁定为6.5ng/ml以下。若有超过标准值，可通过其他前列腺的相关检查，如直肠指诊、直肠超音波检查、切片检查等，来做进一步的确认。

通过生活及饮食调整，尽情享受愉快的老年生活

1. 日常生活调整

作息规律，不要熬夜或过度疲劳，适度运动保持大便畅通。良性前列腺增生患者睡前应少喝水，避免憋尿。此外，适度泡热水浴能舒缓紧张情绪，平常避免久坐或长时间骑脚踏车，以及进行适度的性生活等，对前列腺的保养都有帮助。

2. 饮食调整

① **多吃蔬菜、水果：**少吃高油食品，少饮用含有酒精和咖啡因的饮料，避开辛辣刺激性的食物（如沙茶、芥末、辣椒）。

② **避免高脂肪饮食：**高脂肪饮食会刺激荷尔蒙过量分泌，进而增加前列腺病变的几率，需减少饮食中的脂肪比率，尤其是拒绝红肉。

③ **食物中的膳食纤维：**能够帮助体内的荷尔蒙及脂肪新陈代谢，例如黄豆类及蔬果等食物，因含有多量的异黄酮，可和荷尔蒙竞争接受体，减少对前列腺的刺激。

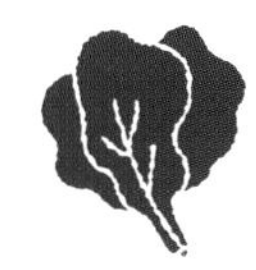

④ **多从天然食物摄取抗氧化剂：**具有保护前列腺及预防前列腺癌的食物有富含茄红素的番茄、红甜椒、红西瓜、红葡萄柚、红柿、樱桃、木瓜、葡萄等；或者是锌含量高的食物，例如海鲜、全谷类、坚果类、蛋等；又或者是含硒食物，例如肉类、内脏类、海产鱼贝类、全谷类、啤酒酵母、小麦胚芽、香菇、大蒜、芦笋等。

营养师小叮咛

老年人常有的前列腺问题，较严重者会因为解尿的不方便，担忧日常生活受影响，而较不愿出国或参加年长者的旅游，甚至影响到心情及人际关系。其实除了积极配合医药手术治疗外，借由生活作息与饮食内容调整，还是可以尽情享受愉快的老年生活。

Chapter 6

男人不同时期所需补充的营养

不同阶段的男人，都应该有一套完整食品营养方针

本章针对男人的7个阶段——幼儿期、学龄期、青春期、成熟青壮期、魅力壮年期、更年抗老期、更年衰退期，设计出男人应该补充的营养与应该多吃的食物。

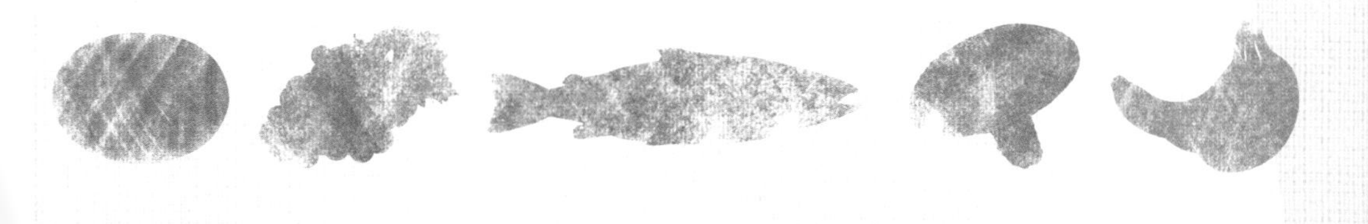

1~6岁

男婴幼儿期的营养需求

从1岁之后，宝宝所需的食物已经不是母奶或牛奶，而且此阶段的宝宝可能会挑食或吃零食，妈咪应该更注意宝宝所摄取的食物，为他选对食物，攸关他一生的饮食习惯。

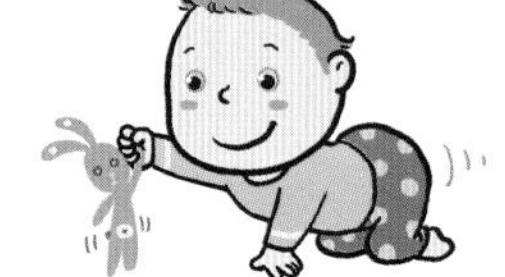

男婴幼儿期一定要摄取足量的关键营养素

3岁以前是人体细胞发育的重要阶段，除了关系男宝宝未来的体质，也包括脑力、智力的开发，所以一定要在此时帮他打好基础。4至6岁时，很多宝宝会进入幼儿园的阶段，应更注重营养来加强宝宝的免疫力，才不会因幼儿园的其他宝宝感冒而被传染了。

1 维生素

维生素分为脂溶性和水溶性，其中维生素A、D、E、K是脂溶性的，需要油脂帮忙才能吸收，而维生素B、C是水溶性的。维生素A除了可以维护视力，也能保护黏膜组织的健康；维生素B群可以促进新陈代谢；维生素C能提升免疫力；维生素D则跟宝宝骨骼发展有关。由于人体无法自行合成维生素，若宝宝偏食的话，可能会造成某些维生素缺乏。

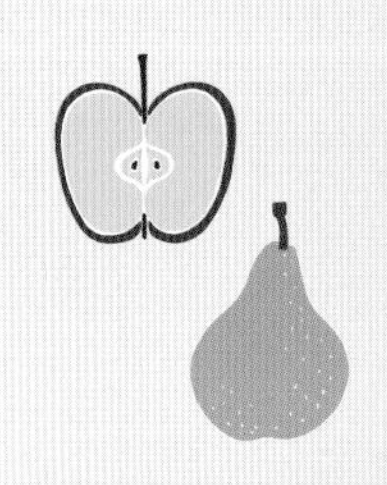

2 益生菌

益生菌是指对肠道健康有助益的好菌，可以促进排便，改善宝宝的消化、吸收功能。含有寡糖及膳食纤维的食物能增加益生菌的数量，维护宝宝的肠道健康，让他的抵抗力更好。

3 糖类（碳水化合物）

糖类可以提供热量，而这个时期的宝宝成长速度很快，活动量很旺盛，需要的热量不少，每千克体重约需80至90千卡，如果糖类不足的话，可能会消耗掉蛋白质，如此一来，原本该被用来建构身体组织的材料会不够，而造成发育迟缓问题。

4 矿物质

矿物质可以维持人体正常的生理机能跟代谢，同样也是发育中的宝宝不可或缺的营养素。只要饮食均衡、不挑食，就能从食物里摄取到大部分的矿物质。不过这个时期的幼儿常常会有铁质摄取量不足的情形，因此要帮宝宝准备富含铁质的食物，如鸡肝、牛肉、蛋黄等。

5 蛋白质

蛋白质对宝宝而言是非常重要的营养素，除了跟身体成长发育有关，也是合成激素和抗体的原料。蛋白质又分为完全蛋白质和不完全蛋白质，前者大多以动物性蛋白质为主，后者大部分是植物性，最好两者都要摄取，才有足够的营养。

男婴幼儿期每日饮食指南

年龄	母奶 / 配方奶	食物			
		米 / 面 / 五谷（糊）	蔬菜（泥 / 细碎）	水果（泥）	肉（鸡、猪、鱼等泥状）
0 ~ 3 个月	840 ~ 1000 毫升	——	——	——	——
3 ~ 6 个月	840 ~ 1000 毫升	——	——	——	——
6 ~ 8 个月	800 ~ 1000 毫升	16 ~ 24 茶匙	1 ~ 2 汤匙（泥）	1 ~ 2 汤匙	2 ~ 3 汤匙
8 ~ 12 个月	600 ~ 750 毫升	24 ~ 30 茶匙	2 ~ 4 汤匙（细碎）	2 ~ 4 汤匙	3 ~ 4 汤匙

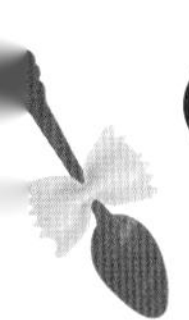

❶ ~ ❻ 岁男婴幼儿期

一定要吃的 7 种 TOP 食物

奶类（牛奶、优酪乳）

牛奶可提供男宝宝生长所需的蛋白质、脂肪、糖类、维生素及钙质，而优酪乳不但保留了这些营养素，还多了乳酸菌，能维持肠道平衡、提升免疫力。

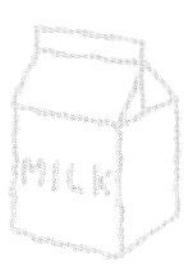

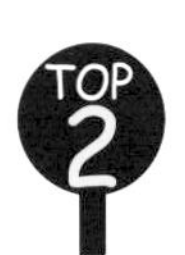

五谷类（糙米、燕麦、胚芽米）

此阶段的男宝宝成长快速，五谷类富含糖类可提供身体及大脑活动所需的热量；糙米、燕麦、胚芽米不但高纤，还含有白米较缺乏的维生素E、维生素B群，可以提升宝宝的代谢功能。

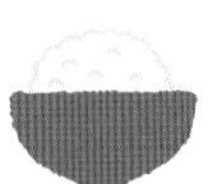

坚果类（花生）

花生含有卵磷脂及脑磷脂，不但能维护男宝宝神经系统健全，也具有益智、健脑功效，能提升学习能力。

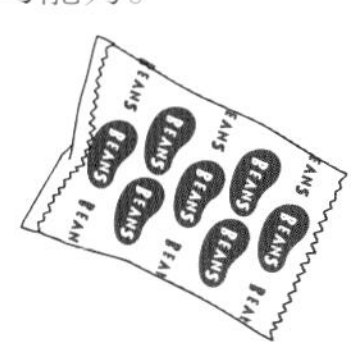

豆制品（豆腐、豆浆）

豆腐、豆浆等豆类制品都含有优质的蛋白质及不饱和脂肪酸，不但可以提供男宝宝肌肉发育的营养素，同时也有健脑作用。

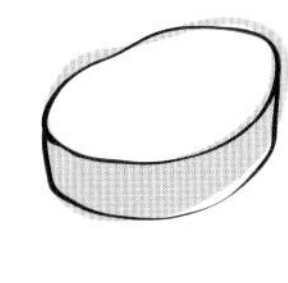

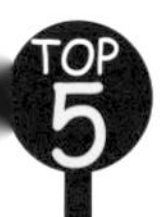

海鲜类（鲔鱼、鲈鱼、牡蛎）

海鲜及鱼类是优质蛋白质的来源之一，且深海鱼的 Omega-3 不饱和脂肪酸，可活化男宝宝的脑细胞膜，牡蛎的锌及钙能提升代谢、促进发育，让骨骼更健全。

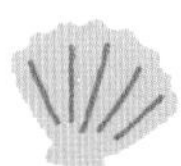

菇蕈类（金针菇、蘑菇）

菇蕈类纤维质含量高，能提升男宝宝的免疫力，也是维生素 D 的重要来源，可促进钙质吸收，让骨骼和牙齿更强健。此外，金针菇有“益智菇”的美称，对男宝宝脑力的开发很有帮助。

根茎类（红薯、南瓜、胡萝卜）

这类食物不但纤维质含量高，可以预防便秘，且大多含有 β-胡萝卜素、维生素 C，有利男宝宝视力发展，对于调节免疫功能也有帮助。

6~12岁

男童学龄期的营养需求

男童在这时候已经进入学龄期，除了要注意生长发育，还要顾及脑力的发展，这时妈咪应该要更注重小宝贝的营养，不过要懂得帮他控制体重。

男童学龄期一定要摄取足量的关键营养素

学龄期的小男孩四肢开始拉长，身体脂肪的比例比之前少，骨骼结构变得结实、宽大，跟上个阶段相比，小男孩成长、发育的速度变得比较缓慢，心灵变得更加敏感。学龄期是身体发育及心智发展的关键时刻，营养不足的话，可能会生长迟缓，若摄取太多热量，又会变成小胖子，唯有营养均衡才能让孩子发育正常。

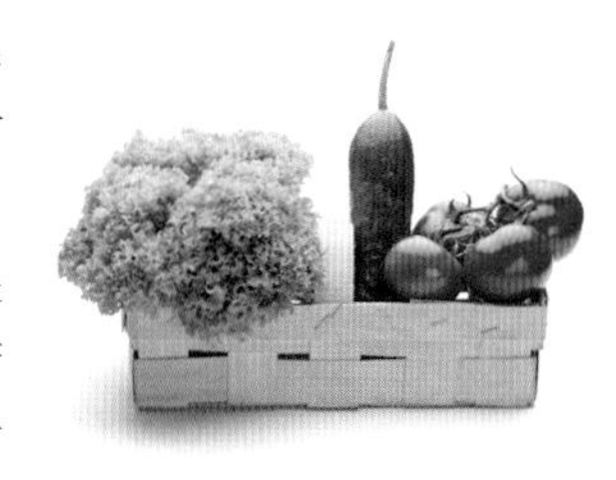

1 蛋白质

蛋白质对于发育中的小男孩非常重要，除了可建构新的组织，也有修补的功能。此外，脑力的开发也需要蛋白质的帮助。虽然蛋白质对男童身体及脑力的发展都有举足轻重的影响，但吃太多高蛋白食物会影响钙质吸收，造成肾脏负担。

2 糖类（碳水化合物）

只有含糖类的食物，才能提供脑细胞营养，而糖类也能提供男童身体活动所需的热量，且减少蛋白质的消耗，是学龄期不可缺少的营养素。

3 脂肪

脂肪的功能是提供热量、保护内脏及保持体温。此外，脂肪酸也是脑细胞膜的组成成分，因此多摄取优质的不饱和脂肪酸，能让小男孩脑细胞膜变柔软，讯息传达更流畅，学习、反应也会更好。

4 维生素

维生素对于学龄期男童的生长发育也很重要，不同的维生素有不同的功能。维生素 A、C 能增加抵抗力；维生素 B 群能促进代谢；维生素 D 能促进钙质吸收，增强骨骼发育。只要多吃蔬果就能获得这些维生素，并不需要特别从保健食品摄取。

5 水

男童的水分摄取一定要足够，才能维持正常的循环及代谢，并能预防便秘。

年龄	建议摄取的水量（毫升 / 每日）
6 岁	90 ~ 100
10 岁	70 ~ 85

6 矿物质

人体对各种矿物质的需求量虽然不高，却缺一不可。钙和磷能促进男童骨骼、牙齿健康；铁能运送氧气到全身；锌能促进新陈代谢；碘则和智力的发展有关联。

6～12岁男童学龄期所需要的10大类TOP食物

谷类食物（糙米、小麦胚芽米、粳米）

全谷类能提供男童均衡的营养，也是维生素B群的主要来源，能促进代谢、提振精神，让他的学习更有效率。全谷类可控制体重，能让孩子远离小胖子的行列。

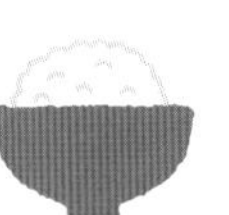

深海鱼（鲑鱼、鲔鱼）

深海鱼里的Omega-3不饱和脂肪酸，对男童的脑部及视力都有益处。研究发现，Omega-3也能避免忧郁的情绪，减少孩子的压力。

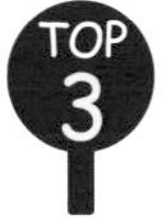

瘦肉类（牛肉、猪肉）

牛肉、猪肉富含小男孩发育所需的脂肪和蛋白质，同时也是补充铁质的重要来源。此外，猪、牛的维生素B_1能提升孩子的活力，让他元气满满、精神充沛。

肝脏类（鸡肝、猪肝）

男童上小学后，会经常使用到双眼，而这个年龄也是开始近视的高峰。猪肝或鸡肝含有维生素A，能避免眼睛疲劳、预防视力下降；而铁质和锌能让他精神充沛。

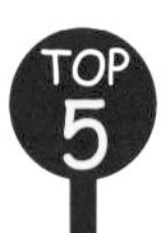

奶类（牛奶、乳酪）

牛奶、乳酪对成长中的学童来说，可让他发育高人一等，不过乳酪口感较咸，最好每次少量摄取，不适合一次吃太多。

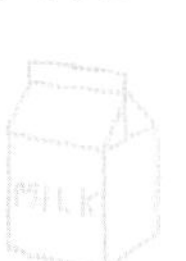

鸡蛋

鸡蛋有"人类最理想营养库"的美誉，它几乎具备了人体所需的各种营养素，而蛋黄还有可提升脑力的卵磷脂，增强小男孩的脑部功能，有助学习及记忆能力。

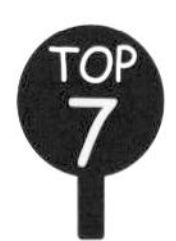

蔬菜（胡萝卜、南瓜、红薯）

根茎类是帮小男孩补充能量的好帮手，而胡萝卜、南瓜、红薯不但营养完整，还有维护视力最需要的β-胡萝卜素，能转化为维生素A，避免男童提早戴上眼镜。

坚果类（核桃、杏仁）

核桃、杏仁含有优质的不饱和脂肪酸，除了能让男童的脑袋更灵活，也能保护眼球细胞，维护视力健康，同时也有助减压。

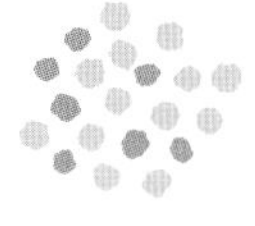

豆类及其制品（豆腐、豆浆、黄豆）

豆类的钙质能让男童拥有强壮的骨骼跟牙齿，尤其学龄儿童正值换牙的重要时期，若能多补充钙质，会让他的恒齿更健康、漂亮。

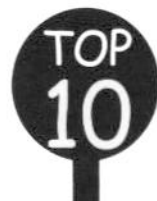

水果（奇异果、柑橘类、樱桃）

高维生素C的奇异果、柑橘类，更能有效提升孩子的免疫力。樱桃的铁质含量特别丰富，名列水果类的榜首，除了能避免男童贫血，也可让他更有朝气。

12~18岁

男孩青春期的营养需求

男孩在青春期的阶段，是要蜕变成一个成熟男人的前奏，这时生理上有很大的转变，如果能适时的注意营养，将会使体格变得更高、更壮。

男孩青春期一定要摄取足量的关键营养素

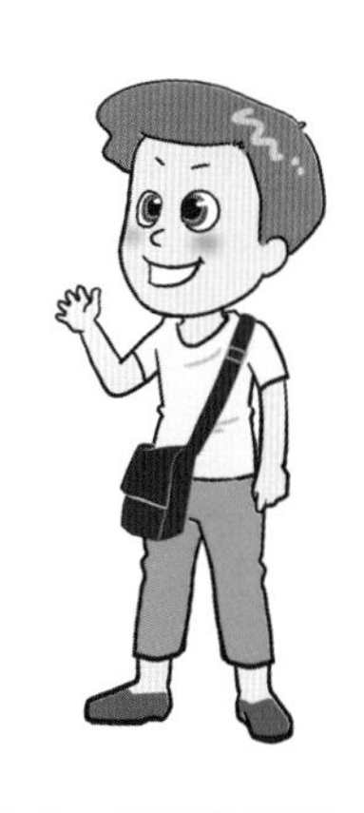

12 至 18 岁是男童蜕变为青少年的时期，生理机能的改变很大，心思跟以往差距颇高，此阶段是长高、长大的关键期，6 大类食物均要摄取，不可偏食，才会让青春期的男孩长高、长壮、长智慧。

早餐以蛋白质、糖类食物为主，可以吃得饱，又能提高学习力；中午吃得营养，以维持体力；晚餐吃得好，让孩子念书念得好。很饿时，吃一点清淡宵夜，能够让孩子一觉到天亮。

1 蛋白质

蛋白质是生命基础，也是构成肌肉、血液、骨髓及身体各部位组织的基本物质，同时也是修补组织、形成抗体、增加身体抵抗力的重要营养素。青春期男孩是要发育成大人的关键时期，肌肉、各个器官组织都在成长，需要重视蛋白质的总量与品质，以供生长所需。

2 糖类（碳水化合物）

此时的青少年生理朝向大人成长，开始要求独立、自由生活。对于喜好运动男孩来说，糖类尤其重要，因为肌肉大量活动，氧气需要量也最高，糖类是最重要的热量来源，需要足量补充。

3 维生素

青春期男孩多半喜欢吃肉，不爱吃蔬果、菇类，较易缺乏维生素 A、B 群、C。维生素 A 与视力维护及促进皮肤、黏膜正常有关；维生素 B 群多与热量、蛋白质、脂质代谢有关。青春期热量、蛋白质及脂肪需要量都会大幅提高，维生素 B 群的需求量一样会增加。青春期男孩有课业压力，会消耗维生素 C，需要经常补充。

4 矿物质

男孩子的生长，需要多种矿物质的参与，以利长高、长壮，成为结实的男人。钙是制造骨骼及牙齿的原料，足量补充，才有本钱长高、长大。富含钙质的食物有牛奶、乳制品、小鱼干、海藻等，同时能为老年时的骨本做储存。钙与镁的平衡摄取很重要，比例是 3 ∶ 1，镁能帮助血液中钙的作用，消除烦躁，稳定青少年不安定的情绪。此阶段的男孩子活动量高，大量流汗的结果，容易流失钾、钠等矿物质，应多补充水分、水果、果汁，并摄取各类矿物质。

12～18岁男孩青春期

一定要吃的9大类TOP食物

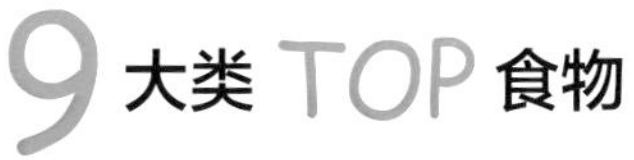

五谷种子类（燕麦、胚芽米、糙米、莲子、栗子）

青春期是人体发育的第二个高峰期，五谷类可提供足够的能量，让男孩顺利转大人。燕麦、胚芽米、糙米富含维生素B群，有助于调节内分泌、平衡情绪。莲子、栗子能帮助血清素合成，可安神、助眠、愉悦，避免孩子变成忧郁少年。

深海鱼（鲑鱼、鲭鱼）

鱼类富含优质的蛋白质，同时又兼具低脂、低热量的特性，是青春期男孩不可或缺的好食物。深海鱼含有Omega-3不饱和脂肪酸，对青少年脑部发展及眼睛健康都很有帮助，还有抗忧郁的功能，也能改善孩子焦虑的情绪。

肉类（牛肉、猪肉、鸡肉、鸭肉）

肉类是蛋白质的良好来源，可以建构及修补肌肉、骨骼与身体组织。牛肉、鸡肉、鸭肉可帮男孩补充能量，促进成长、发育，让他长得又高、又壮。

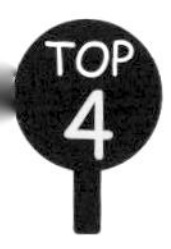

海鲜（虾、蛤蜊、海参、牡蛎）

海鲜是蛋白质的来源之一，而牡蛎、虾及蛤蜊能帮男孩补钙转骨；海参具备高蛋白、低脂、低胆固醇，又含有多糖体等优点，不但有助成长发育，也能提升免疫力，对青春期男孩而言，是营养又不易发胖的好食物。

绿豆

青春期男孩活动量大，容易流汗、躁动，体内的钾会随着汗水流失，造成电解质不平衡的情形。绿豆不但能补钾，同时又具有抑菌、排毒、降火等特性，也能改善痘痘发炎的情形。

蔬菜（玉米、苦瓜、黄豆芽）

青春期男孩由于热量需求大，所以爱吃高油脂的食物，而蔬果高纤、低热量的特性，可以帮助油脂平衡。玉米含有麸胺酸，能维护脑部正常运作，具有健脑作用；苦瓜清爽降火，可以预防痘痘；黄豆芽含异黄酮，可调节荷尔蒙，有益男孩发育。

坚果类（杏仁、核桃、芝麻）

坚果类富含Omega-3不饱和脂肪酸，能活化脑部细胞膜，可提升学习效率。坚果类同时也含有丰富的钙质，能让青少年骨骼发育更健全，成功“转大人”。

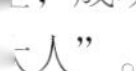

奶类（牛奶、乳酪）

青春期是储存一生骨本的黄金时期，所以应该多摄取含钙质的食物。奶类丰富的钙质，可以巩固男孩骨骼的发育，不但能减少骨折的机会，也能减少日后骨质疏松的可能性。

水果（柑橘类、奇异果、番石榴）

青春痘是青春期男孩的一大烦恼，抗痘也成为他们最关心的课题之一。高维生素C的水果，如柠檬、橘子、葡萄柚等柑橘类，及奇异果、番石榴等都可以提高免疫力，帮助消炎，让痘痘不再冒不停。

18~30岁

男人成熟青壮期的营养需求

这时候的男人已经迈入成年阶段，也是最有活力、最有能力挑战人生的阶段，在这成熟的青壮时期，更应摄取充足的营养，才能更有自信地把握人生。

男人成熟青壮期一定要摄取足量的关键营养素

这个阶段的男性身心状况处在人生最高峰，不要任意毁坏，三餐定时、定量是最基本的，如此才能摄取足够且均衡的营养，以面对各种学习及挑战。

肉少吃一点、菜多吃一些

男性普遍爱吃肉，这时候的男性正值冲刺阶段，餐餐吃肉，甚至不只吃一种肉类，至于蔬菜、水果常是配角，摆在餐盘的一角。肉含有蛋白质及脂肪，的确容易入口，而且好吃，但吃多了，会吃进太多脂肪及蛋白质，在体内囤积过多的酸性物质及热量，有损身体的健康。蔬菜、水果对男性来说，经常提不起兴趣，却是对健康有益的关键食物。

1 蛋白质

此阶段的男性已经长大成人，需要摄取优质蛋白质，像鱼、肉、奶、蛋，以补充身体为了面对各种疑难杂症，所消耗的体力及精神，进行全身肌肉、细胞、血液、骨骼之所需。营养师提醒你，蛋白质的总量足够就好，千万不要过量。

2 矿物质

对男性来说，矿物质是调整身体机能的好帮手。钙是维持心脏、肌肉、神经的重要物质，镁有抗压力作用，两者平衡摄取，可以稳定情绪；锌可以增进精子数量，提高受孕几率；硒和精子形成有关，可以促进精子的质与量。

3 糖类（碳水化合物）

此时的男性活动量很高，又很爱运动及进行各种挑战性高的活动，像是骑单车、攀岩、登山、游泳、四处旅游样样来，需要充足的糖类，以提供身体每日所需的热量，才能够保护蛋白质免于消耗。但是高热量的食物，如油炸物、零食摄取太多，很容易发胖，千万要谨慎食用。

4 维生素

维生素是促进生长、维护整体健康的重要物质，身体需要不多，却不能没有它。每一种维生素都有其不同的作用，必须每天摄取。维生素A是眼睛维生素，可增进视力健康；维生素C是抗氧化物，能够延缓老化；维生素B群有恢复元气作用；维生素E有助提高受孕几率；维生素D是帮助钙吸收的元素，可提高骨密度，降低老年期钙质的流失。

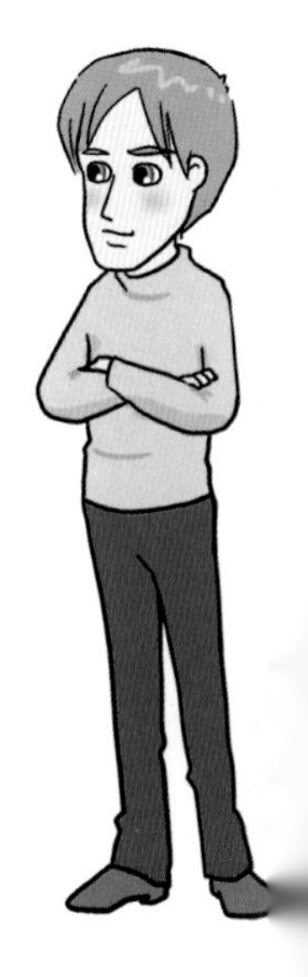

18～30岁男人成熟青壮期

一定要吃的10大类TOP食物

谷类食物（粳米、胚芽米、糙米、燕麦）

进入青壮期的男人，需要充足的热量才能在学校或职场中打拼。五谷类可以转化为葡萄糖，让身体及大脑都得到满满的能量，尤其是属于全谷类的糙米及燕麦，不但富含维生素E，可以帮助人体抗氧化，维生素B群也能促进代谢、消除疲劳，增加男人的活力。

十字花科蔬菜（西兰花、包菜、大白菜、白萝卜）

十字花科是优质蔬菜的代表，含有丰富的维生素B群、维生素C、维生素K与钙、铁、锰、锌、镁，不但能帮经常大鱼大肉的男人均衡一下，还有纾压、抗老、降低大肠癌罹患率等效果，对于成年男性的健康相当有益。

肉类（猪肉、牛肉、羊肉）

肉类不但富含蛋白质，也是维生素B群及铁质的最佳来源，有助于提升新陈代谢，让男人精力充沛、活力十足。而羊肉具有温补气血、增强体力、补肾壮阳的功效，最适合用来食补、食疗。

肝脏（猪肝、鸡肝、鸭肝、牛肝、鹅肝）

肝脏的维生素A含量非常高，能改善眼睛酸涩、疲劳等症状，有助于维护视力的健康。另外，肝脏还含有维生素C、锌、镁等营养成分，能提高精子活力与品质，并预防男人因为生活作息不佳，而让性能力提早走下坡路。

牛奶

牛奶可以提供蛋白质及热量，帮男人迅速补充电力，才能继续在职场冲刺，而牛奶也具有助眠的效果，睡前喝一杯，能够让白天劳心劳力的男人，一夜好眠到天亮。

带壳海鲜

牡蛎、虾、螃蟹能帮男人补钙、锌，除了维护骨骼的健康之外，也能保持性功能跟生殖能力正常，而锌也能促进代谢，维持身体机能的正常运作。

海藻类（海带、紫菜）

海藻类富含维生素A、E，能帮男人抗氧化，减少因为生活作息不正常而带来的伤害。果胶、藻胶、多糖体等水溶性纤维，有利男人清肠排毒，改善便秘的情形。另外，海藻类的维生素A能避免男人因经常熬夜、上网，而让视力提早退化。

种子类（栗子、莲子）

栗子、莲子具有安心养神的功效，能帮压力缠身的男人舒缓紧张的情绪；此外，栗子和莲子高钾的特性，也能调控血压，避免高血压提早来报到。

豆类食品（黄豆、豆浆、豆腐）

黄豆、豆浆、豆腐含有优质的植物性蛋白质及钙质，能让男人身材更挺拔。而豆类食物也含有卵磷脂，可以活化脑细胞，提升记忆力，不管是读书或工作，表现都能100分。

红黄橙色水果（西瓜、葡萄柚、木瓜、菠萝、香蕉）

不同的水果，有不同的营养素，但共同的优点就是能帮助细胞抗氧化，预防自由基的伤害，而这个时期的男人若有抽烟、喝酒、熬夜的问题，就偷偷埋下衰老的因子，因此需要各色蔬果的保护，才能帮助抗癌、延缓老化。

30~40岁

男人魅力壮年期的营养需求

这时期的男人思想更成熟，可能拥有不错的事业与家庭，为了事业与家庭，常常会忽略自己的营养需求，但若不多加注意，可能会影响下半辈子的健康。

男人魅力壮年期一定要摄取足量的关键营养素

这时候的男人，事业开始起步，或娶了老婆，有了孩子，为了家人正努力地往前冲。忙碌、拼事业是男人的最佳写照，无形之中养成了乱吃、喝酒、抽烟等不良习惯。这个时期，最好顾好饮食，血管才会有弹性，血糖值才会稳定，且这时的营养补充是为了下半辈子的健康。

新陈代谢下降，体重往上飙

到了此阶段，新陈代谢开始逐渐下滑，每年平均降低1%至2%，所以30岁以后的你，一定要小心维持体重，稍微多吃一点，就会增加一两斤，再多去几次吃到饱餐厅，可能就会多好几斤。即使食量不变，因为代谢下降，体重还是会往上飙。要维持不走样身材的不二法门是规律运动及正常饮食。

1 蛋白质

此阶段的男性不再需要大量蛋白质，而是富含完整必需氨基酸的蛋白质，像是鱼、肉、奶、蛋、豆类都是优质蛋白质，但要控制分量，特别是动物性蛋白质的量要减少，增加植物性蛋白质，以降低摄入过多脂肪及酸性物质的几率。

2 糖类（碳水化合物）

此时的男性活动量普遍减少，因此糖类的补充适量即可，但爱运动及从事挑战性活动的男性，仍必须提高摄取量，以提供身体所需，保护蛋白质不被消耗。

3 矿物质

矿物质具有调整身体机能的作用。镁可降低血压，减少心脏病发生率；铬能帮助胰岛素促进葡萄糖进入细胞内的效率，可控制糖尿病症状；锌、硒皆与精子形成有关，可以增进精子的质与量，且皆为抗氧化物，以降低细胞氧化，延缓老化。

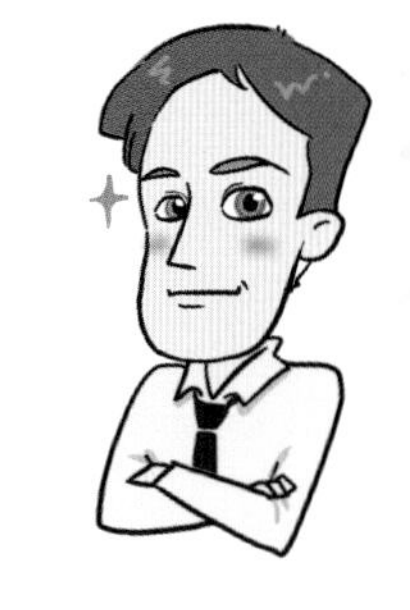

4 维生素、植化素

每一种维生素、植化素的作用都不同，需要根据现阶段身体的需要进行补充。视力逐渐下降，需要补充维生素A、β-胡萝卜素、叶黄素，以增进视力；维生素C、维生素E、花青素、茄红素是抗氧化物，可以降低心血管老化，减少心血管疾病发生率；维生素B群有恢复元气，改善疲劳及压力作用；维生素D可帮助钙吸收，为未来的骨本作准备。

30～40 岁男人魅力壮年期

一定要吃的 10 大类 TOP 食物

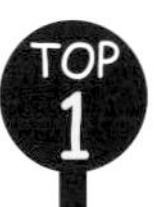

谷类食物（糙米、燕麦）

30 岁后代谢功能逐渐下降，需要全谷类的维生素 B 群，帮你提升活力。此外，高纤又富含维生素 E 的全谷类，对于平稳血糖、维护心血管健康也很有帮助。对于此阶段的男人而言，全谷类中的锌还能维护精虫的品质、保护前列腺的健康。

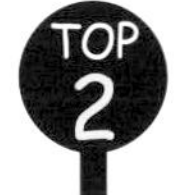

含黏蛋白食物（泥鳅、海参、鳝鱼）

泥鳅、海参、鳝鱼等含黏蛋白的食物，被认为可帮助男人重振雄风，因黏蛋白是精胺酸的最佳来源，而精胺酸可让血管通透，有助于勃起及改善性功能障碍。另外，精胺酸也是精子蛋白的主要成分，跟精子的品质与活动力都有直接的关系。

辛香料（大蒜、葱、姜、胡椒）

大蒜、葱、胡椒、姜等辛香料，不但具有天然疗效，且抗氧化的功力一流，除了可帮此阶段的男人留驻青春之外，也能发挥保护心血管的功效，避免中风、心脏病及动脉硬化等现代文明病找上门。

含叶酸食物

寸于有怀孕计划的夫妻而言，不但太太要多吃含叶酸的食物来避免胎儿畸型，先生也要多摄取富含叶酸的蔬果，才能有效降低染色体数目不正常的精子。

羊肉

中医认为，羊肉能温补气血，具有壮阳功效，而从营养成分来看，羊肉含有精胺酸，也有助于勃起。不过，羊肉含有饱和脂肪酸，食补时千万不能过量，也要多吃蔬果维持饮食均衡，才不会顾此失彼。

鸡蛋

蛋含有卵磷脂，可以活化头脑，提升记忆力，让男人思绪更清晰，很多人常会认为鸡蛋胆固醇过高，其实蛋白中的胱胺酸及蛋黄里卵磷脂，都能使体内坏的胆固醇下降，因此正常人每天吃一颗，对身体健康很有益处。

绿茶

绿茶里含有儿茶素，抗氧化的能力是维生素 C、E 的数 10 倍。绿茶具有提神的效果，能让公务繁重、经常熬夜的男人精神变好。

坚果类（芝麻、花生）

坚果类的维生素 E，能帮助男人抗氧化，避免不当饮食所带来的伤害。芝麻不但能预防白头发提早报到，其中的锌也能维持前列腺及精子的健康，而花生的卵磷脂有益智、健脑的作用，让男人不会忘东忘西。

豆类食品（豆腐、豆浆、黄豆）

豆类含有异黄酮及植物固醇，能降低胆固醇，并预防动脉硬化、中风、高血压等心血管疾病，而异黄酮也能抑制前列腺组织增生，有助于预防前列腺疾病；另外，豆类中的卵磷脂是健脑的最佳营养素，可帮助你增强记忆、提高工作效率，有效降低罹患老年痴呆症的几率。

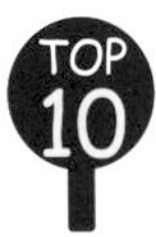

高维生素 C 水果（番石榴、葡萄柚、奇异果、草莓）

过了 30 岁后，男性精子浓度和活力都开始下降，现代人结婚及生育时间较晚，不孕率也跟着提高。根据医学报告，维生素 C 能提升精子活力，进而提高受孕几率，而柑橘类、番石榴、奇异果及草莓，都是富含维生素 C 的水果。

40~65岁

男人更年抗老期的营养需求

这时期的男人正介于壮年与老年的阶段，如果能适当补充营养，其实还是可以延缓衰老，尤其是更年期的来临，更要注重身体保养与营养补充。

男人更年抗老期一定要摄取足量的关键营养素

到了这个年纪，开始进入人生下半场，身体老化现象逐渐出现，最明显的是视力、牙齿、体力、肌肉、血压的改变。男性步入中年，身心状态会和年轻时不同，特别是更年期的来临，但通过天然食物的营养调理，就算迈入此阶段，还是能让体力与精神保持良好的状态。

这个时期的男性，骨质开始疏松，必须要为骨本储存尽点心力，可乐、汽水、咖啡要少喝，这些都是会妨碍钙质吸收的食物，要多吃钙质含量丰富的好食物，例如牛奶、芝麻、小鱼干、黄豆、深色蔬菜等。

少肉多菜，养成良好的饮食习惯

男人多半爱吃肉，又特别爱吃高热量、高油脂的肉类，但这类食物油脂高、蛋白质丰富，吃过量会导致三酸甘油脂及胆固醇偏高，不仅身材走样，连带身体也会出状况。中年男性的基础代谢率下降，器官功能大不如前，更需要养成饮食均衡的好习惯，五谷杂粮等 6 大类食物要均衡摄取，并要补充抗氧化能力高的蔬果，帮助体内抗氧化，不能再像年轻时的你，任性地偏爱肉类。小心，身体可是会抗议的。

1 蛋白质

中年以后，蛋白质合成代谢的功能逐渐缓慢，进入以分解代谢为主的过程，这时需要的是生理价值高的蛋白质，以维持每天基本的生理作用及增加身体抵抗力，但不能摄取过量，避免增加肝肾负担及造成肥胖。

2 维生素

中年男性要补充足量维生素 A、C、E 及 B 群。维生素 A 对于老花、散光的中年男性来说，有增进视力作用；维生素 C 是抗氧化物，有防癌、抗压、抗老化效果；维生素 B 群参与人体多种生理代谢，可消除疲倦、稳定情绪；维生素 E 有抗氧化作用，中年男性的血液中，过氧化物质会急速增加，需要足量补充，以保护细胞。

3 矿物质

更年期男性生理机能逐渐衰退，需要足量供应各种矿物质。钙的作用在预防骨质疏松、安定神经、降低抽筋；镁与热量代谢、血压调整及体温调节有关，镁与钙的均衡摄取，具有缓和焦虑情绪作用；锌与男性前列腺合成性荷尔蒙有关，中年男性多有前列腺肥大困扰，补充锌，可提高前列腺液的分泌。

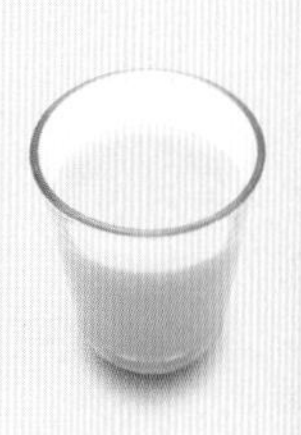

40～65岁男人更年抗老期 一定要吃的10大类TOP食物

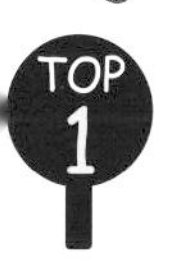

TOP 1 含黏蛋白食物（泥鳅、海参、鳝鱼）

虽然进入更年期，但男人还是渴望享有高品质的性生活。泥鳅、海参、鳝鱼等食物富含黏蛋白，有助改善性功能障碍。此外，泥鳅、海参、鳝鱼胆固醇含量也比肉类低很多，中年以后经常力不从心的男人，不妨考虑适量摄取。

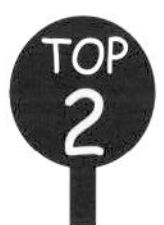

TOP 2 辛香料（洋葱、青葱、姜、大蒜）

辛香料具有高效的防癌效果，对更年期食欲较差的男性而言，能帮助唾液分泌、提振食欲，而利用洋葱、青葱、大蒜等天然辛香料来熬制高汤或当成调味料，也能减少人工香料、味精、鸡精粉的使用，让更年期男人吃得更健康、清爽。

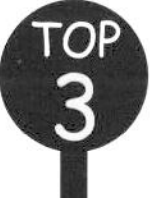

TOP 3 低脂牛奶类

牛奶里的色胺酸能帮更年期男性稳定心绪，同时也能增进睡眠品质，让你不会被失眠所扰；牛奶是中年男性增强骨质、补充钙质的好食物，不过记得选择低脂、高钙的牛奶，才能为健康加分。

TOP 4 红酒

红酒具有助眠的效果，能让更年期男性忘却烦恼、放松心情，好好睡一觉。而红酒中的白藜芦醇具有抗氧化、抗癌的效果，红酒多酚可预防心血管疾病，因此适量饮用红酒，有助于改善更年期男性身心健康。

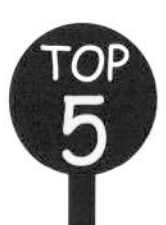

TOP 5 茄红素（番茄、西瓜、葡萄柚、木瓜、红色甜椒）

在男人的前列腺及睾丸中，发现高浓度的茄红素，医学也证实茄红素能抑制前列腺肥大，预防前列腺癌。而茄红素在预防心血管疾病上有一定的成效，因此多吃番茄、西瓜、葡萄柚、木瓜、红色甜椒等蔬果，能让更年期男人无后顾之忧。

TOP 6 海藻类（海带、紫菜）

紫菜及海带能防止白头发，让你的头发看起来乌黑、有光泽。此外，富含钙质的海藻类具有维护骨骼及牙齿健康的功效，能避免男人骨质疏松。常吃海带、紫菜能清肠排毒，不但能维护心血管的健康，还能避免男人过度肥胖。

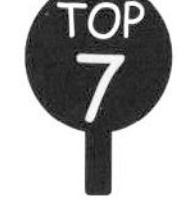

TOP 7 菇蕈类（黑木耳、金针菇）

菇蕈类含有钙质及维生素D，是协助男人补钙的好伙伴，而黑木耳更被认为可防治白发生成，让你不会提早白发苍苍。高纤的黑木耳及金针菇也是维护心血管健康的大功臣，多糖体能提升男人的免疫力，减少体弱多病的可能性。

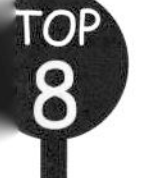

TOP 8 全谷类（糙米、燕麦）

列腺肥大是更年期男人隐忧，锌能维护前列腺健康，而全谷类高纤含丰富的锌，是更年期男理想的保健食材。另外，谷类的维生素B群能够高代谢、减轻压力，帮安然度过恼人的更年期。

TOP 9 豆类食品（黄豆、豆浆、豆腐）

黄豆、豆浆、豆腐含有异黄酮，能抑制前列腺组织增生，有助于降低前列腺肥大及前列腺癌等疾病。而豆类也是更年期男性补充钙质的好食物，不但能留住骨本，还能放松神经，让男人疲惫的精神获得纾解。

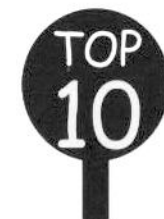

TOP 10 鱼类（鲭鱼、鲳鱼、吴郭鱼）

这个时期的男性，建议从低脂鱼类来补充动物性蛋白质，而深海鱼里的Omega-3不饱和脂肪酸，不但对心血管健康有利，也能保护眼睛；此外，DHA能活化脑细胞膜，让你的脑力不会随着年龄快速下降。

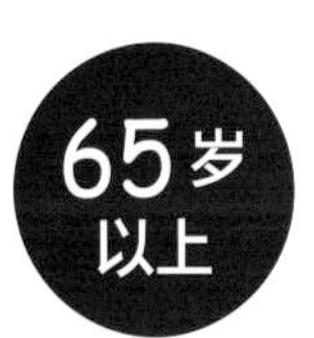

男性老年衰退期的营养需求

这时候的男人已经迈向老年期了，可能体力与精神都大不如前，但如果能均衡饮食，多吃点抗氧化食物，也能达到益寿延年的效果。

男性老年衰退期一定要摄取足量的关键营养素

这时期的男人，视觉、听觉、触觉、味觉及嗅觉和以前相比有很大的不同，要控制热量摄取，同时要多吃抗氧化食物，延缓老化。

65岁以上的男性，骨质疏松情形严重，有研究指出，约有1/5的男生会发生一次脊柱体、髋部或腕部骨折。营养师提醒，年纪大的人要注意不要碰撞或跌倒，以免造成骨折，出现难以挽救的并发症，并多摄取富含钙质的食品。

1 蛋白质

蛋白质是生命基础，一定要摄取足量且优良的蛋白质，因身体老化关系，奶蛋豆类的蛋白质应摄取比肉类蛋白质来得高。需求量是依照每人、每天、每千克体重0.8至1克来估算，植物性及动物性蛋白质量，最佳比例是80∶20。

2 糖类（碳水化合物）

糖类是人体主要能量来源，糖类吃太少，会容易感到饥饿、头晕，所以每天一定要补充足量糖类。因老人家的消化液分泌少，饮食宜少量多餐，两餐之间还要增加热量高的点心，避免饥饿难耐、虚脱无力。

3 水及膳食纤维

水及膳食纤维都是帮助粪便排泄的重要物质，膳食纤维来源以蔬菜、水果为主，老人家因为不觉得口渴，不爱喝水，建议可将蔬果打成汁饮用或多喝蔬菜汤，以增加水及膳食纤维的补充。

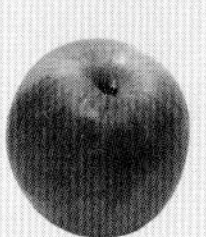

4 维生素

维生素C、E皆是抗老化好帮手，有抗氧化作用，避免血管壁硬化。维生素D能协助钙的吸收，降低骨折几率。维生素B群具有稳定情绪、改善失眠及消除疲倦。

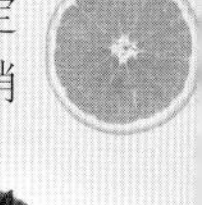

5 矿物质

老年人的生理机能衰老严重，更需要补充足量的矿物质。钙有预防骨质疏松及改善失眠、抽筋作用；锌有预防前列腺疾病、提高性功能及有助免疫机能的提升；铁对预防贫血，增加氧气供应作用很大，少了铁，可能容易头晕。

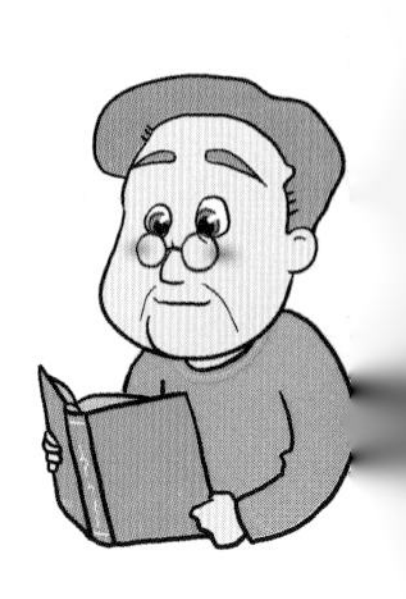

男性老年衰退期
一定要吃的 10 大类 TOP 食物

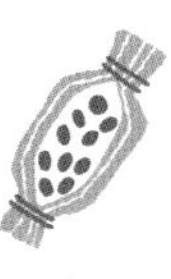

坚果类（核桃、莲子）

坚果类的锌能保护银发族前列腺的健康；钙质能预防骨质疏松；维生素 B 群可以提升代谢、放松心情；维生素 E 则能抗氧化。莲子具有安神及改善睡眠品质的作用。核桃对脑部有良好的保健功效，能让银发族乐活学习、有元气。

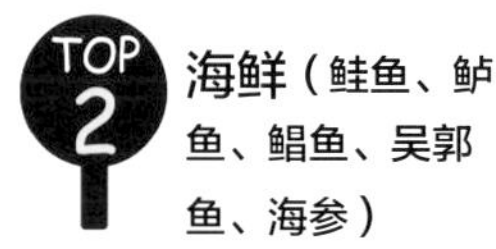

海鲜（鲑鱼、鲈鱼、鲳鱼、吴郭鱼、海参）

鱼类肉质细致，好消化、吸收，对牙口不好的银发族最适合，而 Omega-3 也能保持血管的弹性、维护眼睛的健康。另外，海参低脂、低热量、低胆固醇，又能调节血脂、延缓衰老，是兼具健康、美味的佳肴。

豆类（黄豆、豆浆、豆腐）

男人罹患前列腺肥大及前列腺癌的几率，会随着年纪而倍增，所以银发族一定要特别重视保养前列腺。豆类制品里的异黄酮，有助于降低罹患前列腺疾病的风险，卵磷脂也能防止认知功能下降，有效预防老人痴呆症或阿兹海默症。

海藻类

高纤、能提高免疫力、预防癌症及心血管疾病，这些通通是海藻类食物的优点。海带有“长寿食物”之称，对银发族而言，是不能错过的保健食材。

低脂牛奶

补钙是一辈子的事，对于齿牙动摇、骨质疏松、膝盖无力的银发族而言，更是当务之急。牛奶是钙质最好的来源，且容易被人体吸收，对于骨骼的保健很有效。

全谷类

全谷类是养生食材的大将，不但能预防三高、提升银发族的代谢、纾解压力，其所含的锌在前列腺的保养方面也有助益。

菇蕈类（黑木耳、杏鲍菇）

菇蕈类富含多糖体，能有效提升老人的免疫力，而高纤的特质也能刺激肠胃蠕动，预防便秘。菇类对于防治心血管疾病的功力也是一把罩。黑木耳、杏饱菇都能补钙、补铁，发挥多重养生的功效。

辛香料（咖哩、大蒜、葱、姜、花椒、胡椒）

辛香料不但是防癌、抗老的超级大军，还能让食欲不振、吞咽困难的银发族增加进食的欲望。咖哩含有姜黄，实验证明可预防老人痴呆，食用咖哩最好选择不辣的口味。

软质蔬菜（白萝卜、茄子、南瓜、红薯、番茄、马铃薯）

蔬菜能预防疾病、抗老、预防便秘，是银发族不可或缺的好朋友。白萝卜、茄子、南瓜、红薯、番茄、马铃薯等质地较软的鲜蔬，即使咀嚼功能不好的老人，吃起来也不费力；而南瓜籽、番茄还能降低罹患前列腺疾病的可能性。

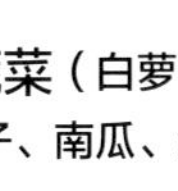

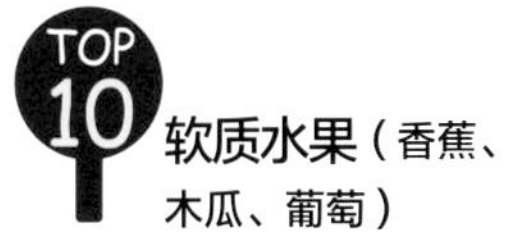

软质水果（香蕉、木瓜、葡萄）

水果能帮你抗氧化，减少自由基的伤害，而它们高纤又含钾的特质，也能守护心血管的健康。木瓜的茄红素及锌，能避免前列腺疾病找上你，而 β-胡萝卜素能防止视力退化；香蕉富含维生素 B 群、镁及色胺酸，能保持心情愉快。

Chapter 7

吃对男人必备的保健食品！

达到加倍功效

吃对保健食品才能为健康加分！

随着医疗科技日新月异，市面上的保健食品也愈来愈多，为了满足上班族、银发族、压力族的需求，各种品牌的保健食品更是推陈出新。但是面对琳琅满目的保养品，上班族应该如何选择呢?

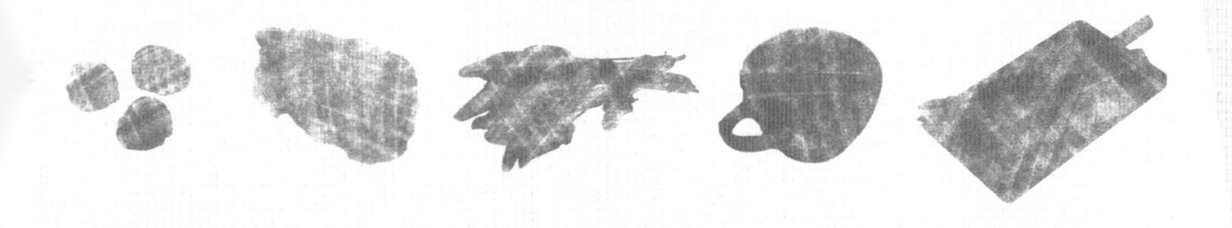

纳豆

盛传于日本的保健食品

纳豆是日本的一种传统发酵食品，根据调查，日本人民食用纳豆的历史已超过1000年以上。纳豆是由纳豆菌发酵黄豆制成，向来有『素食起司』之称，不仅保有黄豆的营养价值，更提高了黄豆蛋白质的消化吸收率。更重要的是，纳豆中的纳豆激酶，是预防高血压与心脏病的天然酵素，长期食用纳豆，具有调解生理机能、促进体内环保等多种养生功效，是深受现代人喜爱的长寿养生食品。

纳豆的营养成分与功效

1 纳豆激酶

纳豆激酶是分离自纳豆的黏性物质，研究指出，纳豆激酶可以溶化血栓，有效预防心血管疾病。

2 维生素 K_2

能协助钙质与骨质结合，增加骨质密度，有效预防骨质疏松症。

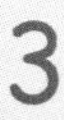

3 卵磷脂

能清除血管壁中坏的胆固醇，有效预防心血管疾病，并能活化脑细胞，有效提高记忆力。

4 大豆异黄酮

异黄酮有很强的氧化作用，可以预防细胞老化，并有效预防癌细胞形成。

5 纳豆菌

纳豆菌是一种益菌，可消灭大肠杆菌、霍乱弧菌，对腹泻、便秘有预防的效果。

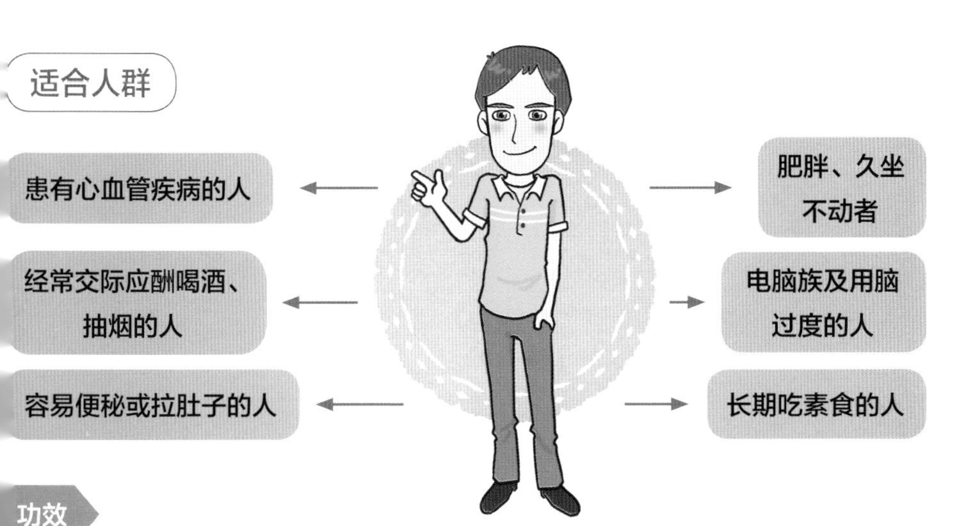

功效

1 溶解血栓

纳豆中的纳豆激酶不只能预防血栓，对已经形成的血栓也有溶解的效果，能有效预防心肌梗塞等心血管疾病。

2 预防骨质疏松症

根据研究显示，纳豆中的维生素 K_2 是其他食物的数百倍。它是产生骨钙蛋白质的必要成分，能有效预防骨质疏松。

3 抗氧化作用

纳豆当中所含的大豆异黄酮、维生素 E、皂苷都是很强的抗氧化剂，能有效去除自由基，达到抗癌、抗老化的效果。

4 调整肠道功能

纳豆当中的纳豆菌与膳食纤维，是促进胃肠蠕动的高手，能有效缓解便秘，达到预防大肠癌的效果。

食用纳豆注意事项

1 拔牙、手术前后、溃疡患者，皆不宜食用纳豆，因为具抗凝血作用，会导致体内出血性疾病更加恶化。

2 纳豆含丰富的蛋白质，肾脏病患者食用前应询问医师或营养师。

3 纳豆不宜加热食用，通常加热到 70℃就会破坏其营养素。

纳豆相关保健食品

纳豆粉、纳豆汁、纳豆酵素、纳豆红曲胶囊、纳豆萃取物。

卵磷脂

神奇的脑黄金

『卵磷脂』是由希腊文『蛋黄（Lekiths）』衍生出来，又称为蛋黄素，除了蛋黄之外，啤酒酵母、谷类、小麦胚芽、大豆也都含有丰富的卵磷脂。虽然卵磷脂最初是在蛋黄中被发现，但由于受萃取技术与成本的考量，加上大豆当中的卵磷脂比蛋黄对人体更具优良的效果，所以逐渐被大豆卵磷脂取代，目前市面上的产品大部分是大豆卵磷脂。卵磷脂是神经细胞间信息传递介质的重要来源，可以活化脑细胞，增进记忆力，故有『脑黄金』之称。

卵磷脂的营养成分与功效

1 磷脂酰胆碱（简称 PC）

磷脂酰胆碱是生物膜的主要成分，具有乳化功能，可以将血液中的胆固醇和脂肪从血管中排出，有“血管清道夫”之称。

2 磷脂酰乙醇胺（简称 PE）

磷脂质的一种，脑神经细胞膜最丰富的构成成分之一，亦称脑磷脂。

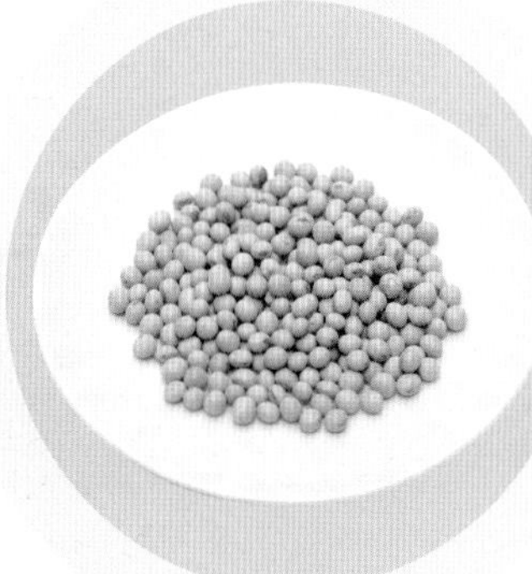

3 磷脂丝胺酸（简称 PS）

细胞膜的成分之一，在大脑中含量达 15%，目前已有临床研究证明磷脂丝胺酸可以改善记忆力，增加学习的效率。

适合人群

抽烟、酗酒的人

患有心血管疾病的人

熬夜、压力大的人

有肝脏病的人

素食者

经常外食或偏食的人

功效

1 降低胆固醇

可以将胆固醇变成微小的颗粒，让血管通畅，能有效预防动脉硬化。

2 活化脑细胞

卵磷脂可以使脑细胞活络，促进胎儿脑神经发育，增进记忆力，能有效预防老人痴呆症。

3 维持皮肤光滑与弹性

卵磷脂是一种乳化剂，具有亲水性和亲油性的特质，可以使皮肤充满水嫩光泽、有弹性。

4 保护肝脏

卵磷脂具有促进肝细胞再生、增强肝功能，而且具有降低酒精性肝硬化的效果。

5 可化解胆结石

许多胆结石形成的原因是因为胆固醇沉淀，而卵磷脂可以分解多于的胆固醇，进而达到化解胆结石的功效。

食用卵磷脂注意事项

1 选购卵磷脂一定要注意有效期限及包装，超过有效期限或密封不完全，皆会影响产品的效果。

2 大豆卵磷脂不耐热，超过50℃某些有效成分容易遭受破坏。

3 卵磷脂磷含量高，要多摄取钙才能达到钙磷平衡的效果。

卵磷脂相关保健食品

卵磷脂胶囊、卵磷脂粉末、卵磷脂锭。

南瓜籽油

前列腺肥大的克星

南瓜籽油又称为白瓜籽油。南瓜籽油是以南瓜籽果仁为原料，以传统压榨或浸出的方式制成，又以压榨方式为佳。根据德国科学家的研究，他在某些经常吃南瓜籽的民族中发现罹患前列腺疾病和糖尿病的几率很低。南瓜籽中也富含不饱和脂肪酸，可消除前列腺炎初期的肿大，并且有预防前列腺癌的功效。

南瓜籽油的营养成分与功效

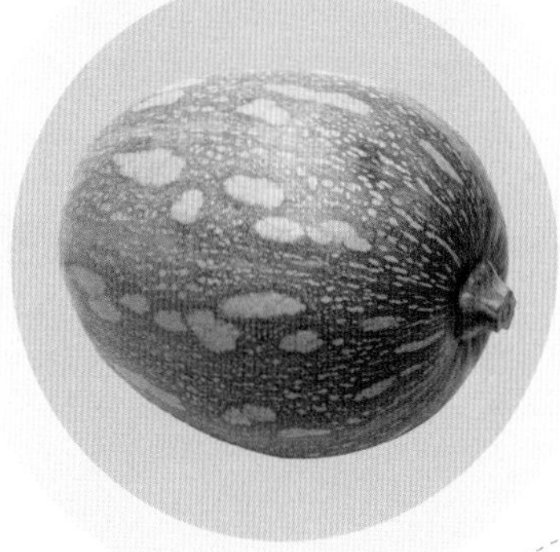

1 不饱和脂肪酸

富含丰富的Omega-3与Omega-6等不饱和脂肪酸，可降低坏的胆固醇（低密度脂蛋白），软化血管，有益心脏血管的健康。

2 维生素E

南瓜籽油的维生素E含量很丰富，可以协助男人对抗老化、延缓衰老。

3 维生素B群

可协助脂肪酸转换成前列腺素，有助于新陈代谢的功能。

4 锌

锌参与了许多酵素的合成，又可促进男性荷尔蒙的新陈代谢，能预防前列腺肿大以及增强免疫力。

5 硒

硒是细胞内重要的抗氧化酵素，充足的硒可以保护细胞膜，增强免疫力，并能有效预防癌症。

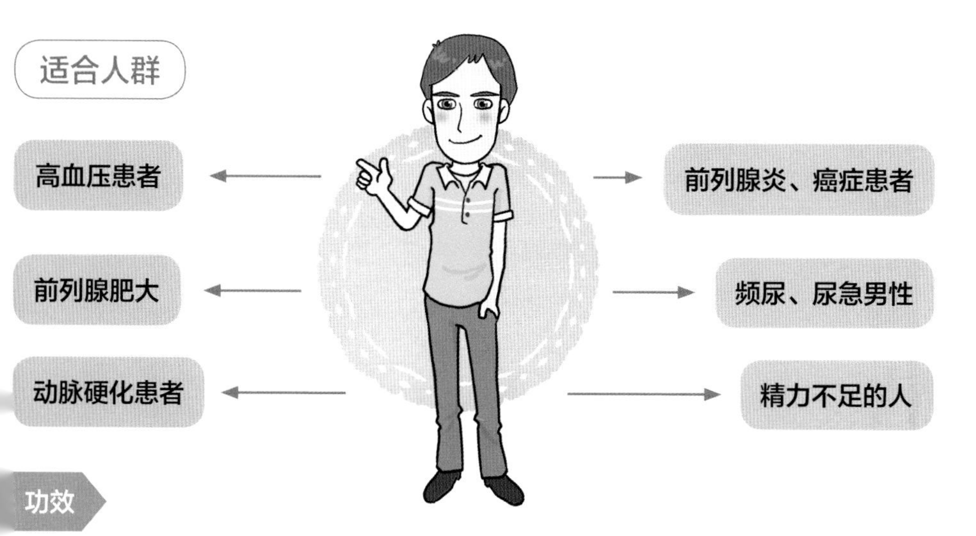

功效

1 预防糖尿病

南瓜籽油中富含硒，硒有类似胰岛素的功能，能和胰岛素一起协同作用，以达到降低血糖的功效。

2 降低胆固醇

南瓜籽油中的不饱和脂肪酸可以降低低密度脂蛋白，提高高密度脂蛋白的作用，能有效降低胆固醇，预防高血压与高血脂。

3 保护前列腺

南瓜籽油中的锌可以保护前列腺，能有效预防前列腺肿大及前列腺癌。

4 抗氧化

南瓜籽油中的维生素 E 和类胡萝卜素，具有很强大的抗氧化作用，可有效对抗衰老，预防癌症。

食用南瓜籽油注意事项

1 买罐装的食用油要选择第一道冷压的南瓜籽油，并尽速食用完毕。

2 孕妇或病人要食用南瓜籽最好先征询主治医师的意见。

南瓜籽油相关保健食品

南瓜籽罐装食用油、南瓜籽油胶囊。

牛磺酸

活化脑力良方

牛磺酸是一种带有氨基酸的磺酸，它并不是可以合成蛋白质的氨基酸，但它却与胱胺酸、半胱胺酸的代谢密切相关。虽然人体可以自己合成牛磺酸，但通常不够，必须额外从食物中摄取。

牛磺酸的功效

1 有降胆固醇的作用

可以促进胆固醇的分解，对于降低血中胆固醇有着一定的作用。

2 有保肝及解毒作用

具有消炎解毒、促进胆汁分泌、保护肝脏细胞的作用。

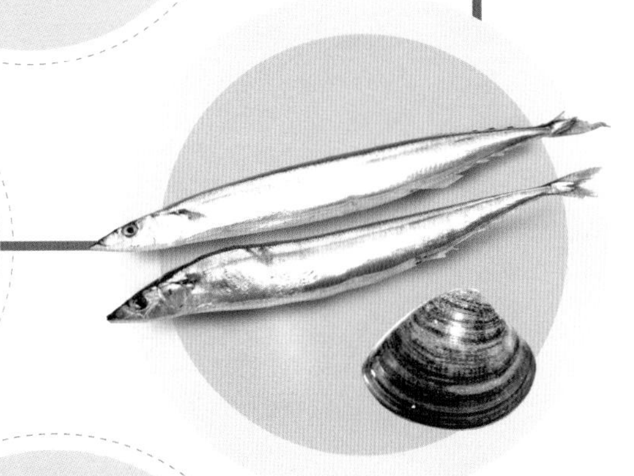

3 预防视网膜病变

可增强对视网膜中锥细胞及杆细胞的保护，有预防视网膜病变的作用。

BOX 如何摄取牛磺酸?

牛磺酸广泛分布在动物性食物，像是猪、羊、牛及海鲜类，尤其海鲜含量最多。它在细胞内的主要作用是抗氧化，并提高大脑运作功能。

分子式：$C_2H_7NSO_3$

结构式：NH2—CH2—CH2—S(=O)(=O)—OH

适合人群

容易疲劳的男性

抽烟、酗酒的男性

压力大、失眠的人

高血压患者

熬夜、生活作息不正常的人

非母乳喂养的新生儿

功效

1 提高肝脏功能

牛磺酸在肝脏中，具有促进胆汁酸分泌及肝细胞再生的功效。

2 舒缓紧张、压力

牛磺酸有天然镇静剂之称，它具有安抚焦虑不安的情绪、减轻压力、改善失眠的功效。

3 协助胎儿脑神经发育

牛磺酸能加速脑部神经元的增生以及延长的作用，协助大脑讯息的传递，提高大脑的运作功能。

4 增强免疫力

白血球中如含有大量的牛磺酸，能增强吞噬细胞 的杀伤力，杀死入侵体内的细菌，进而提高人体的免疫力。

食用牛磺酸注意事项

1 有些人对牛磺酸会有过敏反应，若有过敏反应不建议继续食用。

2 有心脏病的人不宜喝添加牛磺酸的能量饮。

牛磺酸相关保健食品

牛磺酸能量饮、牛磺酸胶囊。

鱼肝油

视力的守护神

鱼肝油也称『肝油』，是一种从鱼类肝脏中提取的油，通常鱼肝油最主要的来源就是鳕鱼，许多人将鱼肝油与鱼油混为一谈，其实两者并不相同。鱼油是从鱼的身上提炼油脂，提供的是Omega-3脂肪酸；鱼肝油的主要营养成分则是维生素A和维生素D。而鱼肝油除了从鳕鱼提炼外，也有从鲔鱼、鲨鱼的身上提炼。鱼肝油通常为黄色到橙黄色的液体。

鱼肝油的营养成分与功效

1 DHA

二十二碳六烯酸，是属于Omega-3高度不饱和脂肪酸，DHA不仅可以协助维护视力，还可以促进胎儿脑细胞发育，并且预防老人痴呆。

2 维生素A

有助于维护视力、皮肤和头发的健康，并且可以增进免疫力。

3 EPA

二十碳五烯酸，是属于Omega-3高度不饱和脂肪酸，除了有助于维持视力，也可以调节血压，预防心血管疾病。

4 维生素D

有助于合成钙和磷，强健骨骼与牙齿。体内没有足够的维生素D，钙质就无法被充分吸收利用。

适合人群

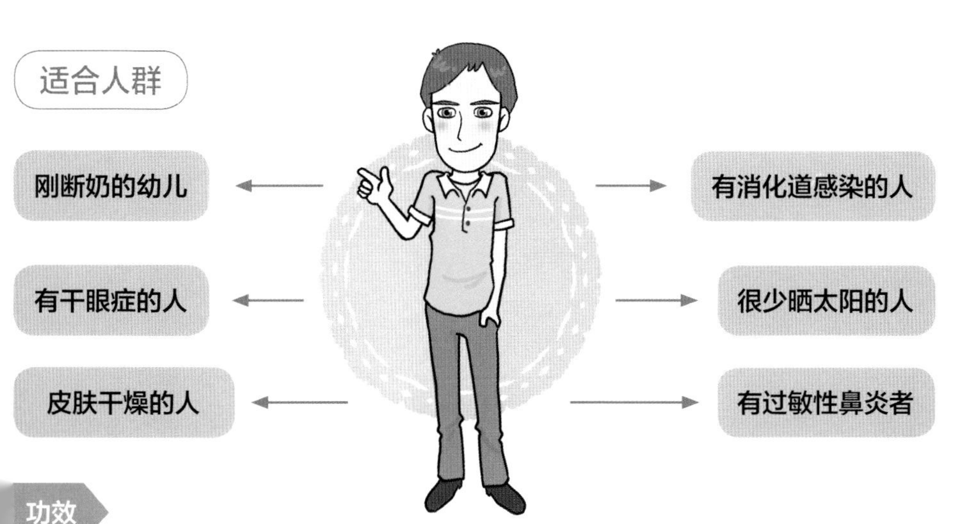

功效

1 维护视力

鱼肝油的主要功效是保护眼睛，通常用来预防夜盲症及干眼症。

2 健骨健齿

鱼肝油当中的维生素 D 可协助钙磷的合成，对强化骨骼与牙齿有一定作用。

3 增进免疫力

可增强体质，促进新陈代谢，预防疾病的侵袭，提升免疫力。

4 保护皮肤

鱼肝油可以维护皮肤黏膜的健康，保持皮肤的湿润，防止皮肤粗糙。

食用鱼肝油注意事项

1 一般人从饮食中摄取维生素 A 已足够，通常是生病或是怀孕的孕妇才需额外补充鱼肝油。

2 老人不宜长期且大量地服用鱼肝油，钙磷比例过高，容易引起尿道结石。

3 由于维生素 A 是脂溶性维生素，而且人体需求量并不高，如果服用过量，可能会产生维生素 A 中毒。

鱼肝油相关保健食品

鱼肝油胶囊、鱼肝油锭。

虾红素

超强抗老功臣

虾红素（Astaxanthin）的发现最早起源于1938年，由诺贝尔奖得主Dr. Kuhn在龙虾体内发现。虾红素是一种带有橘红色之天然色素，归类于类胡萝卜素中，而虾红素因无法由人体自行合成，所以必须靠饮食来摄取。

虾红素在健康上的运用

1 抗氧化

虾红素具有极强的抗氧化能力，根据研究，其清除自由基的能力为β-胡萝卜素的10倍、维生素E的550倍，被誉为超级维生素。

2 避免UV（紫外线）光的伤害

根据研究显示，虾红素能避免UV光所产生的伤害，其功效比β-胡萝卜素还强大，能避免眼睛和皮肤受紫外线的伤害。

BOX 如何摄取到虾红素？

虾红素广泛存在像是虾、鲑鱼、红色鲷鱼、鱼卵等，以及经由藻类、细菌等，而间接摄取到虾红素。虾红素在结构上和β-胡萝卜素、叶黄素相似，是一种超强的抗氧化剂，有人称之为“维生素X”或“超级维生素”。

分子式：$C_{40}H_{52}O_4$

结构式：

适合人群

高血压患者
爱美的人
糖尿病患者
癌症患者
老年人
高血脂患者

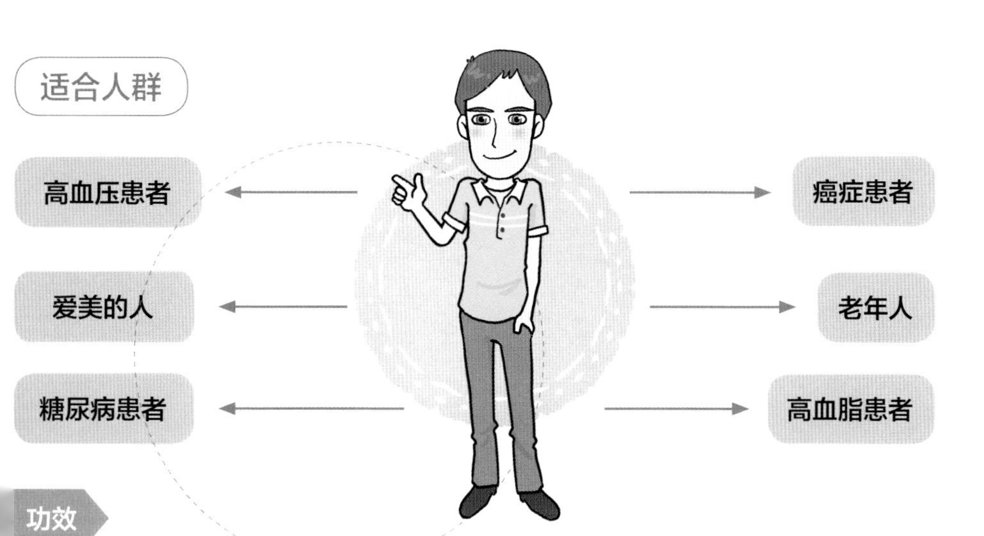

功效

1 养颜美容

由于虾红素有超强的抗氧化能力，所以可以保护皮肤免受紫外线的伤害，达到美白、润肤的功效。

2 抗发炎

虾红素的超强抗氧化能力也可以对抗发炎，也有科学家以动物实验研究发现虾红素可以改善胃幽门螺旋杆菌所引起的症状。

3 预防动脉硬化

虾红素具有清除自由基的功能，可减少氧化型的低密度脂蛋白（LDL）产生，虾红素可以增加高密度脂蛋（HDL）在血中的含量，有效预防动脉硬化。

4 抗癌

虾红素是类胡萝卜素的家族，类胡萝卜素皆有强大的抗癌作用，而虾红素更是其中抗癌的佼佼者。

食用虾红素注意事项

1. 最好选择能提出安全认证及专利证明的虾红素产品，并确保是有信誉的厂商。
2. 对虾、螃蟹过敏者，也可选择由藻类萃取的虾红素。

虾红素相关保健食品

虾红素胶囊、虾红素青春饮、虾红素锭。

葡萄糖胺

葡萄糖胺又称为氨基葡萄糖，是葡萄糖的一个羟基，被氨基取代后的化合物。葡萄糖胺是形成虾蟹外壳甲壳质的胶质成分，也存在人体内，是形成软骨的一个重要营养素，但随着年龄老化，葡萄糖胺的数量会锐减，所以，年纪大的人必须从食物中摄取，但虾蟹外壳不易为人体吸收，于是必须补充葡萄糖胺相关制品，坊间俗称『维骨力』或『维骨素』就是葡萄糖胺的补充品。

葡萄糖胺的种类与功效

1 硫化葡萄糖胺

硫化葡萄糖胺有含钾及钠2种，年纪大的人以选用含钾的硫化葡萄糖胺为佳，市售多为硫化葡萄糖胺，对于关节液及软组织的修护功效较佳。

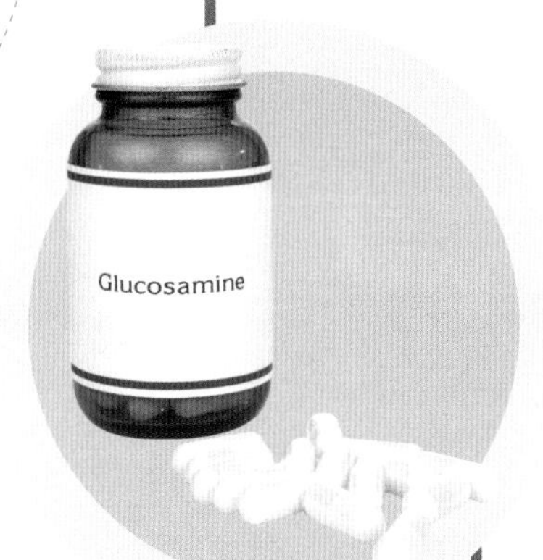

2 乙酰葡萄糖胺

乙酰葡萄糖胺是加工程序最低的葡萄糖胺成分，也是最接近天然的葡萄糖胺化合物，对大肠发炎及克隆氏症有较显著的效果。

BOX 葡萄糖胺的分子式及结构式

分子式：$C_6H_{13}NO_5$

结构式：

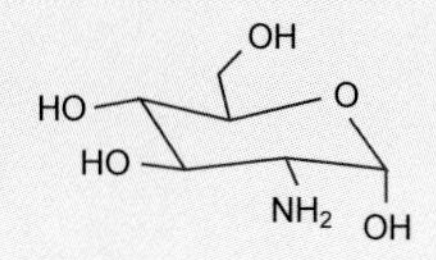

适合人群

老年人
关节受过伤的人
背关节炎
膝盖关节炎
骨折的人
腰痛的人

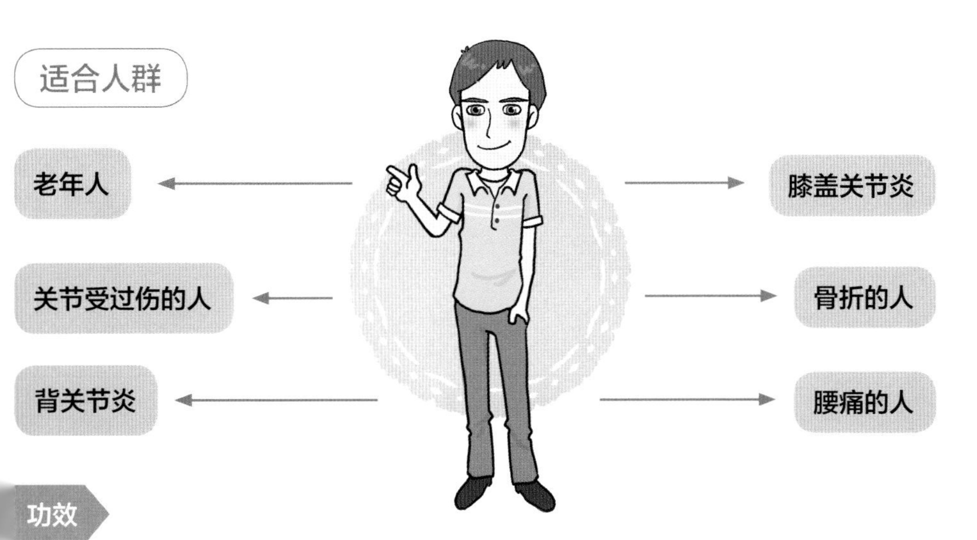

功效

1 去除发炎现象

葡萄糖胺是一种抗氧化剂，可消除关节发炎所产生的自由基，去除发炎的现象。

2 制造软骨

葡萄糖胺具有制造软骨并强化软骨的功效，增加骨骼和关节的润滑度。

3 舒缓疼痛

葡萄糖胺可以舒缓关节炎和肌肉紧绷，有效缓解疼痛。

食用葡萄糖胺注意事项

1 有些葡萄糖胺含钾（钠）盐，较不适合心血管病人及肾脏病患服用，应咨询过医师或药师才可使用。

2 葡萄糖胺是用来防治退化性关节炎，并非骨质疏松症，许多人常误解可以防治骨质疏松。

3 食用葡萄糖胺会影响糖的代谢，使血糖升高，糖尿病患者应小心食用。

葡萄糖胺相关保健食品

葡萄糖胺胶囊、葡萄糖胺锭、葡萄糖胺液。

牛蒡

东洋人参

牛蒡是菊科牛蒡属的植物，有东洋人参的美誉。《中药大辞典》与其他药典中，把牛蒡的药理作用分为3大点：第1点是可以促进生长，第2点是能抑制恶性肿瘤生长，第3点是有抗菌作用。牛蒡原产地在中国，却在日本发扬光大，而近年来，牛蒡在医界与营养界中倍受瞩目，也深受养生民族日本人的喜爱，台湾栽培的品种也被日本引进。牛蒡外表看来不起眼，却营养丰富，这些年，台湾也吹起一阵牛蒡的养生风潮。

牛蒡的营养成分与功效

1 菊糖

菊糖又称菊苣纤维，由菊苣根部萃取，是一种由果糖和葡萄糖构成的多糖类，属于水溶性纤维，可促进肠胃蠕动，增加饱足感。

2 木质素

是构成植物细胞壁的成分之一，木质素能提高机体免疫力，有预防癌症的功效。

3 钾质

可以促进钠的排泄，延缓血压的上升，防止高血压。

4 维生素B群

具有促进新陈代谢，消除疲劳，能舒缓压力、预防忧郁等。

5 锌

是合成男性荷尔蒙重要的元素，有助于延缓衰老，提高性能力。

适合人群

高血压患者
肥胖者
膀胱炎
免疫力不佳的人
便秘患者
压力过大的男人

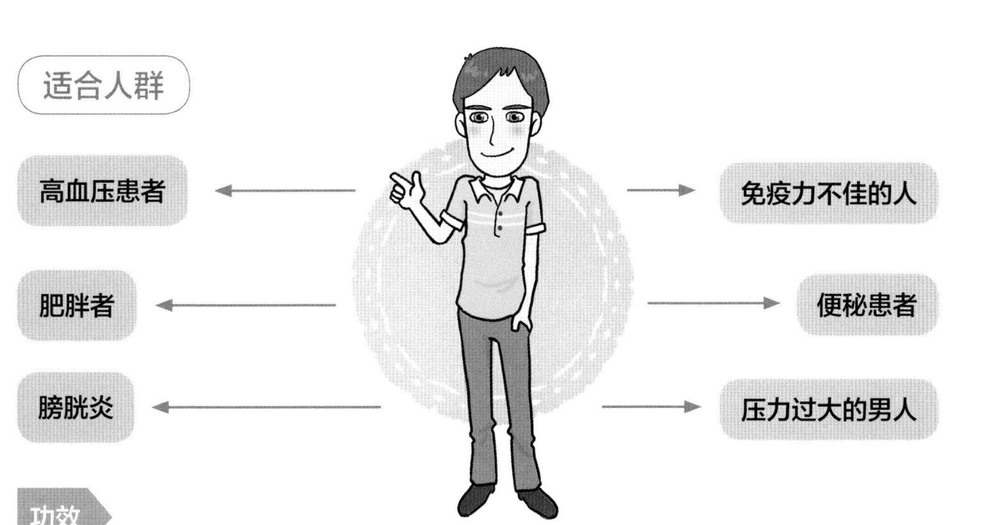

功效

1 防治便秘

牛蒡中有微量木质素，会在体内吸收水分、增加排便量，其菊糖也可以促进肠胃蠕动，有效预防便秘。

2 减肥瘦身

牛蒡的纤维含量高，吃起来很有饱足感，但热量却只有白饭的 1/3，营养价值更是比白饭高出许多，用牛蒡减肥可轻松甩掉鲔鱼肚。

3 预防高血压

牛蒡中的膳食纤维与钾质皆可以降低血压，有效预防高血压。

4 增加性能力

牛蒡含有菊糖，具有促进分泌精胺酸的作用，可提高性功能，而锌也可以提高性能力。

食用牛蒡注意事项

1 选用牛蒡保健食品，应选用通过多项认证，并认明卫署健字号的为宜，不宜听信夸大不实的地下广告。

2 食用新鲜牛蒡比饮用牛蒡茶佳，若是红烧或炖煮的料理连皮一起煮可获得更多营养。

3 牛蒡性寒，脾胃虚寒或是大便稀薄都不宜食用过多牛蒡或喝牛蒡茶。

牛蒡相关保健食品

牛蒡茶、牛蒡精华素、牛蒡酵素、牛蒡精华锭。

冬虫夏草

名贵黄金草

冬虫夏草，是中国传统的名贵中药材，有黄金草和药后的美誉，是一种真菌类寄生在『虫草蝙蝠蛾』的幼虫身上。冬天时，真菌寄生虫体吸收它的营养，不断蚕食幼虫直至死亡，在其体内渐渐繁衍成菌丝体，夏天时，就长出一支像草的子囊座，形成上部是『草形』下部是『虫形』的冬虫夏草。根据《本草从新》记载，冬虫夏草性味甘、温，能补肺益肾，化痰止咳，且具有抗菌、抗癌、消除疲劳等功效。

冬虫夏草的营养成分与功效

1 虫草酸

虫草酸又名甘露醇，可以抑制病菌生长，虫草酸的高低可以用来衡量冬虫夏草的品质。能有效预防脑栓塞、脑出血，并且能防止心脏衰竭、保护肝脏细胞等。

2 虫草素

又称冬虫夏草素，具有阴阳同补和双向调节人体平衡的功能，虫草素具有抑制肿瘤细胞生长、直接破坏癌细胞的功效，能有效提高免疫力，对抗衰老。

3 超氧化物歧化酶（简称 SOD）

是一种抗氧化剂，可以消除人体产生过多的自由基，达到抗癌、防癌的功效。

4 腺苷

腺苷是核苷的一种，能参与能量代谢，也具有扩张血管的功效，能预防动脉硬化。

5 虫草多糖

是一种由甘露糖、半乳糖和葡萄糖等多种糖所组成的多聚糖，可以提高免疫功能，有效预防癌症。

适合人群
癌症病人
失眠的人
容易感冒的人
有阳痿、遗精的男性
高血压患者
肥胖的人

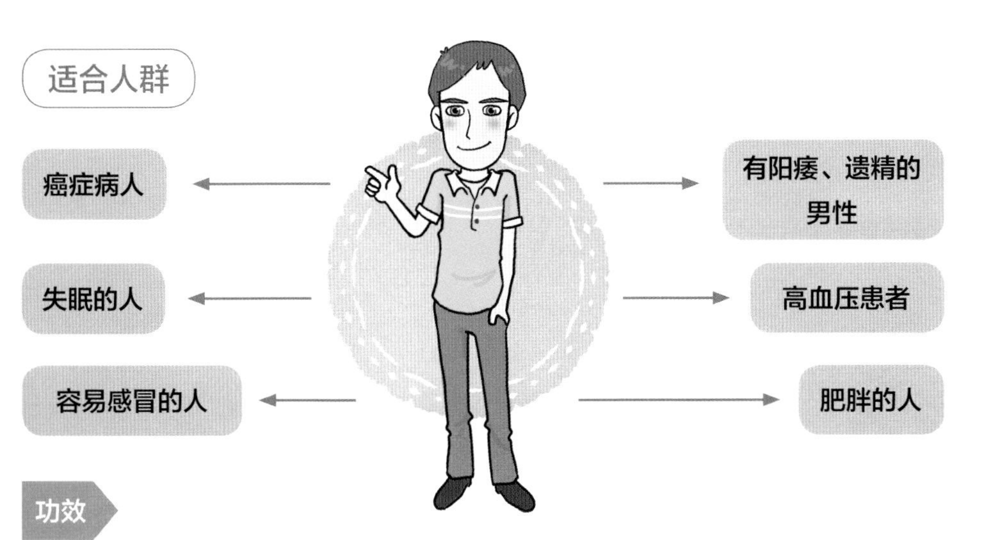

功效

1 调节免疫机能

冬虫夏草可调节免疫机能，使体弱多病、容易感冒、免疫力不佳的人迅速恢复体力与活力。

2 消除疲劳

可以提高对环境与工作的效力与耐受力，特别是对男性而言，有助于消除工作疲劳。

3 对抗癌症

冬虫夏草当中的虫草素与虫草多糖，都是防癌高手，能有效对抗癌症。

4 预防高血压及动脉硬化

可以促进血管扩张，有效降低三酸甘油脂，预防高血压及动脉硬化。

5 对抗失眠

冬虫夏草有镇静安眠的作用，可以改善失眠、睡眠品质不佳的情况。

食用冬虫夏草注意事项

1 冬虫夏草生活在泥土中，可能会有数不清的寄生菌与寄生卵，切勿生吃，煮熟后才能有效杀菌。

2 市面上出现了很多冬虫夏草的赝品，在购买时一定要仔细辨别真伪，目前以西藏虫草品质最佳。

冬虫夏草相关保健食品

冬虫夏草胶囊、冬虫夏草粉、冬虫夏草鸡精、冬虫夏草灵芝胶囊。

人参

百补之王

自古以来，人参就被视为神草。人参被用来养生、治疗疾病已经有数千年历史，根据《神农本草经》记载，人参具有『补五脏、安精神、定魂魄、止惊悸、除邪气、明目、开心、益智、久服轻身延年』等功效，可说是『百补之王』。人参品种繁多，像高丽参、吉林参、东洋参、西洋参等，需要依体质的需要来吃人参。现代研究指出，人参有防衰抗老、降血脂、防癌、强身、镇静止痛等功效。

人参的营养成分与功效

1 三萜类化合物

以游离形式或以与糖结合成苷或成酯的形式存在，研究证实，三萜类化合物可发挥杀害肿瘤细胞等作用，能有效杀菌、抗病毒、对抗癌症。

2 精胺酸

精胺酸是人体主要一氧化氮的来源，能使血管舒张，促进血液循环，降低高血压，也可以改善男性性功能障碍，提高精子数量。

3 锗

锗是一种半导体元素，能提高身体的含氧量，活化新陈代谢，增加人体免疫能力，消除自由基，对抗癌症与衰老。

4 维生素 B_2

又称为核黄素，可协助糖类、蛋白质、脂质的分解与代谢，并维护皮肤、口腔、眼睛的健康。

5 人参皂苷

是一种固醇类化合物，能有效改善免疫系统，并具提高男性的性能力、预防血栓、抗癌等作用。

适合人群

癌症病人
高血压
性功能障碍的男性
容易疲劳的人
免疫力不佳
老年人

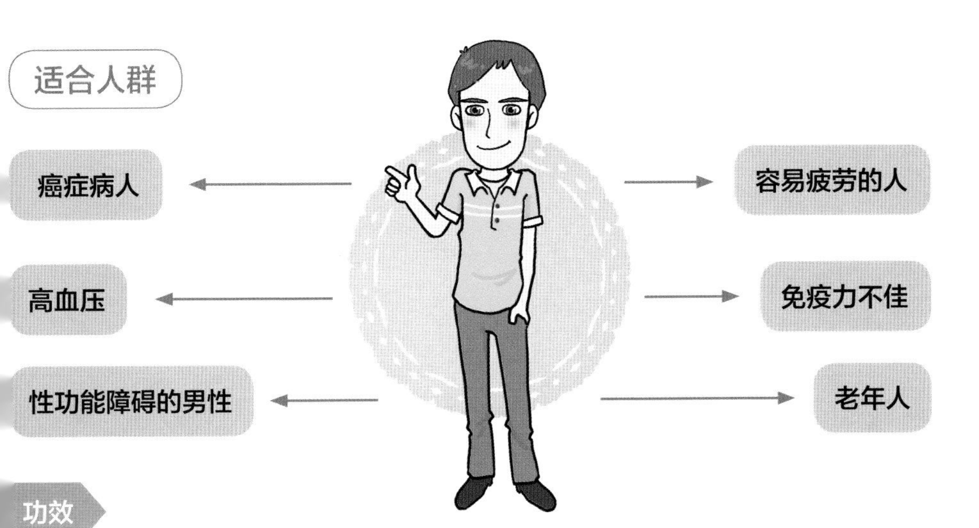

功效

1 养颜美容

人参中的维生素 B 群及维生素 C 都可以维护皮肤健康与弹性，能达到养颜美容的效果。

2 提高性能力

人参中的精胺酸，对于男性制造精子很有助益，可协助男性提高性能力。

3 降血脂

人参中的人参皂苷具有降血脂、预防血凝的功效，而精胺酸也有舒张血管的功效。

4 对抗癌症

人参中的人参皂苷、三萜类化合物、锗都能提高人体免疫力，达到防癌、抗癌的功效。

食用人参注意事项

1. 人参不能和白萝卜、茶一起食用，因为人参主要的功效是补元气，这两者会破气。
2. 体质燥热、火气大或便秘的人，不适合吃人参。

人参相关保健食品

人参胶囊、人参片、人参鸡精、人参茶、人参糖、人参浓缩液。

益生菌

保护肠道的好菌

人体肠道寄生着数百种、数量超过百兆的细菌，这些细菌分为害菌和益菌，而益生菌就是维护肠道健康的益菌。益生菌可以营造良好的肠道环境，调节肠道细菌生态，并增加肠道益菌、去除坏菌，预防便秘及腹泻问题。

益生菌能制造的维生素种类

1

维生素 B 群

益生菌可以在肠中制造维生素 B 群，像是维生素 B_1、维生素 B_2、烟碱酸（维生素 B_3）、维生素 B_6、维生素 B_{12} 及泛酸（维生素 B_5），维生素 B 群可以促进新陈代谢、增强体力、促进食欲、维持神经系统及肌肉正常功能。

2

维生素 E

益生菌可以在肠内制造维生素 E，协助人体预防老化，促进血液循环，预防高血压。

3

维生素 K

益生菌可以在肠内制造维生素 K，能协助伤口愈合，正常地凝血。

BOX　益生菌好处多多

益生菌并非营养素，但益生菌可以制造各种维生素，并协助钙的吸收。益生菌已经被证实能改善人体的免疫力，科学家发现，肠道微生物具有启动免疫细胞的功能，而益生菌无疑是免疫系统的好帮手，因为肠胃道是人体最大的免疫器官，肠胃健康了，免疫力自然提升。

适合人群

胆固醇较高的人
皮肤粗糙的人
容易便秘的人或大肠癌患者
免疫力不佳
肥胖者
常常腹泻者

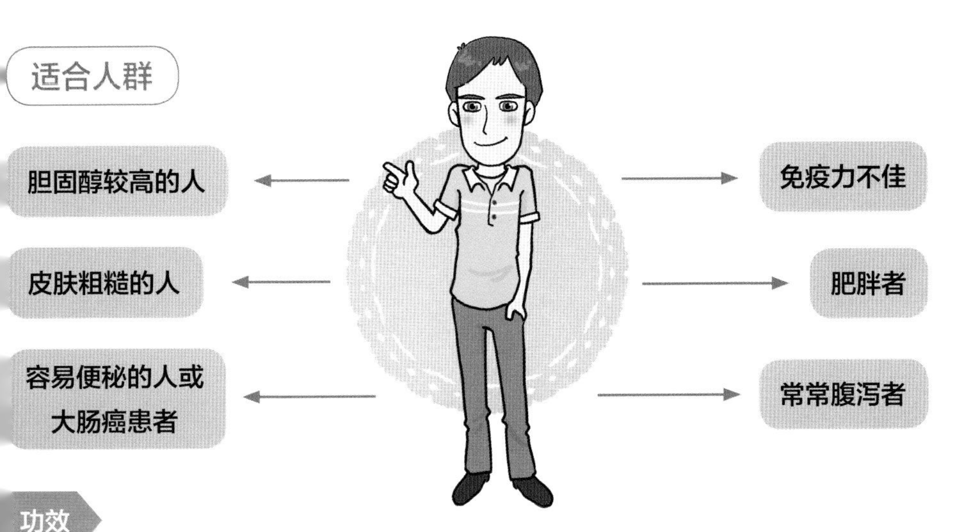

功效

1 提升免疫力

根据研究显示，肠内菌丛的平衡与免疫力有着直接的关系，益生菌可以调整肠胃菌丛平衡，并具有干扰素，可以提高免疫力。

2 预防便秘

益生菌可以促进肠胃蠕动，帮助排泄，预防便秘。

3 防治大肠癌

大肠癌与便秘有着非常直接的关系。很多慢性便秘的人，大多食用动物性脂肪量较多，被肠内细菌转化成致癌物质，而优酪乳有助于调整肠功能，促进排泄，防治大肠癌。

4 预防腹泻

如果是感染型的食物中毒，也可能引起腹泻的症状，当一个人身体虚弱、疲劳或生病时，就容易出现感染型症状，只要调整肠道菌丛平衡，提高对病原菌的抵抗能力，就可预防腹泻。

食用益生菌注意事项

1. 无论服用中药还是西药，应该避免服用乳酸菌，尤其像是胃药、抗生素会杀死乳酸菌，最好间隔 2 个小时以上。
2. 服用乳酸菌相关产品，像是酸奶、优酪乳，应注意含糖量，减肥者或糖尿病患者更应选用无糖优酪乳。

益生菌相关保健食品

益生菌胶囊、表飞鸣、寡糖乳酸菌、益生菌口含锭、乳酸球、优酪乳。

红曲
三高的克星

红曲又称红糟，是用蒸煮过的米，加入红曲菌，经过7至9天的发酵后再干燥，就制成红曲。红曲菌是中国已使用数千年之食品发酵用菌种，在明代李时珍的《本草纲目》中记载：『红曲主治消食活血，健脾燥胃，治赤白痢，下水谷。』现代药理研究则指出，红曲具有降胆固醇、降血压、抑制肿瘤等作用。红曲外表鲜艳的色泽及香气，发展出可口的食品和饮料，像是红曲香肠、红露酒等，而其保健功效，更是获得相关学者和医界的重视。

红曲的营养成分与功效

1 红曲菌素K

红曲中的天然成分红曲菌素K，能降低坏胆固醇——低密度脂蛋白（LDL），还可增加好的胆固醇——高密度脂蛋白（HDL），并可降低三酸甘油脂的浓度。

2 Y-胺基丁酸（GABA）

脑神经传导媒介促进物质，可以防治各种癫痫症，并且具有降血压的功能。

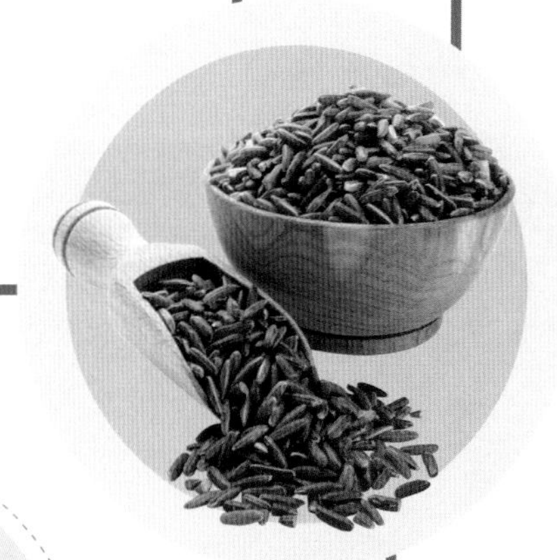

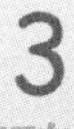

3 阿魏酸

如果是用绍兴、清酒、甜酒酿制成的红曲，有来自稻米细胞壁构成的阿魏酸，具有强大的抗氧化能力，能延缓老化，对抗癌症。

适合人群

高血压患者
糖尿病患者
高血脂患者
癌症患者
经常外食或应酬的男人
体力较差的人

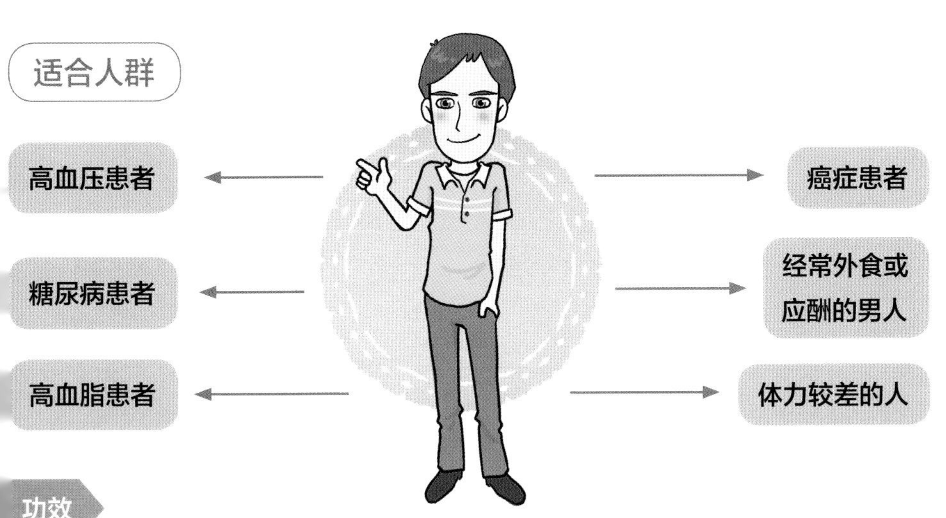

功效

1 降胆固醇、降血压

根据研究显示，红曲菌素K可以明显地降低血液中的总胆固醇，能有效预防高血压与动脉硬化。

2 降血糖

根据研究显示，红曲发酵产物中黄色素（Monascin）调节血糖效果极为良好，能促进胰岛素分泌功能，有效降低血糖浓度。

3 预防阿兹海默症

根据研究显示，红曲的发酵产物有抗氧化及抑制阿兹海默症的类淀粉样蛋白沉积的作用，有效改善记忆力。

食用红曲注意事项

1 红曲在发酵过程，如果没有控制好温度、湿度及发酵环境，就可能受到酵母菌、厌氧菌等污染，最好选通过GMP或CAS认证的厂商比较有保障。

2 市售的红曲保健食品主要成分是Lovastatin，是目前的降血脂药之一，不宜再与降血脂药并服，以免过量伤肝。

3 红曲有抗凝血功能，手术前后的病人不宜食用红曲。

红曲相关保健食品

红曲胶囊、红曲醋、红曲养生酒、红曲辣酱。

小麦草

绿色的血液

近年来，小麦草搭上生机风潮的列车，加上媒体又推波助澜，坊间开始流行喝生榨的小麦草汁或精力汤。其实远在古代，李时珍《本草纲目》里就有详记载小麦草功效。这几年，通过许多专业人士的提倡，小麦草摇身一变，成为保健养生、瘦身排毒的新宠儿。

小麦草的营养成分与功效

1 叶绿素

叶绿素是参与光合作用的色素，它的结构与人体的血红素相似，叶绿素可以在人体提高含氧量，并且转化成体内的血红素。

2 维生素 A

维生素 A 可以维护视觉、组织与上皮细胞的健康，强化免疫功能。

3 氨基酸

小麦草含有17种氨基酸，像是离胺酸、亮胺酸、色胺酸、苏胺酸等，有助于抗衰老，并维持血液、皮肤、毛发的健康，还能促进新陈代谢。

4 超氧化物歧化酶

是一种重要的抗氧化剂，能消除过多的自由基，达到抗癌的效果。

5 维生素 C

维生素 C 可以预防坏血病，并且让皮肤维持光滑与弹性。

适合人群

肥胖者
高血压患者
癌症患者
便秘的人
肝脏功能不佳的人
糖尿病患者

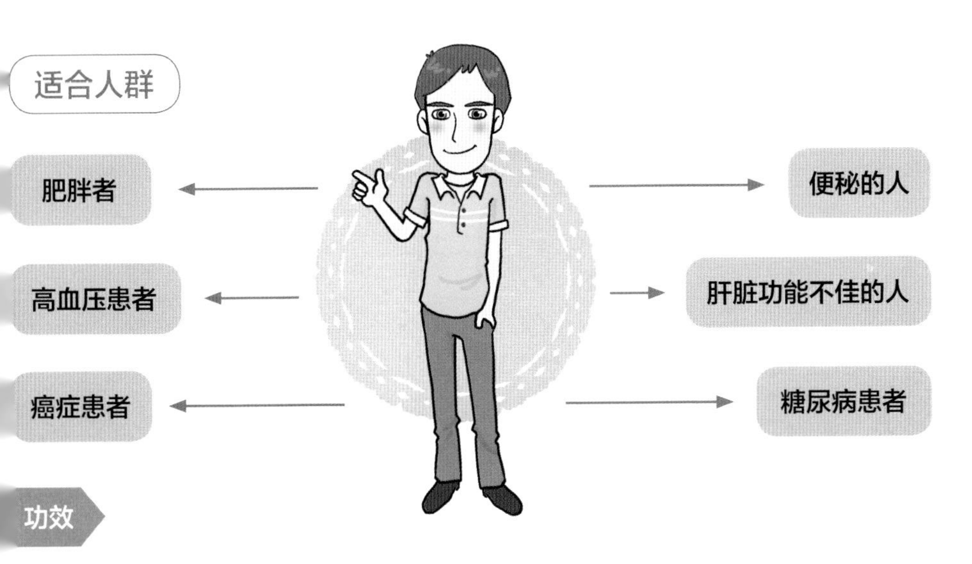

功效

1 保护肝脏

小麦草中的维生素 B 群可以排除体内过多的脂肪，防止脂肪沉积，其中的纤维质能排除毒素，并减轻肝脏的负荷。

2 减肥瘦身

小麦草的纤维质十分丰富，能达到增加饱腹感，刺激肠胃蠕动，排除体内过多的脂肪，达到最佳的减肥效果。

3 预防贫血

根据科学研究显示，叶绿素可阻止有害细菌的生长，同时也有补血、预防贫血的作用。

4 预防高血压

小麦草是碱性食物，其中也含丰富的纤维质和钾质，可以促进钠的排泄，预防高血压。

5 降血糖

小麦草中丰富的纤维质，可以达到延缓血糖上升的功效。

食用小麦草注意事项

1 小麦草是极寒的凉性食物，所以虚寒体质的人不宜食用过多。

2 小麦草非常利尿，如果过于频尿、夜尿的人也不宜多食用小麦草。

小麦草相关保健食品

小麦草精华锭、小麦草粉、小麦草胶囊。

杜仲

植物中的黄金

杜仲是中国有名滋补药材，是杜仲科植物杜仲的干燥树皮，李时珍的《本草纲目》记载：『杜仲能润肝燥、补肝虚、能补肾。』历代学者专家和民间百姓皆把杜仲作为养生保健的珍贵药材。从中医观点来看，杜仲皮入药有补肾强骨、安胎、降血压等功效。现代药理研究指出，杜仲具有消除疲劳、调降血压的效果，也能舒缓久坐的腰酸背痛，并且具有提升免疫力的功效。

杜仲的营养成分与功效

1 杜仲叶配糖体

配糖体是指糖苷，具有镇痛、舒缓神经痛的效果，也有利尿跟预防记忆力衰退的作用。

2 绿原酸

绿原酸具有抗氧化作用，可以去除自由基，延缓衰老，也具有抗菌、抗病毒的功效。

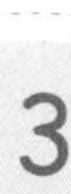

3 鞣质

鞣质又称单宁，是结构较复杂的多元酚类化合物，鞣质具有抗发炎、收敛止血的作用，并且能去除自由基，达到防老抗癌的效果。

4 硒

硒也是一种强大的抗氧化剂，可以有效去除自由基，延缓皮肤老化，保护肝脏与心脏，并预防癌症。

5 钾

杜仲富含钾质，可以促进钠的排泄，延缓血压的上升。

适合人群

高血压患者
低血压患者
老年人
容易感冒的人
糖尿病患者
久坐腰酸的人

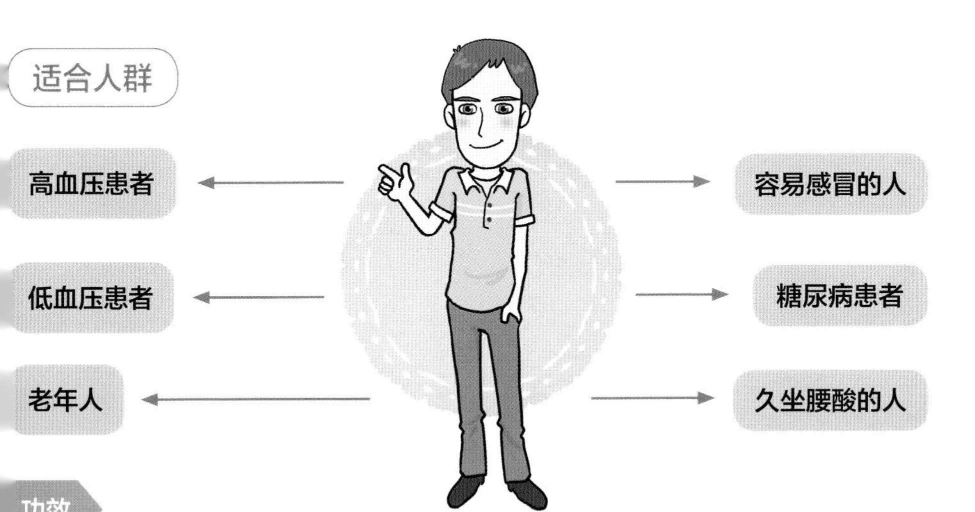

功效

1 润肤乌发

杜仲具有延缓衰老的作用，根据实验证明，杜仲能使白发变黑，并且去除老人斑与皱纹，增加皮肤的弹性与光泽。

2 双向调节血压的作用

根据研究证实，杜仲有双向调节血压的作用，除了可以降胆固醇，延缓血压上升，而且还有提升低血压的作用。

3 降血糖

杜仲有三降功能，也就是能预防三高，且杜仲叶的降血糖功能比杜仲皮功效更显著。

4 改善腰酸背痛

杜仲可以补肝肾、强筋骨，适用于高血压引起的腰酸、腰痛等症。

食用杜仲注意事项

1 杜仲茶不含咖啡因，所以不用担心睡前饮用会失眠，但有利尿作用，频尿的人不宜多饮。

2 饮用杜仲茶只是辅助治疗，不能代替药品，有病还是要寻求专科医师的治疗。

3 服用杜仲期间应少吃辛辣刺激的食物。

杜仲相关保健食品

杜仲粉、杜仲茶、杜仲四物饮。

钙片

保存骨本的专家

钙是人体含量最多的矿物质，也是每天必须补充的营养物质。不过，根据调查发现，无论在各年龄层、不管男性或女性，钙的摄取量都明显不足。而现代年轻人时常常外食，或是嚷着减肥，等到年纪大了才要来补钙，都已经太晚。根据调查显示，台湾65岁以上人口，每9人就有1人罹患骨质疏松症，而体内钙质不足，对健康影响甚巨，大家都应该更重视钙质的摄取。

钙片的营养成分与功效

1 磷

在人体的含量仅次于钙，广泛存在食物中，不易缺乏，磷需要维生素D和钙来维持正常的生理机能，但磷和钙也会互相竞争，如果人体钙磷比例失调，会导致抽筋或佝偻症。

2 维生素D

维生素D又称钙化醇，是脂溶性维生素的一种，可促进钙质的吸收与利用。

3 镁

镁是人体含量第3高的矿物质，镁可以防止骨质钙化，但镁与钙也互有拮抗性，当两者使用时比例最好是2∶1。

4 蛋白质

人体如果缺乏钙质，可摄取蛋白质以协助钙质吸收，但钙质一旦充足，蛋白质就没有协助吸收钙质的效果。

5 硼

硼普遍存在于各种蔬果中，可以维持骨质密度，协助保留骨骼中的钙质，预防骨质疏松。

适合人群

牙周病患者
高血压患者
尿道结石的人
失眠、容易紧张的人
有骨折的人
老年人

功效

1 防治高血压

根据研究发现，长期补充钙质具有维持平滑肌细胞内外钙代谢的平衡、预防血管硬化及防止血压升高的作用。

2 维护牙齿健康

钙质是建构牙齿的重要成分，缺钙的儿童容易蛀牙，而成年人缺钙也容易有牙周病。

3 预防骨质疏松

钙是建构骨骼的重要营养素，缺乏钙质容易发生骨折及骨质疏松症。

4 改善失眠

钙质有助于安定神经、改善焦虑、精神紧张的效果，也能协助入眠。

食用钙片注意事项

1 人体对钙质吸收量一次大约500毫克，所以一次不宜吃超过500毫克的钙片，因为无法被人体充分吸收。

2 吃钙片时不要与磷或纤维质含量高的食物一起吃，会影响钙质的吸收。

钙片相关保健食品

钙强化锭、钙 + 综合维生素、钙 + 维生素 D、液态钙。

爱护心『肝』宝贝

蚬精

在上班族高喊疲劳、工作加班，甚至是熬夜的时刻，有这样的养生保健食品出现了，那就是蚬精。许多厂商宣称蚬精可以护肝保肝，1天1瓶蚬精可以让你活力充沛，许多营养师表示，浓缩的蚬精对某些人的肝功能可能有些保护作用。蚬精在护肝的功效已经被媒体推波助澜，甚至无人不知蚬精的保肝功效，但仍有专家学者对蚬精的功效保留质疑与否定的态度，认为广告是夸大其辞。

蚬精的营养成分与功效

1 肝糖

肝糖又称糖原，主要由肝脏和肌肉的细胞产生与储存，当人体葡萄糖不足时，可以迅速分解为葡萄糖，以供利用，但肝糖不足容易造成身体疲劳。

2 维生素B群

维生素B群可以促进新陈代谢，增强免疫系统，促进细胞的生长和分裂。

3 牛磺酸

又称氨基乙磺酸，能强化肝脏解毒作用，具有促进胆汁酸分泌及促使肝细胞再生的功能。

4 氨基酸

是构成蛋白质的基本单位，也是人体最不能缺乏的营养素，能调节身体机能，提升免疫力。

5 锌

锌具有促进发育、加速伤口愈合、延缓衰老、增强免疫力的功效。

适合人群

容易疲劳的人

肝功能异常者

睡眠品质不佳者

忙碌、压力大的上班族

常常外食的人

准备考试的学生

功效

1 保肝护肝

蚬精中的牛磺酸可以协助肝脏解毒，能减轻肝脏的负担，达到保肝护肝效果。

2 预防贫血

蚬精含丰富的维生素 B_{12}，饮食中缺乏维生素 B_{12} 会产生恶性贫血，补充蚬精有助于预防贫血。

3 增进免疫力

蚬精中的氨基酸和锌都有促进生长发育、增强免疫力的功效。

4 改善疲劳

蚬精中的维生素 B 群可以提振精神，而丰富的肝糖可以改善疲劳状态，增强体力。

食用蚬精注意事项

1 市售蚬精是高蛋白、高热量的食物，若病人已严重肝昏迷、肝硬化，或需限制蛋白质者，不宜再饮用。

2 蚬精是高普林食物，痛风患者不宜食用。

蚬精相关保健食品

蚬锭、蚬胶囊。

图书在版编目（CIP）数据

做自己的营养师.男人必备营养学/孙晶丹主编.—乌鲁木齐:新疆人民卫生出版社,2015.6

ISBN 978-7-5372-6275-0

Ⅰ.①做… Ⅱ.①孙… Ⅲ.①男性－饮食营养学 Ⅳ.①R153

中国版本图书馆CIP数据核字(2015)第125136号

做自己的营养师·男人必备营养学

ZUOZIJIDE YINGYANGSHI NANREN BIBEI YINGYANGXUE

出版发行 新疆人民出版總社
新疆人民卫生出版社
策划编辑 卓 灵
责任编辑 贾 燕
版式设计 郭于菁
封面设计 林志鸿
地　　址 新疆乌鲁木齐市龙泉街196号
电　　话 0991-2824446
邮　　编 830004
网　　址 http: //www.xjpsp.com

印　　刷 深圳市雅佳图印刷有限公司
经　　销 全国新华书店
开　　本 173毫米×243毫米 16开
印　　张 14
字　　数 150千字
版　　次 2015年9月第1版
印　　次 2015年9月第1次印刷
定　　价 29.80元

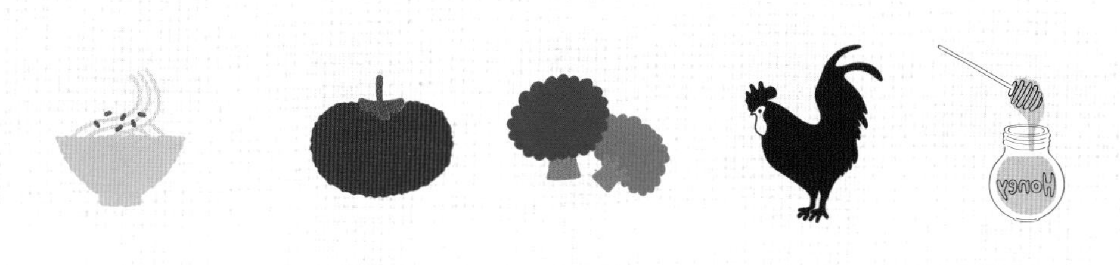
Honey

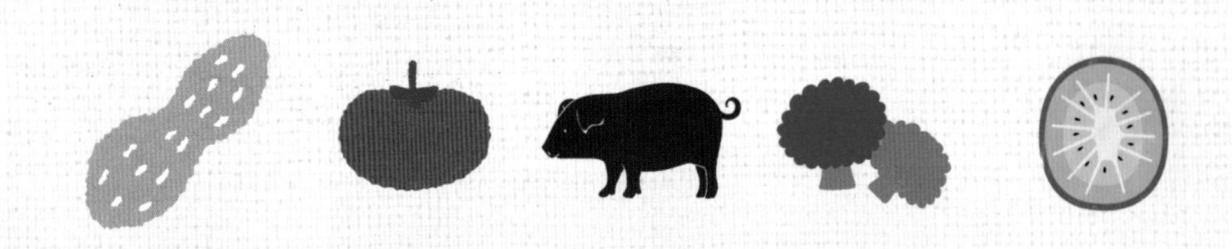